The Root Canal Biofilm
根管生物膜

（瑞典）路易斯·查韦斯·德·帕兹
（Luis E. Chávez de Paz）

（美）克里斯汀·塞格利　主编
（Christine M. Sedgley）

（印）阿尼尔·基申
（Anil Kishen）

马净植　主审

叶惟虎　主译

北方联合出版传媒（集团）股份有限公司
辽宁科学技术出版社

图文编辑

张　浩　刘玉卿　肖　艳　刘　菲　康　鹤　王静雅　纪凤薇　杨　洋　戴　军　张军林

First published in English under the title
The Root Canal Biofilm
edited by Luis E. Chávez de Paz, Christine M. Sedgley and Anil Kishen
Copyright © Springer-Verlag Berlin Heidelberg, 2015
This edition has been translated and published under licence from
Springer-Verlag GmbH, part of Springer Nature.

©2024，辽宁科学技术出版社。
著作权合同登记号：06-2022第83号。

图书在版编目（CIP）数据

根管生物膜/（瑞典）路易斯·查韦斯·德·帕兹（Luis
E. Chávez de Paz），（美）克里斯汀·塞格利（Christine M.
Sedgley），（印）阿尼尔·基申（Anil Kishen）主编；叶惟虎
主译.—沈阳：辽宁科学技术出版社，2024.6
　　ISBN 978-7-5591-3188-1

　　Ⅰ.①根… Ⅱ.①路… ②克… ③阿… ④叶… Ⅲ.①生物
膜—应用—根管疗法 Ⅳ.①R781.05

　　中国国家版本馆CIP数据核字（2023）第159789号

出版发行：辽宁科学技术出版社
　　　　　（地址：沈阳市和平区十一纬路25号　邮编：110003）
印　刷　者：鹤山雅图仕印刷有限公司
经　销　者：各地新华书店
幅面尺寸：210mm×285mm
印　　张：14.5
插　　页：4
字　　数：300千字
出版时间：2024年6月第1版
印刷时间：2024年6月第1次印刷
出　品　人：陈　刚
责任编辑：张丹婷　殷　欣
封面设计：袁　舒
版式设计：袁　舒
责任校对：李　霞

书　　号：ISBN 978-7-5591-3188-1
定　　价：198.00元

投稿热线：024-23280336
邮购热线：024-23280336
E-mail:cyclonechen@126.com
http://www.lnkj.com.cn

主编简介
Editors

路易斯·查韦斯·德·帕兹（Luis E. Chávez de Paz）
瑞典高级临床牙科学院
瑞典哥德堡

克里斯汀·塞格利（Christine M. Sedgley）
俄勒冈健康与科学大学牙髓病学系
美国俄勒冈州波特兰

阿尼尔·基申（Anil Kishen）
多伦多大学牙学院临床科学系牙髓病学科
加拿大安大略省多伦多

路易斯·查韦斯·德·帕兹谨此献上对帕特里夏、路易斯迭戈、尼古拉斯和安德烈的感谢，谢谢他们的鼓励和支持。

克里斯汀·塞格利感谢来自她最大的支持者维克多的帮助。

阿尼尔·基申感谢阿伦塔西、阿比纳夫和阿扬的鼓励和耐心。

主译简介
Chief Translator

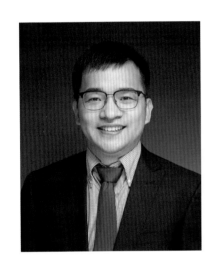

叶惟虎

  华中科技大学同济医学院附属同济医院牙体牙髓科副主任医师，武汉大学口腔医学博士，美国奥古斯塔大学佐治亚牙医学院访问学者。曾赴加拿大英属哥伦比亚大学牙学院临床研修。目前担任中国非公立医疗机构协会牙体牙髓病学专业委员会常务委员兼副秘书长，中国老年学和老年医学学会口腔保健分会委员，中国大众文化学会口腔文化专业委员会常务委员。主持省部级科研项目 1 项，参与国家级科研项目 3 项，发表牙髓病学中英文论文近 20 篇，主译、副主译及参译学术著作各 1 部。长期从事牙髓根尖周病的诊疗工作，对显微根管治疗、显微根尖手术及 CAD/CAM 数字化全瓷修复有丰富的临床经验。

译者名单
Translators

主　审

马净植　华中科技大学同济医学院附属同济医院

主　译

叶惟虎　华中科技大学同济医学院附属同济医院

副主译

苏　征　首都医科大学附属北京口腔医院

吴大明　南京医科大学附属口腔医院

乐　鑫　天津市口腔医院

译　者（按姓氏笔画排序）

叶惟虎　华中科技大学同济医学院附属同济医院

乐　鑫　天津市口腔医院

吕逢源　华中科技大学同济医学院附属同济医院

刘　伟　南方医科大学深圳口腔医院（坪山）

关　蕊　首都医科大学附属北京口腔医院

苏　征　首都医科大学附属北京口腔医院

李继佳　中南大学湘雅医院

杨　焰　华中科技大学同济医学院附属同济医院

吴大明　南京医科大学附属口腔医院

汪　敏　温州医科大学附属口腔医院

舒　毅　重庆医科大学附属口腔医院

曾　畅　华中科技大学同济医学院附属同济医院

蔡　雪　北京大学口腔医院

前言
Preface

生物膜被认为是地球上最早的生态系统组成部分之一。它们由微生物细胞的聚集体组成，这些微生物细胞被包裹于附着在表面上的自身分泌的胞外基质中。根管生物膜是由侵入牙髓腔的微生物黏附在根管表面形成的复杂多微生物结构。几十年前发表的重要组织病理学研究中首次发现根管表面存在附着的微生物细胞。然而，直到引入先进的显微镜和分子生物学技术后，生物膜才被认为是根管系统中微生物生命的主要形式。同样，直至过去十几年，根管感染才被确认为生物膜感染。最近的研究表明，根管生物膜与持续性根管感染有关，因此它可能是决定根管治疗结果的重要因素。

10余年来，人们共同努力研究根管生物膜，发表了观察性和实验性研究结果，详细阐述了感染根管内生物膜结构的形态和生物学特征。除了确认根管中的细菌不像之前假设的那样以自由漂浮的浮游状态存在外，这一关于根管生物膜感染的新信息还为重新评估常规临床方案和改进根管治疗措施提供了机会。

本书旨在在临床适用的背景下提供对根管生物膜基于生物学的基本科学的最新理解。共分为3个部分：第一部分讨论了根管生物膜的基本生物学特征，并解决了有关在根管生物膜形成与耐药中发挥作用的生态学和生理学方面的关键问题（"根管微生物生物膜群落的生态学和生理学"一章）。本部分的后两章回顾了生物膜黏附的一般机制（"黏附和生物膜形成的分子原理"一章），以及根管相关病原体的耐药性机制（"生物膜群落的耐药性"一章）。第二部分重点关注根管微生物生物膜的观察和实验证据。第二部分首先概述了使用扫描电子显微镜观察根管中的生物膜（"扫描电子显微镜（SEM）在观察根管生物膜中的应用"一章）。在"细菌生物膜和牙髓根尖周病：组织细菌学和分子生物学研究"一章提供了组织病理学切片中生物膜形成的证据，并对用于鉴定临床样本中生物膜群落中细菌的新型分子技术进行了阐述。第二部分的最后介绍了用于研究根管生物膜的常用实验方法，包括体外生物膜建模技术（"生物膜的实验室模型：建立和评估"一章），并研究了根管解剖复杂性背后的挑战，因为它们可能在根管消毒中发挥作用（"根管解剖对生物膜消毒的影响"一章）。最后一部分，即第三部分，阐述了如何临床治疗由根管生物膜引起的感染，并回顾了新型抗生物膜方法的实施情况。该部分首先概述了持续性根管生物膜感染的结果和适当的治疗方案（"根管生物膜相关感染：治疗与结果"一章）。随后解释了来自临床冲洗技术的影响（"根管冲洗"一章）以及约诊间封药对根管生物膜的重要性（"常规根管治疗中氢氧化钙的约诊间封药"）。最后，讨论了旨在清除根管生物膜的创新方法和设备（"根管消毒的先进治疗方案"一章）。

本书期待可以引起广大的牙髓病学相关专业人士的兴趣，包括基础微生物学家、临床微生物学家和临床医生。对正在研究微生物生物膜在牙髓疾病中作用的本科生、研究生和博士后科学家们也应该大有裨益。

路易斯·查韦斯·德·帕兹
克里斯汀·塞格利
阿尼尔·基申
2015年3月

中文版前言
Preface

为什么一些从影像学上看，似乎已接受完善根管治疗的患牙会出现临床症状和/或体征，而某些患牙经过反复的根管治疗，窦道仍不愈合，或者病变仍持续存在？临床医生往往更关注牙髓病诊疗中的技术操作、器械和材料，而对其背后的生物学机制关注度不够。研究表明，根管感染的生物膜属性与根管系统的解剖复杂性给牙髓根尖周病的临床治疗带来了严峻挑战。成熟的生物膜具有高度组织化的结构，由类似蘑菇状或堆状的微菌落组成。生物膜是感染根管内微生物的主要生命形式，其不仅可黏附于主根管壁上，还可广泛渗入管间峡区、侧支根管、副根管、根尖分歧、根尖分叉及牙本质小管内。生物膜在成熟后，会不断向环境中释放浮游细菌，这些浮游菌可引起慢性根尖周炎的急性发作，也可游走到根尖外表面，重新进行黏附、定植，形成新的生物膜，导致根尖周炎反复发作、迁延不愈。

由瑞典高级临床牙科学院的路易斯·查韦斯·德·帕兹教授、美国俄勒冈健康与科学大学牙髓病学系的克里斯汀·塞格利教授以及加拿大多伦多大学牙学院的阿尼尔·基申教授联合主编的本牙髓病学专著，聚焦于根管系统内细菌生物膜感染机制及其控制策略。3位主编均为国际著名的牙髓病学专家，长期从事根管生物膜感染相关的研究。秉承基础研究与临床实践相结合的原则，以临床治疗为核心，内容丰富、图文并茂，既阐述了实验室条件下生物膜模型的建立与评估，以及根管微生物生物膜群落的生态学和生理学特点，又介绍了扫描电镜观察到的根尖周炎患牙根管内生物膜的形态；既论述了细菌黏附和生物膜形成的分子机制，又从组织细菌学和分子生物学角度分析了细菌生物膜与牙髓病之间的关系；既概括了根管冲洗、约诊间氢氧化钙封药及根管消毒的先进治疗方案的新进展，又分析了根管解剖的复杂性对生物膜消毒的影响；既阐述了生物膜群落的耐药性，又评价了根管生物膜相关感染患牙的根管治疗疗效。该部专著呈现的内容具有较高的科学性、权威性和实用性，是一本非常有价值的牙髓病学参考书，值得广大的口腔临床医生、研究生和规培生阅读。

鉴于此，我们组织了国内多家口腔医学院校和大型三级甲等医院牙体牙髓科的部分中青年同行，将该部著作翻译成中文。译者们均具有良好的专业理论背景和丰富的临床实践经验，大家在繁忙的日常工作中克服困难、精益求精，终于将书稿翻译、校对完成，并第一时间呈现给全国的读者。在此，感谢辽宁科学技术出版社的大力支持，感谢每一位译者的辛勤付出，得以让本书的翻译、校对工作顺利进行。感谢我的导师范兵教授和樊明文教授多年来对我的悉心培养，感谢科室领导马净植教授对我的指导，感谢师兄范伟和高原对我的支持。希望本书的出版能给追求"尽最大可能保留患者天然牙"的临床医生们带来些许思考和启示。

本着忠于原著的原则，译文力求做到通俗易懂，但鉴于水平有限，不足之处在所难免，恳请广大同行及读者批评、指正。

叶惟虎

2024年3月31日

致谢
Acknowledgements

自从我们准备开始编辑一本专门介绍根管中形成的微生物生物膜的著作以来，经历了一段令人着迷的旅程。首先，我们要感谢所有作者的杰出贡献，如果没有他们的奉献精神和积极参与，这个项目是不可能完成的。我们要特别感谢生物膜系列丛书的前任主编威廉·科斯特顿（William Costerton）博士，他建议我们尽快出版一本关于根管生物膜的专著。

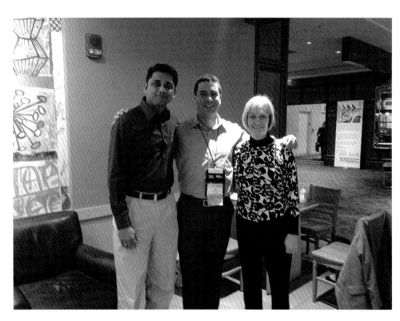

2012年4月，在美国牙髓病医师协会（AAE）年会期间，编辑们在美国波士顿海恩斯会议中心的一家咖啡馆里一起讨论本书的相关事项。

目录
Contents

扫一扫即可浏览
参考文献

第一部分
一般生物学方面
General Biological Aspects

第1章
根管微生物生物膜群落的生态学和生理学
Ecology and Physiology of Root Canal Microbial Biofilm Communities

Luis E. Chávez de Paz, Philip D. Marsh

摘要 在患牙根管内形成的微生物群落构成了感染根管生态系统的核心，然而它们的建立与发展仍然难以衡量和预测。确定微生物群落定植的生态与生理驱动因素，包括耐药性（对干扰不敏感）和恢复力（受干扰后的恢复率），对于理解它们对抗菌治疗的反应非常重要。本章将概述与根管微生物群落在根管生态系统中的建立与持久性相关的生态和生理因素。将回顾对定义与测量根管生物膜群落活动有用的生态和生理参数的见解。根管感染的生态学进展将从以下三个生态学过程来讨论：（1）通过生境过滤选择成功的根管定植菌；（2）选择对环境中的主要干扰（例如，牙髓病学中的抗菌治疗）具有耐药性的细菌；（3）微生物群落受干扰后的恢复力。最后，将阐述当前分析这些微生物生态系统的方法，因为这些是识别个体微生物和根管微生物群落生物学特征的关键要素。

1 导言

我们目前对感染根管微生物群的理解是基于经典的细菌培养研究的结果（Möller 1966；Bergenholtz 1974；Sundqvist 1976；Baumgartner and Falkler 1991）以及近年来应用的基于不依赖培养的现代分子技术的研究（Munson et al. 2002；Spratt 2004；Rocas and Siqueira 2010；Chugal et al. 2011）。基于这两类方法积累的信息揭示了从牙髓坏死到根管治疗后，在慢性感染的不同临床场景下，患牙根管内细菌多样性的特征。尽管在不同临床场景下识别根管内微生物群

L.E. Chávez de Paz (✉)
Endodontics, The Swedish Academy for Advanced Clinical Dentistry, Gothenburg, Sweden
e-mail: luis.chavez.de.paz@gmail.com

P.D. Marsh
Division of Oral Biology, School of Dentistry, University of Leeds, and Public Health England,
Porton Down, Salisbury, UK

© Springer-Verlag Berlin Heidelberg 2015
L.E. Chávez de Paz et al. (eds.), *The Root Canal Biofilm*, Springer Series on
Biofilms 9, DOI 10.1007/978-3-662-47415-0_1

落成员的有价值信息有所增加，但对于解释这些微生物群落在根管内形成的基本生态和生理基础方面，仍存在很大的局限性。特别是，对生态群落水平功能的基础，以及微生物群落关键成员在抗菌治疗后维持稳定和结构所发挥的潜在生理学作用，我们仍然缺乏清晰认识。虽然基于16S rRNA鉴定的研究已经表征了具有数十到数百种细菌的根管内微生物群落（有关综述，请参阅"细菌生物膜与牙髓根尖周病：组织细菌学和分子生物学研究"一章），但通常无法通过实验确定哪些细菌积极参与群落并发挥关键作用。根管微生物群落的形成也可能取决于原发性根管感染的性质，以及环境选择和生理适应，其影响在实验室条件下难以控制或表征。

此外，每个生态驱动因素对根管内微生物群落组成的影响可能会因观察的时间尺度而有所不同。例如，发现未经治疗的坏死根管以蛋白水解厌氧菌为主；而治疗过的根管则以种类较少的群落为主，其中的细菌可在恶劣条件下长期存在，例如兼性厌氧革兰阳性菌（Sundqvist 1992，1994；Figdor and Sundqvist 2007）。使用测序方法在未经治疗的坏死根管内检测到的这种兼性厌氧菌的数量较少，这为建立群落，组成与从一种临床状态到另一种临床状态的动态之间的关系，带来了进一步的挑战。

在本章中，提出了一个生态学的概念，重点关注三个主要的生态学过程。这些将为微生物生物膜群落在根管感染病理生物学中的作用，引入一个生态学和生理学解释。第一个过程发生在细菌从口腔侵入根管之后，其中根管环境充当生境过滤器来选择特定的微生物。第二个过程发生在根管治疗期间或之后。有人提出，抗菌液、封药等的应用将导致根管微生物群的简化，压力环境变化将选择更具耐药性的微生物。第三个过程包括剩余群落的恢复力，其中微生物将通过多种生态适应因素建立干扰后的群落。从根管微生物群落生态学研究中获得的见解可用于改善根管感染的管理。

2　生境过滤：根管定植菌的选择

普遍的共识是，侵入牙髓腔的微生物的生长和存活受感染时存在的各种环境因素的控制。这些具有理化性质的因素构成了生境过滤器，从而将限制某些微生物的生长（图1–1）。为了能够确定该生境过滤过程中包含的因素，重要的是首先确定微生物入侵时牙髓的状态，即牙髓是否存在反应性或牙髓坏死。显然，这两种牙髓状态之间的主要区别在于其对细菌入侵产生炎症反应的能力（Bergenholtz 2001）。对于因创伤而暴露于口腔微生物群的反应性牙髓以及因深龋过程而发生急性炎症反应的牙髓，入侵的微生物必须面对以嗜中性粒细胞浸润为特征的环境。在这种情况下，环境的化学成分表现为中性粒细胞释放的组织破坏性元素，包括氧自由基、溶酶体酶和高浓度的一氧化氮（NO）。

一氧化氮（NO）　一氧化氮是一种小的、亲脂性的、可自由扩散的自由基，由于其高反应性而具有很强的细胞毒性。一氧化氮通过与结合的自由基或金属离子产生反应直接影响细菌中酶的活性（Kim et al. 2008；Zagryazhskaya et al. 2010；Pearl et al. 2012）。研究发现一氧化氮会影响细菌呼吸和氨基酸生物合成，从而导致细胞生长停滞和DNA合成抑制（Jyoti et al. 2014；Kolpen et al. 2014；Liu et al. 2015）。虽然一氧化氮与根管内细菌的分子作用机制尚未明确，但细菌适应其表型以在一氧化氮环境中生存的能力可能是口腔微生物在根管生态系统中定植的关键特征。

氧气　氧气是有氧呼吸的末端电子受体，而有氧呼吸是迄今为止最有效的能量代谢类型。牙髓生态系统中的氧水平可能在选择与确定根管微生物群落的功能相互作用和空间结构方面发挥重要作用。对根管感染动力学的研究表明，根管内厌氧微生物的相对比例随着时间的推移而增加，当根管被感染3个月或更长时间时，兼性厌氧菌的数量会被厌氧菌反超（Möller et al. 1981；Dahlán et al. 1987；Fabricius et al. 2006）。在受感染的根管环境中，氧气浓度梯度从低缺氧到完全缺氧不等。尽管氧浓度梯度可以随着时间的推移相对稳定，但氧似乎是根管环境中的主要生态因素，并且是促进厌氧或微需氧微生物群发育的因素

（Sundqvist 1992，1994）。

营养素　所有生物体都必须寻觅营养素，然后协调中心代谢、单体合成和大分子聚合，以实现生物质的合成和生长（Chubukov et al. 2014）。因此，决定根管内细菌选择的、最重要的环境因素之一是微生物群可用于生长的营养的主要来源。入侵的口腔微生物通常受到唾液及其成分和宿主饮食的影响，但在根管中主要暴露于血清成分，包括来自炎性牙髓和根尖周组织的糖蛋白（Svensäter and Bergenholtz 2004）。

代谢物、酶促反应和调节相互作用的庞大

图1-1　通过生境过滤选择根管定植菌。生境过滤过程示意图显示侵入牙髓腔的口腔细菌（彩色细胞）、生态过滤因子和成功的根管定植菌（绿色细胞）。通过龋坏、外伤或牙周病暴露后侵入牙髓的口腔细菌被氧气、营养素和一氧化氮等环境因素生态过滤。牙髓生态系统中一氧化氮的存在是由于牙髓炎症过程中中性粒细胞的浸润。成功的定植菌将构成根管菌群。

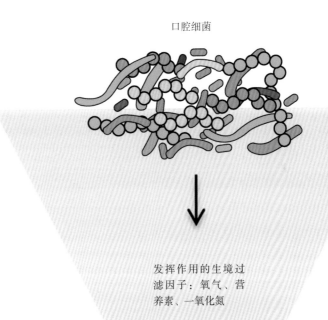

口腔细菌

发挥作用的生境过滤因子：氧气、营养素、一氧化氮

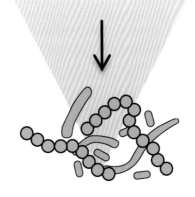

根管群落

而密集连接的网络使得理解在整个牙髓腔定植时发生的代谢和调节网络具有挑战性（Sundqvist 1992，1994）。然而，通过特定的实验室模型，可以明确体外个体调节回路，以获得根管微生物群落中个体成员或群体营养需求的特定信息（有关综述，请参阅Sundqvist and Figdor 2003）。

然而，控制根管细菌营养需求的一些实际分子成分和机制是由对环境的表型适应决定的。由于兼性厌氧菌的主要能量来源是碳水化合物，因此认为根管内碳水化合物可用性的减少将限制这些微生物的生长（Sundqvist 1994；Figdor and Sundqvist 2007）。然而，来自口腔的细菌具有糖苷酶和蛋白酶活性的互补模式，并结合它们互补的代谢能力以协同方式降解宿主糖蛋白（Bradshaw et al. 1994）。表型转换过程中，在一些口腔细菌中发现的双重代谢模式被认为在唾液中复杂糖蛋白的分解代谢中发挥作用（Wickström et al. 2009）。例如，当糖解性口腔链球菌暴露于缺乏碳水化合物的环境时，该细菌上调了一些蛋白水解酶，这有助于它们相对于其他口腔细菌的数量增加（Beighton and Hayday 1986；Homer et al. 1990；Heinemann and Sauer 2010）。口腔链球菌消化蛋白质的这种特殊能力可以被认为是它们在碳水化合物匮乏时期在口腔群落中生存的优势。表型转换是细菌通过一个或多个基因表达的高频和可逆转换（开/关）而实现在营养有限的环境中生存的有效策略（Casadesus and Low 2013；Hammerschmidt et al. 2014）。口腔细菌响应环境中营养物质的可用性（例如，碳水化合物的缺乏和血清蛋白的存在）而发生的表型转换是解释兼性厌氧菌在根管感染的所有临床阶段持续存在的一个重要特征。

研究作为生境过滤器的根管环境将有助于我们了解口腔微生物如何适应其表型以响应环境变化，从而成功地在根管内定植。将基础研究集中于这些适应机制上，例如使用比较基因组学方法研究生境过滤，将有助于我们将个体微生物基因组的变化与它们选择的环境联系起来。将来，这个问题可能会在单菌种基因组学中解决，在一系列环境条件下仔细测试，然后可以研究直接从根管环境中获得的代表性多菌种微生物群落的完整基因组。此外，随着新的后基因组技术（如微生物代谢组学）的出现，可以监测特定微生物内的全套代谢物，以及其发育过程与环境之间相互作用的整体结果（Takahashi et al. 2010）。这些结果将最终帮助我们阐明测序的根管微生物与根管生境之间的关联。

3　干扰与耐药菌的选择

在生态学中，干扰是改变直接环境并可能对生物群落产生影响的因果事件（Gonzalez et al. 2011；Shade et al. 2012）。生态干扰也可能通过杀死其成员或改变其相对丰度而直接改变群落（Shade et al. 2012）。干扰以不同的频率、强度、程度和周期性发生在各种空间及时间尺度上。微生物群落对干扰的非线性响应主要取决于它们的耐药性和恢复力水平。耐药性是指群落对干扰不敏感的程度（Ding and He 2010；Wardle and Jonsson 2014），恢复力是指群落恢复到干扰前状态的速度（见下文恢复过程）。一个相关的概念——敏感性，是耐药性的反义词，是指受干扰后群落发生变化的程度。

在牙髓病学中，机械预备与化学抗菌剂相结合是生态干扰的一个很好例证。在这个例子中，通过马达驱动的根管器械与根管表面的直接接触施加的剪切力旨在实现根管生物膜群落的物理清除。通过使用旨在杀灭细菌的抗菌剂来进一步实现根管生物膜的控制。近年来，牙髓病学的微生物学研究集中于评估具有抗菌特性的化学物质在根管消毒中的杀灭效果（Kobayashi et al. 2014；Wang et al. 2014；Xhevdet et al. 2014）。然而，根据这些研究，很明显，根管内的部分微生物生物膜群落可以耐受治疗并保持活力（图1-2中耐药根管细菌选择示意图）。例如，最近的一项研究表明，使用氨苄西林、多西环素、克林霉素、阿奇霉素或甲硝唑不可能清除体外培养的牙髓来源的细菌野生菌株（Al-Ahmad et al. 2014）。

临床研究也证实了某些微生物群落成员对根管治疗的耐药性，这些微生物可能在治疗失败中发挥作用（Engström et al. 1964；Gomes et al. 1996；Molander et al. 1998；Sundqvist et al. 1998；Sunde et al. 2002）。毫不奇怪，对根管治疗耐受的细菌是口腔的正常菌群，但也有一些例外，如粪肠球菌（Sedgley et al. 2004）。来自链球菌

属、乳杆菌属和放线菌属的兼性厌氧革兰阳性菌经常被从治疗后患牙根管内检出（Engström et al. 1964；Molander et al. 1998；Sundqvist et al. 1998；Chávez de Paz et al. 2003）。革兰阳性菌较高的耐药性可能与不同的结构及生理因素有关，例如细胞壁结构、对抗菌剂的固有耐药性以及使其能够适应和耐受恶劣环境条件的表型可塑性（Dessen et al. 2001；Berger-Bachi 2002）。然而，关于根管环境干扰耐受机制的信息很少。很少有研究试图模拟环境条件对微生物生理反应和微生物群落组成变化的影响（Chávez de Paz 2007，2012）。在本节中，我们将介绍一个假设，即根管环境的突然变化将造成对微生物有压力的条件，微生物必须适应这种条件才能生存。在这样的选择性生态压力下，根管微生物必须具备生理适应机

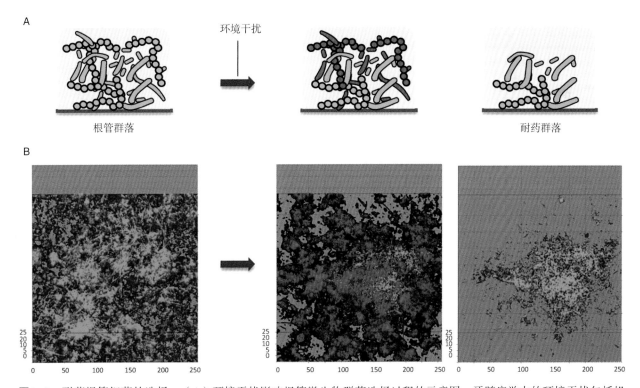

图1-2 耐药根管细菌的选择。（A）环境干扰影响根管微生物群落选择过程的示意图。牙髓病学中的环境干扰包括机械预备、抗菌剂冲洗和根管内封药产生的剪切力。受影响的细胞以红色显示，干扰后被选择的耐药细胞以浅绿色显示。（B）三维重建显示了在聚苯乙烯表面上生长的口腔细菌生物膜的微观结构，该生物膜暴露于2.5%次氯酸钠中，并用LIVE/DEAD染色剂［绿色（活细胞）和红色（受损细胞）］染色。轴上的单位为微米。

制才能在这种压力下生存并保持活性，否则就会死亡。

耐药性的适应机制　微生物耐受环境干扰的主要机制是依赖于它们以快速生理反应的形式调整其表型的能力。一般来说，细菌的细胞机制会随着各种类型的环境威胁而变化，例如从需氧条件向厌氧条件的转变，以及pH、温度和渗透条件的快速波动（Bowden and Hamilton 1998；Marsh 2003）。对于抗生素引起的变化，细菌通常可以通过调节预制酶的活性来实现即时反应（Svensäter et al. 2001）。近期一项有关根管内细菌耐药机制的研究分析了在碱性胁迫下根管生物膜中一组特定细菌的存活情况。该研究发现，生物膜细菌通过释放特定的酶到环境中以实现耐药（Chávez de Paz et al. 2007）。细胞质管家酶，如磷酸化载体HPr、热休克伴侣DnaK、FBA和GAPDH，是最常见的蛋白酶。尽管目前尚不清楚这些管家酶在细胞外的生理作用，但也发现这些酶大多与细菌对其他类似环境压力（如酸胁迫）的反应有关。因此，不难认为，应激反应的分子机制是由主要的一般应激反应与同时发生的各种调节过程的相互作用共同协调的。

在环境持续变化的情况下，例如在一段时间内应用根管内药物时，也可通过改变基因表达模式来实现耐药。这可以通过操纵子来实现，其中所有相关基因在染色体上彼此相邻并转录为由单个启动子位点控制的单个转录物，或者通过利用位于染色体上不同位置的基因的调控单元来实现（Ghazaryan et al. 2014；Raivio 2014）。对于大多数根管微生物，我们甚至对这些基本的分子适应过程都没有一个基本的了解。即使在一般的医学微生物学中，实际上也没有多少微生物的生理学被彻底了解，而对于由多种微生物群组成的生物膜（如根管生物膜）中普遍存在的情况也是知之甚少。

最近，对许多口腔微生物全基因组的研究表明，细菌应对压力的方式有更多的相似之处，而非不同之处（Jenkinson 2011；Zaura 2012；Wade 2013）。如上所述，细菌细胞在压力环境中适应和存活的一个重要特征似乎是一系列促进细胞存活的蛋白质的表达（Hamilton and Svensäter 1998）。了解多菌种群落中的单个微生物细胞如何应对生态干扰是一个巨大的挑战，因为对压力的适应或反应可能发生在群落的不同水平并且其成员之间的强度不同。

生物膜群落对抗菌剂的耐药性　微生物群落（如在根管内建立的微生物群落）的生理学显然不同于个体微生物的生理学，因为与组成群落的个体相比，群落生活方式具有优势。在多菌种微生物群落中，潜在的定植栖息地范围更大，对压力和宿主防御的耐受力增强，复杂底物的协同降解可能发生（Marsh 2003）。阐明生物膜群落的生理学特征对于我们了解细菌在不断变化的环境中的感染和生存是必要的。

在牙髓病学中，人们越来越关注研究抗菌剂对多菌种生物膜群落的影响。研究表明，根管混合多菌种微生物群落对干扰具有不同程度的"抵抗力"，这可以通过生物膜细胞的活性来衡量（Chávez de Paz 2012；Stojicic et al. 2013；Shrestha and Kishen 2014）。这些探索抗菌剂对多菌种微生物群落影响的体外研究通常是观察性的，且涉及大量的抗菌剂干扰或营养缺乏（例如次氯酸钠、氯己定、葡萄糖缺乏等）。

在最近的一项研究中，分析了利用4种根管细菌分离株建立的多菌种生物膜模型应对葡萄糖缺乏的表型反应（Chávez de Paz 2012）。结果表明，在葡萄糖缺乏的情况下，多菌种生物膜的三维结构发生了显著的变化。此外，还观察到群落成员对葡萄糖消耗的生理适应。代谢活性主要集中在生物膜的上层，而在下层，细胞的代谢明显降低。研究发现具有高糖酵解需求的细菌亚群，如链球菌和乳杆菌，主要存在于生物膜的上层。在没有葡萄糖的情况下生长的生物膜中这种独特的空间结构显示了群落的明显重组，以满足其成员的新陈代谢，从而使群落能够长期存在。这一结果支持了以下假设，即多菌种生物膜中细胞亚群的重组对于其在环境压力下生存也很重要（Shapiro 2007）。

这些体外研究结果表明，对于根管微生物群落协调的生理适应机制，我们还需要了解更多。此外，只有少数研究采用了多菌种生物膜模型来研究细菌群落应对干扰时的组成和功能反应，这阻碍了更加定量的跨系统比较（见"生物膜的实验室模型：建立与评估"一章中的方法论综述以及下文的替代生态学方法）。通过对多菌种微生物群落进行实验室研究，生态干扰筛选的意义及其对根管细菌的影响将得到提高。在成功建立这些方法体系并相应地复制不同研究组的结果之后，问题在于如何以及在多大程度上将这些人工构建的根管多菌种微生物群落（以及从中获得的数据）与原始环境中的对应微生物群落进行比较。

然而，从一般生物膜生物学的经典研究中可以知道，细菌（特别是生物膜细菌）对抗菌剂的相对耐药性问题是由转运和基于生理学的机制或两者的结合引起的（Mah and O'Toole 2001）。转运机制表明，生物膜充当抗生素/抗菌剂扩散的屏障，尽管该机制的主要属性依赖于控制转运速率并在生物膜群落中产生结构、化学和生物异质性的特征（Stewart and Franklin 2008）。生物膜群落的异质性是细胞不同代谢活动的结果，这些活动会引起不同的营养浓度梯度和局部化学条件〔有关生物膜异质性的综述，请参阅（Stewart and Franklin 2008）〕。

对生态干扰的固有耐药性　固有耐药性包括

生长形式的进化选择和允许微生物抵抗干扰而不必在干扰发生时诱导特定机制的历史策略。形成这种固有的耐药性必然涉及影响微生物功能的生理权衡（Mah and O'Toole 2001）。例如，在根管内分离出的微生物中，粪肠球菌被认为比氧敏感的革兰阴性菌更能耐受碱性胁迫。肠球菌对碱性pH固有耐受背后的机制被认为包括激活特定的质子泵和/或特定酶系统有助于保持内部pH中性的缓冲装置（Kayaoglu and Örstavik 2004）。然而，最近的一项研究发现，在碱性pH下，粪肠球菌中发生了一个包括管家基因（如dnaK和GroEL）以及细胞骨架分子ftsZ的表达在内的一般转录过程（Appelbe and Sedgley 2007）。因此，包括中央细胞骨架过程和伴侣蛋白表达在内的调控相互作用网络似乎调节了粪肠球菌对碱性胁迫的反应（见"生物膜群落的耐药性"一章）。了解该细菌的转录调控网络有助于理解根管生物膜群落的中心适应性调控操作。

总之，在微生物对生态干扰的耐药性与根管生态学之间建立更紧密的联系非常重要。随着对牙髓病临床操作引起的微生物应激性的生理反应的深入了解，我们将更好地了解细菌对抗菌治疗的反应机制。一些仍未得到解答的问题，例如根管中微生物群落对压力的生理性耐受如何变化？这些耐受模式与应对压力的生态系统水平结果有何关联？

4　根管微生物群落的恢复力

第三个生态过程阐述了根管微生物群落恢复力的概念，这些微生物群落已被环境干扰（见上文）选择并耐受了抗菌根管治疗。微生物群落的恢复力集中于其克服生态干扰并仍然保持活力和生理功能的能力。但是，细菌恢复力涉及再生长、重组和发育的能力，在根管感染的情况下，这对于维持慢性炎症性根尖周病变至关重要（图1-3）。

在有恢复力的根管微生物群落中，生态干扰可能会对细胞造成重要的生理后果。例如，在有恢复力的群落中，适应压力的细胞可能会分化为低生理状态或休眠状态。在这些低代谢状态下，细菌会潜移默化地进入停滞期，以便在营养匮乏的环境中茁壮成长。

休眠和对饥饿的适应 在饥饿的压力下，细菌已经发展出有效的适应性调节反应，以将其代谢平衡从生物合成和繁殖转向获取基本生物功能所需的能量（Matin 1992；Nyström 1999）。在营养受限的情况下，细菌通过停止DNA、稳定RNA、核糖体蛋白质和膜成分的合成来快速重新分配细胞资源（Potrykus and Cashel 2008）。这种对营养胁迫的有效反应过程被称为"应激反应"，其特点是合成对胁迫抗性、糖酵解和氨基酸合成至关重要的因子（Dalebroux and Swanson 2012）。应激反应在某种程度上是通过转录谱中的大规模转换来实现的，该转换由包括鸟苷四磷酸（ppGpp）和鸟苷五磷酸（pppGpp）的有效信号系统协调。（p）ppGpp在粪肠球菌的低营养存活中发挥重要作用，粪肠球菌是一种已知可以耐受长时间饥饿并在根管充填后的患牙中存活至少12个月的细菌（Molander et al. 1998；Sundqvist et al. 1998）。此外，（p）ppGpp信号系统对粪肠球菌生物膜的形成、发育和维持稳定也有深远的影响（Chávez de Paz et al. 2012）。对粪肠球菌生物膜形成和存活的信号机制的进一步理解可能有助于识别可针对性控制该细菌持续性感染的途径。

从生理学角度来看，营养匮乏会导致细菌

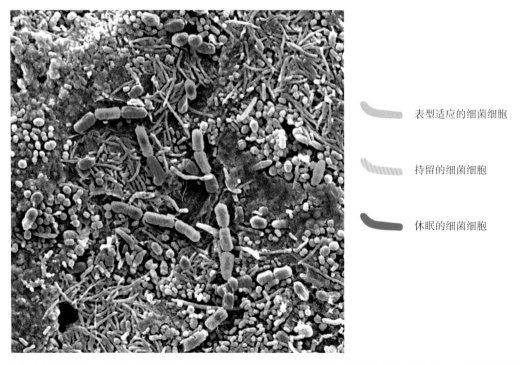

表型适应的细菌细胞

持留的细菌细胞

休眠的细菌细胞

图1-3 感染根管尖部有恢复力的微生物群落的扫描电子显微镜（SEM）图像。SEM图像显示绿色、黄色和蓝色的假色分别代表表型适应的、持留的和休眠的细菌细胞。

可逆地转变为代谢停滞（休眠）状态（Nyström 1999）。在休眠表型中，除了缺乏营养外，细菌还将在各种环境威胁（如温度改变和极端pH变化）下存活，并表现出对抗菌剂的敏感性降低（Stewart and Franklin 2008）。当营养供应恢复良好时，应激反应被释放，细菌恢复代谢活动和细胞分裂。大量RNA和蛋白质似乎在饥饿开始时迅速降解，这被认为是与口腔等不断变化的环境中的生存反应有关的一般应激反应（GSR）的一部分（Bowden and Hamilton 1998）。

在某些情况下，已确定存在持留菌。持留性是指对抗生素敏感的细菌在暴露于高剂量的抗生素中无法被彻底消除。持留菌没有特定的耐药调节机制，但它们会经历一般的生理变化，例如减少新陈代谢，类似于休眠状态。持留性表型被认为是导致几种顽固性和治疗无反应性慢性感染的原因（参阅"黏附和生物膜形成的分子原理"和"生物膜群落的耐药性"）。

代谢再激活　在多年后突然重新激活并引起急性炎症反应的慢性根尖周感染的病例中，有理由认为是有恢复力的休眠细胞已经"苏醒"，并恢复其代谢活动，从而引发急性根尖周炎。因此，从代谢的角度来看，休眠细胞的重新激活将使得生物膜细菌能够保证炎症的持续存在。例如，最近的一个病例报告显示，一颗经过充分治疗且没有任何病变体征的患牙在术后12年出现疾病复发。组织病理学分析显示，侧支根管周围有严重的牙本质小管感染，这为牙本质小管内可能存在的细菌引起根管内感染的持续存在提供了证据（Vieira et al. 2012）。这一关于生物膜细菌代谢再激活的假说在最近的一项研究中得到了证实（Chávez de Paz et al. 2008）。将咽峡炎链球菌和唾液乳杆菌口腔分离菌株的生物膜培养物暴露于营养匮乏的PBS缓冲液中24小时，该培养物被迫进入休眠状态。饥饿期过后，代谢活跃的细胞数量急剧减少至零，并且它们的细胞膜完整性得到维持。随后将该生物膜细胞暴露于新鲜营养物质的"重新激活期"，但即使在96小时后，该培养物仍以代谢不活跃的未受损细胞为主。该研究表明，饥饿的生物膜细胞表现出缓慢的生理反应，即使在存在新鲜营养物的情况下，也不会在短时间内重新激活。这一观察证实了生物膜细胞较慢的生理反应，这可能是耐受进一步干扰的战略机制（Mah 2012）。

总之，细菌生理学的全部调节因子参与了微生物群落的恢复，并在生物膜重组、毒力和抗生素耐药性方面发挥着重要作用。在制订对传统抗菌根管治疗耐药的细菌感染的治疗策略时，要同时考虑所有这些分子过程。

5　微生物生态系统的分析方法

为了监测群落微生物的生理反应并了解它们与耐受和克服环境干扰的相关性，有必要建立一个强大的信息数据库，以描述受控条件下群落微生物的生理学。细菌的许多生理特性可以通过常见的显微镜工具和分析策略进行研究。现代分子学工具提供了在存在必需营养素或在受干扰的环境中（例如，在应用抗生素之后）对特定生理过程进行原位研究的方法。本节介绍了在原位和实验室条件下分析微生物生态系统的一些最常用的微生物学方法。

扫描电子显微镜（SEM）　分析微生物生态系统的现代技术包括各种传统和现代显微镜技术。例如，电子显微镜可提供大量有关微生物生态系统结构的信息。正如"扫描电子显微镜（SEM）在观察根管生物膜中的应用"一章中所讨论的那样，由于SEM分析在检测微生物生态系统结构变化方面的快速性和敏感性，其使用有所增加。如图1-3所示，通过SEM对感染根管生物膜的成像清楚地显示了口腔生物膜的异质性结构。生物膜附着于牙本质小管附近，以球菌、丝状菌、酵母菌和菌丝细胞构成的胞外基质网络为特征。在图像的特定部分，密集堆积的细菌细胞被胞外基质包围。虽然从这些类型的SEM图像中可获得详细的定性信息，但其他研究表明SEM技术存在局限性。Sutton等（1994）比较了嵴链球菌单一培养物的传统扫描电子显微镜（SEM）、低温扫描电子显微镜（低温SEM）和电扫描湿安装扫描电子显微镜（electroscan wet mount SEM）观察结果，以揭示最终灰度图像的巨大差异。据观察，在自然条件下，胞外聚合物（EPS）占据了由此生成的图像，但尚无法观察到下方生物膜中的细胞分布。在"扫描电子显微镜（SEM）在观察根管生物膜中的应用"一章中，进一步回顾了使用SEM分析口腔生物膜和感染根管的情况。

激光扫描共聚焦显微镜（CSLM） 激光扫描共聚焦显微镜已成为研究生物膜结构的首选技术，因为它为原位分析微生物群落提供了一个强大的显微镜工具。通常CSLM与利用CSLM光学几何结构的荧光探针技术一起应用。CSLM的相干光束具有非常窄的焦深，同时所有的离焦信息都被丢弃。CSLM产生一系列窄焦平面，这些焦平面记录在整个三维样本的不同深度（Neu et al. 2010）。随后，可以使用图像处理技术组装单平面图像以生成三维数字化图像。这些微生物生物膜切片的三维重建允许在原位对生物膜样品进行深入分析。这些技术有助于揭示微生物生物膜的高度异质结构。

荧光探针 上述CSLM技术通常与荧光探针结合使用，以区分纲、属、种以及微生物生态系统中个体生物的活力。此外，还可以监测微生物生物膜内的化学相互作用。常见的荧光探针包括阴性染色剂，如荧光素，它提供了一个荧光背景，在该背景下细菌可以被视为未染色的细胞。

其他药物（例如刃天青）用于区分"活"细胞和"死"细胞（Netuschil et al. 2014）。与将荧光染料保持在细胞质中的"死"细胞相比，活跃的代谢细胞将刃天青还原成无色非荧光形式。

CSLM与商用荧光探针相结合有助于区分微生物生物膜群落中的活菌和死菌。虽然在传统的微生物学中，活细胞只能被确定为可以生长和繁殖的细胞，并最终形成一个菌落，但随着荧光显微镜的出现，人们认为能够催化荧光代谢物的微生物具有代谢活性。例如，四氮唑盐是针对氧化/还原反应的标记物。相比之下，可以使用广泛应用的商用试剂LIVE/DEAD BacLight细菌细胞活性检测试剂盒来研究细胞膜的完整性。在这种技术中，膜结构未受损的细胞发出绿色荧光，而膜结构受损（但不一定是死的）的细胞发出红色荧光（图1-2B）。

其他更复杂的荧光技术包括与其他试剂连接以指定其目标元素的荧光团。例如，共轭凝集素可用于确定低聚糖在生物膜基质中的分布（Neu and Lawrence 2014）。连接到荧光团上的单克隆抗体也可用于确定生物膜内菌种的位置（Chalmers et al. 2007）。一种更先进的技术是使用连接到16S rRNA寡核苷酸序列的荧光团来原位鉴定细菌种类（见下文）。

近年来，随着超分辨率显微镜技术的发展，一套能够超越光学显微镜分辨率极限的尖端显微镜技术显著改善了单细胞中靶分子的定位和定量（Moraru and Amann 2012）。在一项初步研究中，超分辨率显微镜和核糖体RNAC（rRNA）的靶向寡核苷酸探针的组合实现了大肠埃希菌中核糖体的亚细胞定位（Moraru and Amann 2012）。据观察，核糖体位于中央拟核周围，有些细胞有两个不同的拟核。核间rRNA指示了分裂隔膜的位置，很可能是在分裂过程中沿着细胞膜的rRNA定位之后。这种高度先进的技术可用于跟踪复杂微生物群落中单细胞水平上核糖体相关的活性水平变化和亚细胞定位。这将有助于深入了解群落成员之间以及在不同环境条件下发生的变化。

荧光原位杂交（FISH） 生物膜群落（例如生长在口腔或根管内的生物膜群落）的微生物组成通常是多样的。因此，当务之急是对群落中存在的不同菌种及其在三维空间中的分布进行原位测定，以便后续分析和解释。图1-4描述了通过荧光原位杂交（FISH）识别生物膜群落中相关微生物的主要方法。FISH可以同时检测系统发育不同的细菌。该方法可以在种、属和科水平检测

细菌，并使用基于核糖体RNA（rRNA）的寡核苷酸探针的 FISH 特异性识别目标细菌（Brileya et al. 2014）。

借助FISH技术，识别群落中的单个细菌细胞将是了解微生物生态系统组织的重要优势。然后，用特定的荧光染料标记旨在靶向16S rRNA基因特定区域的寡核苷酸探针，由此可产生不同的探针。例如，一个可识别乳杆菌，另一个可识别链球菌，以及针对特定菌群的更特异性探针，直到可识别单个菌种。图1-4举例说明了以荧光寡核苷酸探针混合物为目标的四菌种生物膜示

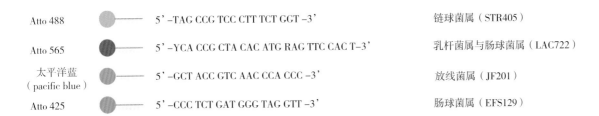

Atto 488	5'–TAG CCG TCC CTT TCT GGT –3'	链球菌属（STR405）
Atto 565	5'–YCA CCG CTA CAC ATG RAG TTC CAC T–3'	乳杆菌属与肠球菌属（LAC722）
太平洋蓝（pacific blue）	5'–GCT ACC GTC AAC CCA CCC –3'	放线菌属（JF201）
Atto 425	5'–CCC TCT GAT GGG TAG GTT –3'	肠球菌属（EFS129）

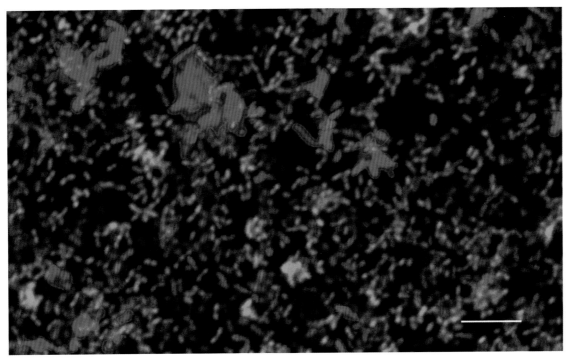

图1-4 荧光原位杂交（FISH）鉴定细菌。16S rRNA荧光探针用于鉴定多菌种生物膜培养物中的4种根管细菌，即戈登链球菌（绿色）、唾液乳杆菌（红色）、内氏放线菌（蓝色）和粪肠球菌（紫色）。乳杆菌属的红色探针也针对肠球菌属；因此，再添加一个额外的蓝色探针后，肠球菌属显示出紫色荧光。标尺长度=10μm。

例，用于检测唾液乳杆菌（红色）、戈登链球菌（绿色）、内氏放线菌（蓝色）和粪肠球菌（紫色），以了解根管微生物种群的多样性。

总之，利用FISH技术可以实现对复杂微生物种群的无损鉴定。

6　结语

了解根管微生物生物膜群落耐药性的适应性机制与影响取决于对根管生态系统中发生的生态和生理过程的研究。这个时代对于微生物生态学研究来说是一个激动人心的时代，因为许多口腔病原体的完整基因组已经被测序，并且可以在不同的实验室环境中进行分析。因此，现在可以研究根管细菌中的调节基因，包括那些需要建立和适应不同环境干扰的基因，因此研究人员将很快能够分析和监测细菌对根管抗菌剂等环境威胁的反应。复制起点、染色体末端与许多DNA、RNA和蛋白质合成的基因的可用性将有助于研究定植、耐药和恢复过程中的基本生理反应，并为基因调控和根管生物膜形成中的一些关键因素提供研究路径。在不久的将来，应该会在更清楚地理解菌种间相互作用在如何导致微生物群落中生理事件的协调方面取得进展。

致谢　非常感谢G. Bergenholtz的有益建议。

第2章
黏附和生物膜形成的分子原理
Molecular Principles of Adhesion and Biofilm Formation

Jens Kreth, Mark C. Herzberg

摘要 口腔细菌与口腔健康和疾病相关，包括龋齿、牙周病和根管感染。口腔疾病的发展与口腔细菌形成多菌种黏附体的生物膜及驻留在其中的能力密切相关。口腔生物膜为细菌群落提供了一个保护环境，它的形成是一个基因控制的过程。在本章中，我们将概述口腔生物膜的各个成员的发育机制。口腔生物膜和口腔微生物组的菌种组成在历史上和新开发的下一代测序技术的背景下进行了讨论。此外，还解释了生物膜特异性调节机制和表型特征，并对口腔生物膜形成及其在健康和疾病中的作用进行了全面概述。

1 导言

1.1 什么是生物膜

微生物群落通常被称为生物膜（Costerton et al. 1995）。这些群落与人类有关，通常在皮肤或黏膜上，但也可以在自然环境（如河流、溪流或土壤）和人工环境（如生活和工作场所的表面）中找到。一般来说，生物膜意味着在任何环境中聚集的、固着的或附着的微生物的生活方式，并与自由漂浮的浮游生物形式相对应。随着时间的推移，生物膜的定义发生了变化，以涵盖生物膜研究中的相关新发现，并认识到其结构和发育的复杂性。早期定义为附着在有生命或无生命的表面并潜入细菌来源的胞外多聚物（extracellular polymeric substances，EPS）中的微生物聚集体，现已扩展为包括漂浮在液相中的聚集细胞团和气液界面中的细胞聚集体。

生物膜形成的决定性步骤之一是产生胞外多聚物（extracellular polymeric substances，EPS）（Flemming and Wingender 2010）。在自然界中，我们所说的EPS实际上由细菌多糖、蛋白质、核酸和脂质组成。EPS有助于生物膜群落的架构。在医学相关的生物膜中，宿主衍生成分在生物

J. Kreth (✉)
Department of Microbiology and Immunology, University of Oklahoma Health Sciences
Center, Oklahoma City, OK, USA
e-mail: Jens-Kreth@ouhsc.edu

M.C. Herzberg
Department of Diagnostic and Biological Sciences, School of Dentistry, Mucosal and Vaccine
Research Center, Minneapolis VA Medical Center, University of Minnesota, Minneapolis,
MN, USA

© Springer-Verlag Berlin Heidelberg 2015
L.E. Chávez de Paz et al. (eds.), *The Root Canal Biofilm*, Springer Series on
Biofilms 9, DOI 10.1007/978-3-662-47415-0_2

膜发育的启动中起着重要作用，应被视为EPS的一部分。例如，调节唾液衍生的膜（获得性唾液膜）对于早期口腔生物膜形成细菌的附着是必不可少的（Hannig et al. 2005）。因此，Hall-Stoodley等提出，含有EPS的生物膜以"聚集的微生物细胞的形式存在，被自产的聚合物基质包绕，基质中可能含有宿主成分"（Hall-Stoodley et al. 2012）。

1.2　为什么会形成生物膜

具有医学意义的人类微生物主要生活在生物膜中。据估计，大约80%的感染是由生物膜群落中的微生物引起的（Costerton et al. 1999；Costerton 2001），这表明生物膜细菌的毒力较强。大多数与人类相关的微生物物种都高度适应特定的身体部位；生活在生物膜中可以避免被转移到不利环境中。通过生活在固着群落中，微生物不太可能面临根除。例如，为了优化在特定口腔表面的驻留，口腔生物膜的成员已经发展出优化与特定细胞和组织部位结合的机制（Zhang et al. 2005）。特定细胞表面受体也促进了新成员连续整合到初始生物膜中，以促进菌种之间的聚集（Jakubovics et al. 2014）。为了在特定的口腔生态位中生长，定植菌群可以有效地代谢唾液成分。

生物膜群落还保护其生态位免受侵入的外来菌种的侵害，否则它们会侵占该空间。在一个称为定植抵抗的过程中，这种基于群落的干扰或拮抗阻止了铜绿假单胞菌整合到人类唾液微生物生物膜中（He et al. 2011；van der Waaij et al. 1971）。保护性生物膜环境也延伸到宿主–生物膜界面。免疫系统的先天和适应性武器比生物膜中的微生物更有效地消除浮游细胞。有几种机制可以发挥作用。例如，在生物膜中，表皮葡

萄球菌细胞抵抗微生物补体成分C3b和免疫球蛋白G（IgG）在细胞表面的沉积，从而减少吞噬细胞介导的杀伤所需的调理作用（Kristian et al. 2008）。同样，生物膜中的金黄色葡萄球菌细胞通过绕过由Toll样受体TLR2和TLR9介导的细菌识别途径抵抗巨噬细胞吞噬作用（Thurlow et al. 2011）。两种TLR通常都识别细菌成分［病原体相关分子模式（PAMP）］，这些成分在生物膜中的细胞上表达，但似乎被EPS的存在所掩盖。有趣的是，人类中性粒细胞的存在促进了铜绿假单胞菌的早期生物膜形成，因为铜绿假单胞菌附着在中性粒细胞衍生的肌动蛋白和DNA上（Walker et al. 2005），这进一步说明了对保护性、抗吞噬性生物膜环境的适应维持了生存能力和长期持久性。

生物膜可能会根据菌种组成调节宿主免疫反应。牙龈卟啉单胞菌是与牙周病发展相关的龈下生物膜群落的成员，可下调特异性免疫介质。例如，在由10种细菌组成的体外生物膜模型中，牙龈卟啉单胞菌的存在可以下调促炎性白细胞介素-Iβ和NLRP3炎性体（Belibasakis et al. 2012），这是宿主有效清除细菌所必需的（Taxman et al. 2010）。因此，建议牙龈卟啉单胞菌使用这种策略来操纵局部炎症免疫反应，并逃避宿主监视，最终得以在宿主–生物膜界面存活（Bostanci and Belibasakis 2012）。

生物膜群落中的微生物对抗菌药物具有更大的耐药性。为了对抗生物膜中的感染微生物，常规抗生素的浓度需要提高10～1000倍。细菌还能够通过形成生物膜对甲氧西林等抗生素的存在做出反应，如金黄色葡萄球菌和其他几种细菌所示（Kaplan 2011），这表明细菌细胞在遇到潜在生命威胁的情况时具有特定的机械行为。同样，微生物每天都会遇到来自宿主先天免疫的挑战。抗菌肽由口腔黏膜产生，以靶向驻留或穿过口腔

的细菌（Diamond et al. 2008；Gorr 2012）。在唾液中发现的抗菌肽对生物膜的效果不如浮游菌（Helmerhorst et al. 1999；Mazda et al. 2012；Wei et al. 2006）。

1.2.1　扩散屏障和吸附表面的形成

如下节所述，有几个因素会影响生物膜对抗菌药物的敏感性。EPS可以形成扩散屏障和亲和基质，将微生物与抗菌化合物或肽分开。作为亲和基质，EPS主动结合抗菌物质以限制其对生物膜的渗透。通过减缓和限制抗菌药物的扩散，EPS降低了到达生物膜群落中活细胞的有效局部浓度。EPS的结构影响抗菌药物的扩散速率；随着抗菌药物尺寸的增加，扩散将受到更多限制。例如，不同分子量的荧光探针——抗菌化合物的替代物——以不同的效率渗透到预先形成的体外生物膜联合体中。扩散限制反映了分子筛作用，这可以通过荧光探针的分子量来预测。特定生物膜EPS的孔径估计为2.6～4.6nm（Thurnheer et al. 2003）。预计EPS的孔径大小会随生物膜中的微生物种类组成和合成EPS的结构而变化，但人们知之甚少。在某些情况下，EPS无法实现扩散限制。例如，抗生素万古霉素和利福平可以有效地穿透表皮葡萄球菌生物膜，但不能根除生物膜中的细菌（Dunne et al. 1993），这表明另一种机制导致敏感性降低。

生物膜，包括EPS与致密的细胞菌落，也限制了驻留细胞生长所需营养成分的扩散和分泌的代谢终产物的清除。EPS与细胞菌落通常起到限制扩散和分子筛的作用。体外口腔生物膜研究显示，生物膜深层的氧气可用性有限（von Ohle et al. 2010），抑制口腔生物膜细菌的呼吸活动（Nguyen et al. 2002）。由于代谢活动的条件欠佳，细胞生长缓慢。生物膜群落各部分的微生物异质性既是代谢活动区域差异的原因也是结果。

生物膜中的异质代谢活动导致生物膜某些区域的RNA和蛋白质的含量降低，而其他区域则会生长（Sternberg et al.1999；Xu et al. 1998）。生长缓慢的区域可能表现出更大的抗生素耐药性。与新形成的代谢活性生物膜相比，营养供应有限的成熟龈下离体生物膜对氯己定和其他抗生素的敏感性较低（Sedlacek and Walker 2007；Shen et al. 2011）。

1.2.2　生物膜特异性遗传抗性的发展

在生物膜发育过程中，可以表达赋予抗生素耐药性的特定特征，这在浮游细胞中没有观察到。例如，铜绿假单胞菌中的葡糖基转移酶（由NdvB编码）负责产生环状周质葡聚糖。ndvB的表达对生物膜细胞具有特异性，并且似乎在浮游细胞中不存在。ndvB的失活会导致高水平的生物膜特异性抗生素耐药性的丧失（Mah et al. 2003）。NdvB产生的环状葡聚糖可以与抗生素相互作用，从而使抗生素远离其细胞靶标（Beaudoin et al. 2012；Mah et al. 2003）。同样，在生物膜发育过程中，金黄色葡萄球菌和鼠伤寒沙门菌细胞上调特定的多药外排泵，将抗菌化合物转运出细胞（He and Ahn 2011）。白色念珠菌还在生物膜形成过程中上调药物外排泵，这可能会增加口腔念珠菌病期间对抗真菌成分的耐药性（Ramage et al. 2002）。

1.2.3　持留细胞的出现

抗生素治疗期间的细菌持续存在可归因于持留细胞（即持留菌）（Bigger 1944）。持留细胞是一种在生物膜和浮游培养物中发现的代谢不活跃的休眠亚群（Balaban 2011；Lewis 2010）。它们极小的生理活性促进了对抗菌治疗的极端耐药性。相反，耐药菌要么获得突变，要么编码赋予抗生素耐药性的特定基因。这种持留状态不会传递给后代。一旦对种群的抗生素挑战被清除，持留细胞就会恢复代谢活动并重新填充感染区域，并会出现新的持留细胞。

生物膜还可以保护其驻留菌免受免疫系统的清除，从而导致囊性纤维化和结核等慢性感染的形成（Allison et al. 2011）。免疫细胞和抗体可以攻击生物膜的最外层表面，但内部的细菌细胞受到保护。如从口腔念珠菌病患者的生物膜中分离出的白色念珠菌所示，抗菌治疗还可以选择增加持留念珠菌的发生率（Lafleur et al. 2010）。有关持留性遗传调控的详细信息，请参阅Lewis（2010）。一旦抗生素治疗结束，持留的细菌和真菌会导致感染复发。

由于多种已进化以保护群落的机制的存在，生物膜对抗生素和免疫防御系统表现出更大的抵抗力。生物膜的最外层形成抗生素扩散屏障和吸附表面。由于与人类相关的生物膜通常是多微生物联合体，因此每个常驻菌种都可以创建自己的微环境。不同种类的细菌对抗生素治疗的敏感性不同。在抗生素治疗的选择性压力下，较不敏感的菌种将倾向于存活。与生物膜的形成和生长所提供的选择性优势相一致，抗生素治疗往往对与生物膜相关的感染无效。生物膜群落还为微生物的生长提供了其他优势。在饥饿条件下，群落中的细菌通常更易于存活。事实上，一些细菌通过形成生物膜以缓解饥饿状况。在生物膜内，较低的代谢活性可能有助于细胞在口腔生物膜中碳水化合物、氮和磷不足的情况下存活。一般来说，生物膜中的微生物更能抵抗压力（Coenye 2010），这可能包括营养缺乏、氧张力变化或极端的pH和温度。

在生物膜群落中，驻留细胞有细胞间通讯。作为对环境变化的反应，微生物通讯对于协同基因调控至关重要。生物膜中细胞的紧密接近似乎创造了一个理想的通讯环境。细菌间的常见通讯

形式是产生信号分子，这些分子可以被邻近细胞感知。生物膜中扩散的减少有助于信号分子的局部临界增加，这可以触发微环境中的相应反应。细胞间通讯对于一般压力适应和群落形成非常重要。细胞间通讯将在第5节和第6节中详细讨论。

1.3　口腔环境中生物膜面临的挑战

在与人类相关的细菌群落中，口腔生物膜存在于一个面临各种环境挑战的解剖部位。这些挑战包括外部环境的干扰和由免疫系统的"先天臂"在口腔内提供的微生物生长控制。口腔浸泡在唾液中，唾液中含有先天免疫效应分子，这些分子起源于唾液腺和口腔表面的黏膜上皮细胞。在口腔表面、组织褶皱和缝隙内的不同生态位中，生物膜群落面临的挑战的净影响会有所不同。口腔黏膜上皮是一种不断脱落和更新的组织。含有口腔微生物的细胞脱落并被新的无菌细胞取代，这些细胞迅速结合并被口腔微生物侵入。脱落、更新和再感染的循环不断重复。

牙齿靠近口腔上皮，是不脱落的表面。牙齿萌出并进入口腔会破坏覆盖的黏膜上皮。当牙齿萌出时，牙龈（一条角化的鳞状黏膜上皮带）围绕并附着在牙齿表面并形成渗透屏障。随着萌出的牙齿和周围上皮的成熟，牙齿和附着龈之间会形成牙龈缝隙。牙龈缝隙中浸泡着一种叫作龈沟液的特殊液体，它是一种血清渗出液，通过薄薄的龈沟上皮从结缔组织渗出。口腔表面更普遍地浸泡在唾液中。唾液的成分在口腔内因靠近不同的大唾液腺和小唾液腺而异。由于接近环境空气，氧张力、温度和湿度也会有所不同。因此，对于微生物来说，口腔包含着无数个微环境，每个微环境都相互影响。不同的生态决定因素倾向于选择某些微生物菌种的生存和生长，而排斥其他菌种。龈下和龈上生物膜的菌种组成不同，也

不同于舌部的菌种组成。

口腔生物膜经常受到宿主行为引起的环境突然变化的挑战。在宿主食物摄入期间，生物膜的低营养可用性可以被相对过剩的营养替代。咀嚼的食物与主要由口腔链球菌和放线菌在碳水化合物发酵后释放的乳酸会引起pH的突然变化。在食物摄入期间与之后的温度、渗透压和咀嚼过程的突然变化可能对生物膜群落造成额外的物理、化学压力。为了适应压力，口腔生物膜群落在基因上变得多样化。在个体受试者中，菌种丰富度估计为250 ～ 300个不同菌种（Keijser et al. 2008；Zaura et al. 2009）。而菌种多样性造成了对空间和营养物质的内在竞争。尽管如此，口腔生物膜维持稳态，是人类整体口腔健康的重要组成部分。

2　人类口腔生物膜的菌种组成

安东尼·菲利普斯·范·列文虎克（Antonie Philips van Leeuwenhoek）对细菌的首次描述是基于他自己的牙菌斑样本。通过他的原始复合显微镜观察，于1683年报道的初始图纸表明口腔生物膜是一个多菌种联合体（Hall 1989）。随着过去几十年技术上的进步，我们对健康受试者和其他口腔疾病患者口腔生物膜菌种组成的认识激增。我们对疾病发展的认知增加了，了解潜在的致病菌种与龋病和牙周病相关。

疾病发生的新概念已经形成（Beighton 2005；Kleinberg 2002；Marsh 2003；Takahashi and Nyvad 2008；van Houte 1994）。导致龋齿与牙周病的事件可以更好地解释为细菌生态学的变化和生物膜稳态的紊乱，而不是某种特定病原体的存在。Marsh定义的生态菌斑理论认为，低pH等环境压力导致牙齿生物膜的细菌生态学从促进健康的细菌转变为主要产酸、耐酸和致龋的细菌（Marsh 2003，2009）。另外，多微生物协同作用与生态失调（PSD）模型认为，牙龈卟啉单胞菌和福赛坦纳菌等"关键"菌种的存在与生物膜特异性活性对于充分促进生物膜的致病潜力是必要的（Hajishengallis and Lamont 2012）。健康的微生物稳态通常通过宿主行为、宿主防御机制和生物膜内在机制之间的相互作用来促进。过量摄入可发酵碳水化合物会通过降低pH来扰乱牙菌斑的稳态。选择更高比例的条件致病菌，而在健康条件下，牙菌斑的成分不会对宿主造成任何问题。

首次观察到牙菌斑中的生命形式的300多年后，新技术和方法被用于研究口腔微生物组成。灵敏度的提高和高通量测序技术的发展使我们能够估计口腔生物膜包含多达19000个菌种/系统发育型（Keijser et al. 2008）。口腔生物膜的复杂性远比以前认识到的要大得多。口腔生物膜的组成现在被称为微生物组，以反映这些群落的复杂性。通过使用信息学方法与持续的技术进步，可以期待口腔微生物组在健康和疾病方面的新认识以及突破性发现。

2.1　人类口腔生物膜的组成：前微生物组时代

牙菌斑的微生物组成已通过经典的培养技术和不依赖培养的分子生物学技术进行表征（Aas et al. 2005，2008；Becker et al. 2002；Kroes et al. 1999；Kumar et al. 2003；Paster et al. 2001，2006）。不依赖培养的技术使用菌种特异性16S rRNA基因的扩增，然后克隆相应的扩增子并测序。当使用该方法从5名受试者9个不同的健康口腔位点进行牙菌斑取样时，共检测到141种优势菌种（Aas et al. 2005）。其中，链球菌属是最多的，还包括血链球菌、戈登链球菌、轻链球菌、口腔链球菌和唾液链球菌（Aas et al. 2005）。链球菌构成了初始生物膜成分的80%以上和成熟菌斑生物膜的20%（Rosan and Lamont 2000）。由于它们与其他菌属和种的相互作用，某些链球菌种的存在决定了生物膜成功形成的初始菌种演替，如下文所述。在这5位受试者中，有几个菌属被确定为共同的，包括链球菌属、韦荣菌属、颗粒链球菌属和孪生球菌属（Aas et al. 2005）。9个牙菌斑位点均显示出不同的微生物区系。从所有口内位点都分离出了轻型链球菌，并且存在于所有5位受试者中。与没有临床上可检测到的牙科疾病一致，未发现与牙周疾病相关的"红色复合体"菌种，包括牙龈卟啉单胞菌、齿垢密螺旋体和福赛坦纳菌（Socransky et al. 1998）。同样，也未分离出变异链球菌、乳杆菌属和双歧杆菌属等致龋菌种（Aas et al. 2005）。

使用更灵敏的菌种检测方法，16S rRNA扩增、克隆和测序，在10位健康受试者中测定了口腔细菌的多样性（Bik et al. 2010）。总体而言，共鉴定出247个菌种级系统发育型，包括3位受试者中的"红色复合体"菌种。牙周病原菌似乎存在于牙周健康受试者中，尽管水平较低。所有10名受试者共有15个细菌属，在菌种和菌株水平上具有受试者特异性的差异（Bik et al. 2010）。其中几个菌种仅在1位或2位受试者中检测到，表明个体间环境、行为和遗传背景影响口腔生物膜的菌种组成。这些研究为我们了解口腔正常菌群的总体组成提供了重要理论依据。

为了了解龋病形成过程中的细菌生态学，将30名受试者健康牙釉质表面的微生物组成与30名儿童龋齿受试者中日益严重的龋病进行了比较（Becker et al. 2002）。对其中23种最突出的细菌进行了研究。正如预期的那样，在有龋病形成临床体征的受试者中，致龋链球菌的含量相对较高，而在健康牙釉质表面和没有任何龋病迹象的受试者中，发现的数量明显较少。戈氏放线菌和双歧杆菌在龋齿中也比健康部位更普遍。

相反，血链球菌、戈登链球菌和放线菌血清型 II 与完整、无龋病的牙齿与较低的龋齿患病率相关。龋齿相关菌种（如变异链球菌和乳酸杆菌）在龋病形成过程中数量增加（Torlakovic et al. 2012）。然而，通过更复杂的分析方法，菌种组成得到进一步明确，并包括之前未检测到的其他菌种（Torlakovic et al. 2012）。这些数据表明，口腔生物膜的菌种组成因健康状况而异，完全支持生态菌斑理论。

2.2　人类口腔生物膜的组成：微生物组时代

人类微生物组计划（HMP）联盟旨在提供对健康身体18个部位采样的人类微生物群落的全面概述（Consortium 2012a，以及http://www.hmpdacc.org）。与前微生物组时代有限的属和种鉴定方法相比，HMP将至少对300个细菌参考基因组进行测序。HMP采用深度测序方法，并对可用数据进行深入分析。当采样的身体部位和栖息的生物膜群落共享时，可以识别新菌种，并构建整体代谢途径。采样操作和过程被准确规范，以允许直接比较来自每位受试者的样本的结果（Consortium 2012a）。

到目前为止，我们从HMP中了解了关于口腔生物膜群落的哪些信息？从242名健康成年男性和女性的15个（男性）、18个（女性）身体部位同时采集了近5000个样本。现在已知人类生态系统由10000多种微生物组成；81%～99%的菌属已被鉴定。随着 2012年6月13日第一个里程碑式的公告发布，许多同时发表的出版物中的一部分报告了口腔生物膜群落（Consortium 2012b；Rho et al. 2012；Segata et al. 2012；Wu et al. 2012）。与其他采样点相比，口腔群落是最多样化的（Huse et al. 2012）。在属和种水平上，与牙齿相关的群落与其他口腔表面略有不同，尽管一些菌属广泛存在于大多数部位（Consortium 2012b；Huse et al. 2012）。在健康状态下，每个部位的菌群独特组成似乎很稳定。在该无疾病队列中，包含致病成员的菌属有很好的代表性（Segata et al. 2012）。尽管颊黏膜、龈上牙菌斑和舌背之间的微生物组成因部位而异，但核心代谢过程在大多数环境中都有表达（Consortium 2012b）。在每种环境中，不同的菌种联合体执行核心代谢过程。尽管对可用数据集的分析有所改进，但核心代谢功能可以通过以前未被认识的不同口腔部位的功能和生态生物多样性以及个体之间口腔菌种的显著不同分布提供给生物膜（Eren et al. 2014）。

显然，人类微生物组计划为我们提供了人类口腔生物膜菌种组成的高清概览，并对群落全面代谢能力所需的微生物协作有了新的认识。例如，对不同口腔部位微生物多样性的认识提出了一个问题，即定植和代谢活动如何反映龋齿生物膜的健康或疾病潜力。为了解决这一问题，利用RNA-seq确定不同口腔部位的牙菌斑细菌的功能基因表达是可行的。可以根据任何给定口腔部位的基因表达来确定该联合体的实际代谢活性比例。RNA的生成需要活跃的新陈代谢，不活跃的或死亡的细菌将被排除在此类分析之外。这种元转录组学方法最近才被使用，但积极转录的基因组和由此产生的联合体代谢谱已被明确定义（Benitez-Paez et al. 2014；Peterson et al. 2014）。通过将功能归因于牙菌斑和其他口腔群落中表达的基因，可以对活动进行表征。进一步令人兴奋的发现将增加我们在不同层面上对口腔生物膜的理解。

3　生物膜形成的第一步

生物膜最初形成的关键步骤已被充分记录。

例如，早期口腔生物膜形成的时空模式已经在人类宿主中使用带有牙釉质片的特定可移动器具进行了追踪（Diaz et al. 2006）。牙釉质片放置4小时和8小时后，口腔链球菌是主要的早期定植菌种。事实上，最初的定植菌种通常属于链球菌属。一些菌种是代表早期生物膜形成核心群体的恒定成员（Diaz et al. 2006；Rosan and Lamont 2000）。

早期附着被认为是一个可逆的过程。最初或先驱的定植菌会黏附于牙齿表面并发生剥脱，并且循环重复，直到实现永久附着。这种不可逆的附着阶段通常是由细菌细胞表面的蛋白质和多糖与牙齿或细胞上的特定受体之间的高亲和力结合所介导。在细菌内，黏附由与生物膜相关基因表达变化相关的遗传程序控制（Cowan et al. 1987；Hasty et al. 1992；Nobbs et al. 2009）。

随着链球菌和一些非链球菌的微菌落的形成，生物膜也逐渐形成（Diaz et al. 2006）。这种新形成的生物膜通过内在生长和将其他菌种被募集到发育中的生物膜中而发展为一个复杂的成熟生物膜群落。复杂的微生物细胞群落的生长和积累伴随着EPS的产生。

为了讨论生物膜形成的分子原理，我们将专注于口腔链球菌作为研究最充分的口腔细菌种类和早期生物膜形成者。

3.1　附着在牙面上

3.1.1　唾液获得性膜的黏附

黏附的分子原理是基于连续的步骤。口腔链球菌黏附在唾液覆盖的牙齿或黏膜细胞上的大分子复合物上。这种唾液膜通常被称为获得性膜。尽管口腔链球菌能够直接黏附在牙釉质中的主要矿物质羟基磷灰石上（Tanaka et al. 1996），但因为牙齿和口腔表面始终被唾液浸润，而裸露的牙釉质很少存在于口腔环境中，早期附着过程涉及获得性膜。所有证据表明，链球菌表面与唾液成分（包括唾液蛋白）相互作用。

溶解在唾液液体或凝胶部分中的唾液蛋白能够通过带负电荷的残基和亲水区域的静电相互作用强烈地附着在牙齿表面；当与羟基磷灰石紧密结合时，隐藏在唾液蛋白三维结构中的疏水结构域会暴露出来并促进额外的相互作用（Lamkin and Oppenheim 1993；Lindh 2002）。这种蛋白质和其他大分子的吸附复合物构成了获得性唾液膜，它立即在萌出的牙齿上或通过浸泡在不断流动的唾液中而清洁的牙齿上形成。唾液和获得性膜中已知与黏附的微生物相互作用的成分包括富含脯氨酸的蛋白质、α-淀粉酶、分泌型IgA、黏蛋白糖蛋白-糖蛋白（gp）340（有关全面综述，请参阅：Jenkinson and Lamont 1997；Nobbs et al. 2009；Nobbs et al. 2011）。

与唾液获得性膜蛋白的结合是由获得性膜表面和链球菌表面之间的蛋白质-蛋白质或蛋白质-碳水化合物相互作用介导的。淀粉酶是最丰富的唾液蛋白，存在于唾液获得性膜和牙菌斑中（Aguirre et al. 1987；Orstavik and Kraus 1973）。淀粉酶可以与唾液获得性膜中的sIgA结合，形成某些口腔链球菌的结合受体（Gong et al. 2000）。几种口腔链球菌单独结合淀粉酶。戈登链球菌和轻链球菌编码特定的淀粉酶结合蛋白（Li et al. 2002a；Vorrasi et al. 2010）。淀粉酶结合蛋白B（AbpB）基于AbpB突变体不能定植淀粉喂养的大鼠而有助于生物膜的形成（Tanzer et al. 2003）。对于最初的生物膜形成，与淀粉酶的结合比物理附着过程具有更大的生理意义。与链球菌结合后，淀粉酶保留了约50%的酶功能，以催化膳食淀粉中α-1，4-糖苷键的水解（Scannapieco et al. 1990）。摄入淀粉可在链球菌表面附近酶促产生葡萄糖、麦芽糖和麦芽糊精。

这些淀粉的水解产物可以通过碳水化合物特异性转运蛋白立即转移到链球菌中。因此，黏附与代谢优势有关，这说明了口腔生物膜的复杂性。

已经在口腔链球菌中鉴定出其他几种表面黏附素，它们介导与唾液成分（包括SsaB、FimA、Hsa、GspB、SspB和SspA）的结合（Holmes et al. 1998；Nobbs et al. 2011）。戈登链球菌黏附素Hsa和GspB识别糖基化唾液成分的碳水化合物部分。这两种蛋白质都通过对含唾液酸的唾液黏蛋白MG2和唾液凝集素的凝集素样识别介导对唾液获得性膜的黏附。毫不奇怪，口腔链球菌已经进化出几种具有冗余功能的表面蛋白，以确保与它们在口腔中的特定生态位适当结合。口腔包含唯一允许口腔链球菌长期存活的生态位，这些微生物必须黏附或死亡。黏附素表达的遗传调控回路可以补偿表面蛋白显示的不平衡，这意味着黏附的故障安全机制（未发表的数据）。

3.2 与细胞成分的结合

链球菌表面蛋白还将细菌与宿主细胞成分或唾液蛋白结合，在黏膜上皮细胞上形成获得性膜。大约80%的口腔表面由软组织组成，为细菌附着提供了很大的区域（Nobbs et al. 2011）。附着于口腔上皮细胞需要多种戈登链球菌黏附蛋白（Davies et al. 2009）。某些口腔链球菌与哺乳动物纤连蛋白结合，纤连蛋白是一种参与细胞-基质相互作用的结构糖蛋白（Labat-Robert 2012；Nobbs et al. 2011），可促进与细胞的黏附（Okahashi et al. 2010）。戈登链球菌黏附素Hsa介导与唾液酸的结合，唾液酸存在于纤连蛋白和其他糖蛋白的N-连接聚糖上。与纤连蛋白结合可能是进化上重要的生物学目标，因为戈登链球菌黏附素CshA和CshB也与骨架中存在的纤连蛋白结构域结合。同样，黏附素SspA和SspB也能识别纤连蛋白（Jakubovics et al. 2009）。

口腔细菌使用其他宿主成分作为结合受体，包括负责细胞-细胞附着的细胞表面受体整合素家族（Nobbs et al. 2009，2011）。例如，变异链球菌多配体抗原Ⅰ/Ⅱ家族黏附素SpaP介导与α5β1整合素（Engels-Deutsch et al. 2011）、其他宿主成分和其他种类的细菌细胞的相互作用。抗原Ⅰ/Ⅱ还介导与纤连蛋白、胶原蛋白、唾液糖蛋白、糖蛋白340、血小板、整合素和内氏放线菌的结合（Brady et al. 2010）。为了赋予不同的结合能力，异源蛋白靶标可以结合抗原Ⅰ/Ⅱ蛋白中不同的蛋白结构域。例如，在N末端发现的富含丙氨酸的重复结构域（A区域）与Ⅰ型胶原蛋白结合。C末端区域负责与牙龈卟啉单胞菌的相互作用（Brady et al. 2010），而中央可变结构域（V区）与内氏放线菌的表面配体相互作用。A区和V区各自与唾液糖蛋白相互作用。富含脯氨酸的重复结构域（P区）在抗原Ⅰ/Ⅱ蛋白折叠和自聚集中发挥作用。

牙周病原体牙龈卟啉单胞菌表达由FimA编码的细胞表面菌毛，这对于与宿主细胞膜成分的相互作用至关重要。FimA通过与纤维蛋白原、玻连蛋白和Ⅰ型胶原蛋白等胞外基质蛋白的相互作用介导与上皮细胞的结合（Murakami et al. 1996；Naito and Gibbons 1988；Nakamura et al. 1999）。在一项将牙周健康状况与特定fimA基因型的患病率联系起来的研究中，观察到在fimA Ⅱ型和Ⅳ型与牙周炎患者之间存在相关性。fimA Ⅱ型的患病率为75%，其很可能是牙周病病因学的一个促成因素（Amano et al. 2000；Amano 2003）。

细菌与宿主的相互作用不仅有利于定植，而且还能刺激细胞信号传导和免疫反应。例如，与口腔上皮表面受体结合的变形链球菌诱导促炎细胞因子（如白细胞介素6和白细胞介素8）的合成和释放，促进中性粒细胞趋化和脱粒（Engels-Deutsch et al. 2003）。与细胞成分的结合还诱导了上皮表面分子（如ICAM-1和VCAM-1）的表达（Verner-Georgenthum et al. 1998），它们在炎症反应期间促进中性粒细胞的跨内皮迁移。相反，牙龈卟啉单胞菌与细胞表面的结合会抑制或干扰宿主免疫反应，并且还可能促进牙周组织的破坏。牙龈卟啉单胞菌菌毛会捕捉（如纤连蛋白和玻连蛋白等）胞外基质蛋白，从而干扰整合素介导的信号转导。因此，牙周病原体似乎破坏了修复和愈合受损组织的反应（Scragg et al. 1999）。

综上所述，口腔细菌上的表面黏附蛋白不仅能确保生物膜形成过程中与口腔表面的结合，而且有助于提高各种细菌的毒力，并影响宿主对生物膜群落存在的反应能力。

3.3 胞多聚物（EPS）的产生

在细菌细胞最初附着后，生物膜形成的下一步是产生EPS。研究最充分的口腔EPS是由链球菌葡糖基转移酶（Gtfs）从单糖中产生的葡聚糖。如果膳食蔗糖过量，则葡糖基转移酶活性与龋齿的发生密切相关。几种口腔细菌会表达Gtfs，但变形链球菌似乎合成了口腔生物膜中的大部分葡聚糖。已在变形链球菌中鉴定出3种不同的葡糖基转移酶（GtfBCD），它们均以蔗糖为底物。GtfBCD各自合成一种化学上不同的葡聚糖。GtfB主要合成不溶性α-1，3-连接的葡聚糖，GtfC可以合成可溶性（α-1，6-连接的葡聚糖）和不溶性葡聚糖的混合物，而GtfD主要合成可溶性葡聚糖。特别值得关注的是，分泌酶与唾液获得性膜结合的能力。GtfC和GtfD都可以与获得性膜结合，GtfD通过与α-淀粉酶的结合来实现。戈登链球菌葡糖基转移酶GtfD也与α-淀粉酶结合。GtfB保持与链球菌表面结合，并能够和其他菌种的表面结合。在细菌表面和获得性膜上，吸附的Gtfs

积极合成各自的葡聚糖聚合物，有效地将非Gtf编码菌种转变为葡聚糖生产者（Koo et al. 2013）。

特定的变异链球菌葡聚糖结合蛋白（主要是GbpC和GbpB）促进了链球菌对预先形成的葡聚糖聚合物的黏附。GbpC和GbpB将变异链球菌细胞与葡聚糖聚合物同相关蛋白的网状结构结合，形成对口腔生物膜的形态发生和三维结构很重要的EPS上层结构。随后，其他菌种能够与葡聚糖结合并增加生物膜的菌种丰富度。

变异链球菌在口腔生物膜中的作用主要在龋病发展的背景下进行了研究。然而，尚未确定变异链球菌在健康状况中的作用。变异链球菌在健康人群中的丰度较低，但它能够为几种细菌的附着提供网状结构的能力可能有助于健康群落的早期生物膜形成。如果过量的膳食蔗糖选择增加了变异链球菌的丰度，就会发生从健康生物膜向致病性致龋生物膜群落转变。

口腔生物膜中EPS的另一种成分是胞外DNA（eDNA），但关于其在口腔生物膜形成中作用的研究较少。包括变异链球菌在内的几种口腔链球菌（Klein et al. 2010），能够通过自溶过程将DNA释放到细胞外环境中，这有助于生物膜的形成。当用DNase I（脱氧核糖核酸酶 I）处理以水解胞外DNA时，在蔗糖和淀粉存在下生长的变异链球菌生物膜显示出生物量的显著减少。在蔗糖和淀粉中的生长上调了自溶素lytT基因，该基因和eDNA的存在相关。变异链球菌中DNA释放的另一种机制涉及一种新发现的自体活性细菌素，它会诱导细胞死亡和细菌素生产者释放eDNA（Perry et al. 2009）。

eDNA的释放似乎是一种高度保守的行为，其他链球菌已经进化出相应的机制。戈登链球菌和血链球菌在有氧生长中产生eDNA，这与H_2O_2的产生密切相关（Kreth et al. 2008）。这两种细菌都释放染色体来源的高分子量DNA（Kreth et

al. 2009）。删除编码丙酮酸氧化酶的基因能显著减少H_2O_2的产生和eDNA的释放（Kreth et al. 2009）。当H_2O_2的产生受到氧气有限条件下的生长限制时，eDNA也会减少（Zheng et al. 2011a，b）。与变异链球菌不同，戈登链球菌和血链球菌只需要H_2O_2来诱导DNA的释放（Liu and Burne 2011）。然而，在戈登链球菌中，主要的自溶素AtlS也可能参与DNA的释放（Liu and Burne 2011）。在有氧条件下，删除戈登链球菌（S. gordonii）中的AtlS会阻止自溶和 eDNA 的产生（Liu and Burne 2011）。相反，在厌氧条件下，eDNA的释放可以通过添加H_2O_2来诱导，而没有任何明显的细菌细胞裂解（Itzek et al. 2011）。因此，链球菌可能有几种机制来触发eDNA释放，以响应不同的内部和/或外部刺激。在H_2O_2依赖机制中，有氧生长导致的eDNA与戈登链球菌和血链球菌作为生物膜初始定植者的作用是一致的。一旦生物膜形成并成熟，血链球菌和戈登链球菌作为永久驻留菌，生物膜内的氧张力下降，这些菌种将停止产生H_2O_2和eDNA。在生物膜形成的那个时间点，eDNA对EPS基质的贡献就完成了。

总体而言，口腔链球菌与唾液获得性膜、宿主细胞成分与口腔生物膜群落其他成员的结合能力允许覆盖牙齿的坚硬表面和口腔黏膜的口腔定植。因此，口腔生物膜是具有复杂宿主–生物膜相互作用的细菌栖息地。

4　导致生物膜中菌种演替的细菌相互作用：共聚集和黏附

口腔生物膜的形成是由最初黏附在非定植表面上的单个菌种驱动的。在这些表面上，最初的定植菌表现出克隆生长。其他的菌种通常是通过共聚集或偶然地相互作用被募集，以形成成熟的生物膜群落。同时，遗传上不同的细菌可以在唾液中共聚集，并且多菌种复合体可以插入到成熟的生物膜中。生物膜形成过程中的共聚集遵循基于细菌菌种间相容的共聚集配对的特定定植模式。多年来，已经在体外和原位对共聚集配对进行了很好的研究，从而产生了在许多优秀文献中都评价过的时空牙齿定植模型。

在生物膜中，不同的菌种紧密地驻留和生长。不同菌种菌落的定位植根于代谢和细胞信号水平上的互惠互利。因此，链球菌的共聚集，通过凝集素样黏附素与伙伴菌种上的受体多糖之间的相互作用而发生，促进了属间的细胞间通讯。异源菌种的靠近也有助于代谢合作。例如，已知韦荣氏菌菌属与链球菌属和放线菌属可发生共聚集。在生物膜中，这三个菌属产生了复杂的代谢关系。韦荣氏菌属不能代谢碳水化合物，但很容易发酵乳酸等有机酸。链球菌和放线菌代谢的共同终产物是乳酸，后者被韦荣氏菌属用于生长。同时，去除乳酸可防止酸化。酸化会抑制产乳酸菌自身的生长。

口腔链球菌产生H_2O_2是这种三角关系中的另一个重要因素。一些菌种产生H_2O_2，而另一些菌种对氧化应激很敏感。由于新成员必须能够应对氧化应激，某些口腔链球菌具有产生H_2O_2的能力，可以选择将相容菌种整合到生长中的生物膜群落中。内氏放线菌受到戈登链球菌产生的H_2O_2的抑制，但在共聚集培养物中，这两种细菌紧密地生长在一起（Jakubovics et al. 2008a，b）。共培养的戈登链球菌比内氏放线菌更容易生长，以约9∶1的比例成为优势菌种。为什么戈登链球菌在群落中需要内氏放线菌？因为内氏放线菌提供过氧化氢酶（即H_2O_2降解酶），该酶可减少戈登链球菌产生的H_2O_2对表面蛋白造成的氧化损伤（Jakubovics et al. 2008b）。这个菌种间合作的实例补充了戈登链球菌自身的机制，通过利用甲硫氨酸亚砜还原酶（MsrA）的氧化修复活性来维持

黏附素的还原状态和功能（Lei et al. 2011）。因此，内氏放线菌相对于戈登链球菌的低比例将允许产生足够的H_2O_2，以抑制易感菌群竞争相同的生态位。与内氏放线菌一样，一些韦荣氏菌属的菌株也产生过氧化氢酶，从而保护戈登链球菌。鉴于在人类牙菌斑样本中这3种细菌在空间上的接近性，链球菌、韦荣氏菌和放线菌之间的相互作用发生在体内（Valm et al. 2011），这表明互利共生实际上发生在自然界中。

戈登链球菌与牙龈卟啉单胞菌之间存在着惊人且看似拮抗的关系。两者都是集聚的伙伴，牙龈卟啉单胞菌可以在8小时的初始生物膜形成期间一起被发现（Diaz et al. 2006）。在牙菌斑形成早期，环境从富氧转变为微需氧。然而，牙龈卟啉单胞菌是一种严格厌氧的细菌（Naito et al. 2008）。在最初的生物膜形成过程中，牙龈卟啉单胞菌容易受到由吸入空气和戈登链球菌产生的H_2O_2导致的相对高氧张力引起的氧化应激的影响。

口腔链球菌与牙龈卟啉单胞菌之间的初始相互作用很可能是由牙龈卟啉单胞菌FimA和位于链球菌表面的3-磷酸甘油醛脱氢酶介导的（Maeda et al. 2004a，b，c）。通过戈登链球菌SspAB与牙龈卟啉单胞菌短菌毛蛋白亚基Mfa之间的后续相互作用，结合强度增加（Demuth et al. 2001）。在牙龈卟啉单胞菌的生物膜群落发育过程中，从遗传筛查中鉴定了几个必需的戈登链球菌基因（Kuboniwa et al. 2006）。其中之一是spxB，它编码负责产生H_2O_2的丙酮酸氧化酶。当基因产物产生有毒副产物时，为什么这个戈登链球菌基因对于与牙龈卟啉单胞菌的相互作用很重要？一个重要特征可能是丙酮酸氧化酶的代谢功能。链球菌细胞的代谢活性似乎通过快速消耗氧气来创造一个厌氧环境。结果，H_2O_2产量下降。由此很容易推测，牙龈卟啉单胞菌和戈登链球菌的最初关联

并不伴随牙龈卟啉单胞菌的生长。但是，一旦形成了厌氧环境，牙龈卟啉单胞菌就会增殖。

最初的体内口腔生物膜微生物群落不仅限于牙龈卟啉单胞菌和戈登链球菌，还包括其他链球菌、韦荣氏球菌和放线菌等其他菌种。随着时间的推移，群落的复杂性会增加。H_2O_2和过氧化氢酶之间产生的相互作用似乎对群落的时空发展很重要。

通过将菌种选择性整合到现有的微生物群落中的生物膜发育也反映了同时排除某些其他菌种。例如，嵴链球菌下调牙龈卟啉单胞菌fimA基因的表达，该基因编码负责与其他细菌附着的表面蛋白（Xie et al. 2000）。嵴链球菌与牙龈卟啉单胞菌交流以将该菌种排除在微环境之外。fimA的下调需要这两种细菌的初始接触，并且似乎取决于嵴链球菌精氨酸脱亚氨酶的存在（Lin et al. 2008）。因此，嵴链球菌可能有能力通过选择其互动伙伴来塑造自己的邻域。不难想象这种能力如何影响在发育中的生物膜获得后续的连续定植菌。

5 黏附和生物膜形成的调节

与浮游条件（当细胞不附着于表面生长时）相比，生物膜细胞差异调节约10%的细菌基因组，表明生物膜对基因表达的特异性调节（Rendueles and Ghigo 2012）。例如，与浮游细胞相比，生物膜中的变形链球菌UA159细胞调节约12%的基因组，其中约139个基因被激活，104个基因被抑制（Shemesh et al. 2007）。大部分显著下调的基因来自靠近附着表面的生物膜深处的细胞。选择性下调的基因主要参与附着，表明这些基因参与了从浮游到固有表型的转变，但当生物膜附着或成熟不再需要这些基因时，这些基因被下调（Shemesh et al. 2007）。因此，生物膜形成的初始步骤和生物膜群落的后续成熟是由基因调控的

发育程序指导的。

基因的生物膜特异性调控似乎对每个菌种都是特定的。在向生物膜表型转变期间，牙周病原体放线共生放线杆菌不会下调任何基因，但会上调约355个开放阅读框（ORF），包括大量核糖体基因和潜在毒力基因。相比之下，牙龈卟啉单胞菌仅上调26个ORF，下调193个ORF，大多编码"假设"蛋白质（Frias-Lopez and Duran-Pinedo 2012）。

浮游细胞能否附着于表面取决于环境条件（Petrova and Sauer 2012）。众所周知的环境诱因包括与浮游细菌共定位的巨噬细胞和营养不足（上文已讨论）。通常，对环境信号的反应是由与反应调节剂（转录因子）复合的受体介导的。通常，这些信号系统被称为双组分系统（TCSs）。Ca^{2+}是一种常见的环境信号，变异链球菌通过CiaXRH三组分系统发出信号来调节钙依赖性生物膜的形成。CiaX是一种具有钙结合（SD）结构域的小型分泌肽（He et al. 2008）。CiaX的突变减少了体外变异链球菌生物膜的形成，可能是因为需要钙来启动生物膜发育途径。

生物膜的形成还涉及其他几种信号传导系统。TCS BfrAB对于戈登链球菌单菌种生物膜的形成是必不可少的（Zhang et al. 2004）。通过与特定的DNA共有序列结合，反应调节因子BfrA直接调节几个基因的表达，包括由BfrCD和BfrEFG操纵子编码的两个ABC转运蛋白（Zhang et al. 2009）。戈登链球菌BfrA的DNA结合域能够与血链球菌中鉴定的同源操纵子结合，这表明BfrAB也控制着血链球菌中的生物膜形成。由戈登链球菌中BfrAB控制的另外两个基因bfrC和bfrG也是牙龈卟啉单胞菌双菌种生物膜成熟所必需的（Kuboniwa et al. 2006）。因此，体内生物膜形成需要协调的信号通路，以确保与其他菌种的黏附和相互作用。

一般来说，TCSs似乎是多效性调节剂。浮游生物和生物膜表型受不止一种TCS的影响，这表明个体TCS之间存在剧烈的串扰以实现生物膜生活方式。例如，TCSs VicRK、HdrRM、CiaXRH都会影响变形链球菌生物膜的形成、能力和毒力。能力调节TCS ComED也参与了生物膜的形成，稍后将在第6节中讨论。

从浮游细胞到固着细胞的转变导致几个菌种的不可逆附着与普遍存在的细胞内信使信号分子双-（3'-5'）-环状二-GMP（c-di-GMP）的水平有关（Jonas et al. 2009）。c-di-GMP的产生受二鸟苷酸环化酶（DGCs）和磷酸二酯酶（PDEs）的控制。c-di-GMP由DGC从GTP合成并由PDE降解（Mills et al. 2011）。高水平的c-di-GMP通过在鼠伤寒沙门氏菌和铜绿假单胞菌中产生包括菌毛在内的黏附性胞外基质成分来促进黏附（Kader et al. 2006；Kulasekara et al. 2005）。细胞内低水平的c-di-GMP促进运动行为，如泳动、聚集和颤动（Simm et al. 2004）。变异链球菌中DGC直系同源物（Gcp）的失活也会导致生物膜形成受损。Gcp编码变形链球菌中唯一具有DGC活性的蛋白质（Yan et al. 2010）。

口腔链球菌需要黏附，否则就会消亡。这些细菌并非特别侵入软组织，因此为了生存，它们显然会投入于促进黏附到表面的机制。事实上，这些菌种可能具有故障安全机制，以确保蛋白质黏附素总是充分表达以承受这些关键表面蛋白中的一种或多种阻断或损失。例如，当一种或多种主要黏附素（SspAB）发生突变和缺失时，戈登链球菌会过度表达两种可供选择的、经过充分研究的黏附素（Zhang et al. 2005）。此外，当表面黏附素不能通过酶（Sortase A）的缺失而正确呈现在细胞壁上时，几乎所有的蛋白质黏附素都会过表达（Nobbs et al. 2007a）。因此，当表面黏附素不能通过Sortase A酶的缺失而适当地呈现在细

胞壁上时，几乎所有的蛋白黏附素都会过表达。因此，细胞似乎被基因编程以提供充足的表面黏附蛋白，以补偿任何表达损失或加工过程中的缺陷，并且黏附和生物膜形成对这些菌种生存的重要性，在多种机制中均显而易见，是维持和调节这些功能的。

6 口腔生物膜形成的生态学方面

6.1 通讯和结果

细菌使用小的可扩散分子或肽作为细胞间通讯的信号。交流可以是种内和种间特异性的，有助于根据生物膜形成与群落发展的需要协调细菌种群行为。在牙齿表面的早期生物膜形成过程中，稀疏的定植和附着在唾液获得性膜上的小细胞聚集体会影响生物膜群落成员之间通讯的能力。只有紧邻通讯细胞的细胞才能与扩散信号或代谢物相互作用。与靶细胞受体（即TCS）的距离和可扩散信号分子的浓度是细胞间通讯的关键限制参数。例如，空间聚类对可扩散信号效率的重要性已经通过数学建模提出（Hense et al. 2007）。通讯也可能受到生物膜中固有失真的影响。例如，调节应激适应、生物膜形成和能力发展的重要的变异链球菌通信肽CSP（见下文）在具有戈登链球菌的双菌种生物膜中被降解。降解是由一种分泌的蛋白酶challisin介导的。由于在早期定植者血链球菌的基因组中编码了challisin同源物，因此其他口腔链球菌可能使用类似的机制。

口腔生物膜成员之间的代谢合作也需要通讯。例如，当细胞在唾液条件流动池中靠近非典型韦荣氏球菌生长时，戈登链球菌淀粉酶基因的表达增加（Egland et al. 2004）。非典型韦荣菌受益于戈登链球菌中淀粉酶基因表达的诱导。淀粉酶将淀粉降解成单体葡萄糖，可被戈登链球菌发

酵成乳酸，促进非典型韦荣菌的生长。这种合作相互作用仅在短距离内有效，表明可扩散物质的作用（Egland et al. 2004）。

戈登链球菌与牙龈卟啉单胞菌以及口腔链球菌与内氏放线菌构成的双菌种生物膜的形成也需要扩散信号（McNab et al. 2003；Rickard et al. 2006）。这些菌种对的生物膜形成取决于信号自体诱导物2（AI-2）。AI-2是一种由许多细菌种类产生的细胞密度依赖性信号分子。尽管AI-2显示出菌种之间的结构差异，但许多菌种可以感知和响应AI-2。因此，AI-2被认为是一种用于细菌间通讯的非特异性信号分子（McNab and Lamont 2003）。因而，戈登链球菌和口腔链球菌AI-2突变体不能与牙龈卟啉单胞菌或内氏放线菌形成双菌种生物膜（McNab et al. 2003）。在口腔生物膜的自然环境中，AI-2的代谢信号可能会影响多个菌种的反应和发育中的口腔生物膜的结构。

6.2 种间拮抗

口腔生物膜是一个竞争环境。即使定植空间充足的初始生物膜形成期间，也存在竞争。例如，最初的定植者血链球菌和戈登链球菌表达具有相似结合特异性的特定细胞表面黏附素分子。因此，它们竞争结合唾液获得性膜中的相似位点（Nobbs et al. 2007b）。然而，血链球菌在牙菌斑和唾液中更常见，但未能完全胜过戈登链球菌。戈登链球菌显然能够存活，因为它与血链球菌能够比任何其他测试过的口腔链球菌更有效地竞争黏附在唾液包裹的牙齿上（Liljemark et al. 1979，1981）。戈登链球菌的竞争优势归因于基于突变分析的唾液酸结合蛋白Hsa的表达（Nobbs et al. 2007b）。这种表面黏附素使戈登链球菌能够成功地与基因相似但更丰富的血链球菌竞争并与牙齿表面结合。因此，在竞争激烈的口腔环境中，

黏附于某些唾液成分的效率至关重要。

几种口腔细菌也可以表达抗菌肽（细菌素）来对抗竞争菌种。血链球菌或戈登链球菌与变异链球菌的种间拮抗作用已通过特定的延迟拮抗试验进行建模，其结果由定植顺序、营养可用性和环境压力决定（Kreth et al. 2005a，2008）。这3种链球菌都产生小的染色体编码细菌素（Deng et al. 2004；Fujimura and Nakamura 1979；Schlegel and Slade 1972）。变异链球菌的细菌素已得到很好的表征，最近的一篇综述强调了对其产物的复杂调控（Merritt and Qi 2012；Qi et al. 2000，2001）。变异链球菌对某些细菌素的生产由控制能力发展和生物膜形成的comCDE系统以细胞密度依赖性方式控制（Heng et al. 2007；Kreth et al. 2005b）。细菌素的显著特征之一是易感细菌的靶向范围。变异链球菌产生的细菌素能够抑制血链球菌和戈登链球菌以及其他口腔链球菌（Kreth et al. 2005a）。相反，戈登链球菌和血链球菌产生的细菌素不针对变形链球菌。尽管如此，戈登链球菌和血链球菌能够通过产生替代的抗菌化合物即H_2O_2来抑制变形链球菌的生长（Kreth et al. 2005a），如上文第4节所述。

在细胞密度相对较低的初始定植期间，相对于细菌素，过氧化氢的产生可能更具生态优势，后者需要高细胞密度来触发细菌素基因表达。H_2O_2的产生依赖于氧气（Kreth et al. 2008），唾液中的氧张力足以在初始定植期间进行有氧呼吸和过氧化氢的产生（Marquis 1995）。此外，血链球菌和戈登链球菌都只会受到其自身产生H_2O_2的微弱抑制。一旦生物膜达到临界的厚度和细胞密度，扩散就会受到限制，氧气张力就会下降。氧分压的下降可能会将H_2O_2的产生降低到非抑制水平。在这些生物膜环境下，变形链球菌可能使用细菌素来抑制血链球菌和戈登链球菌，因为细菌素的产生不依赖氧气（Kreth et al. 2008）。在

高细胞密度条件下，变形链球菌成为血链球菌和戈登链球菌的有力竞争者，这可以解释为什么它能够启动组成群落的转变以创造促进龋病发生的环境。

细菌素靶向易感菌种的细胞膜并导致细胞内容物泄漏（Oppegard et al. 2007）。为了有效地与血链球菌和戈登链球菌竞争，变形链球菌协调细菌素的产生与另一个重要的细胞功能——感受态形成（见下文，Kreth et al. 2005b；van der Ploeg 2005）。感受态是一些口腔链球菌从环境中整合胞外DNA的自然能力（Cvitkovitch 2001）。在变形链球菌感受态系统的控制下，变链素IV在诱导DNA摄取所需基因的表达之前产生。通过这种方式，变形链球菌使用变链素IV杀死目标细菌并释放包括DNA在内的细胞内容物。随后，变形链球菌细胞转变为感受态并吸收被释放的DNA（Kreth et al. 2005b）。虽然对于裂解的菌种无益，但这种种间的遗传交换倾向于促进目标菌种性状在合格变形链球菌的子细胞中进化存活。

6.3 感受态和遗传交换

基于感受态的遗传交换需要有可用的eDNA以及感受态的菌种从环境中摄取DNA的能力。感受态的形成由菌种特异性感受肽（感受态刺激肽或CSP）的积累发出信号，该肽产生并分泌到环境中。CSP作为在生产种群中诱导感受态的信号，并作为种内（或种间）交流的一种形式（Johnsborg and Havarstein 2009）。

每种链球菌产生一种独特的CSP（Whatmore et al. 1999）。感受态形成促进了细胞密度依赖的细胞调节，但也可能反映其他环境条件，例如流速和来自生产菌种的扩散。感受态发展遵循大多数链球菌的基本结构。感受态形成在comCDE操纵子中编码，包括CSP和TCS-ComDE，它们感知并提供对环境肽的转录反应。分泌的CSP与跨膜ComD传感器激酶（一种受体）结合。CSP的结合会诱导ComD的构象变化，从而激活细胞内激酶结构域并促进随后的ComD自磷酸化（P-ComD）。ComE是反应调节剂和从P-ComD转移的磷酸基团的接受者。P-ComE能够将染色体DNA与不完美的直接重复序列（ComE-box）结合（Ween et al. 1999）。这种特殊的结合基序（ComE box）存在于几个被认为是早期感受态基因的启动子区域。早期基因包括comCDE操纵子本身和comAB操纵子。comAB操纵子编码CSP特异性转运蛋白comAB，它将前肽CSP作为CSP处理和输出。因此，分泌的CSP通过ComDE发出其自身表达、产生、分泌和感知增加的信号（Claverys et al. 2006；Johnsborg et al. 2007）。

另一个早期感受态基因，即编码DNA依赖性RNA聚合酶的替代sigma亚基ComX的基因，被转录。ComX对感受态形成及调节DNA摄取系统合成和重组所需的其他基因至关重要。ComX识别出一种名为cin-box的独特DNA元素，它对激活晚期感受态基因很重要（Lee and Morrison 1999）。

血链球菌和戈登链球菌的感受态形成似乎遵循了首先在肺炎链球菌中描述的蓝图。将CSP添加到感受态细胞培养物中后，戈登链球菌会在10~20分钟产生瞬时能力峰值（Vickerman et al. 2007）。暴露5分钟后，最初的反应基因是comCDE、comAB和comX同源物comR。受ComR调控，晚期基因被表达，这包括编码摄取和DNA重组所需蛋白质的基因。添加CSP后30~40分钟感受态下降（Vickerman et al. 2007）。

在血链球菌中，ComAB同源物没有被编码来运输和处理CSP。如在ComAB加工的其他链球菌的CSP中发现的，前肽在N末端前导序列中缺少双甘氨酸加工位点（Rodriguez et al. 2011；Xu et al. 2007）。DNA微阵列技术的使用能够识别在感受态发展回路中最初未识别的其他基因。将CSP添加到血链球菌中诱导约122个基因并下调约83个基因，而戈登链球菌则有162个诱导基因和89个下调基因。然而，在血链球菌中属于早期感受态基因的基因数量要少得多，只有5个基因，而肺炎链球菌为28个，戈登链球菌为35个。血链球菌中的早期基因组包含comDE、comX和两个未表征的开放阅读框，表明这构成了一组最小的早期感受态基因（Rodriguez et al. 2011；Xu et al. 2007）。

高细胞密度的口腔生物膜似乎是遗传交换的有利环境（Li et al. 2002b）。口腔细菌采用了几种主动机制来确保eDNA的可用性。戈登链球菌与血链球菌在依赖H_2O_2的过程中释放同源和异源DNA，而变形链球菌能够在依赖细菌素的过程中释放自己的DNA和来自密切相关菌种的DNA（Kreth et al. 2005b，2008，2009；Perry et al. 2009）。生物膜基质中含有eDNA，它可能是感受态细菌的来源（Flemming and Wingender 2010）。口腔细菌能够在感受态形成过程中吸收DNA，包括丰富的口腔生物膜属链球菌和牙周病原体牙龈卟啉单胞菌。最近牙龈假单胞菌的一项研究表明，自然感受态是这种牙周病原体中染色体DNA转移的主要形式（Tribble et al. 2012）。事实上，在牙龈卟啉单胞菌生物膜中发现了eDNA，进一步表明这种EPS化合物在生物膜发育过程中可能具有多种功能。由于感受态发展依赖于密度，因此生物膜中的高细胞密度条件有利于遗传交换。

变异链球菌、血链球菌和戈登链球菌均表现出受感受态影响的生物膜表型（Bizzini et al. 2006；Li et al. 2002b；Zhu et al. 2011）。尽管生物膜群落似乎比浮游细胞更能抵御外部环境的干扰，但生物膜在进化上不能处于闲置状态。由于通过水平基因转移纳入新的遗传特征，感受态可以长期适应（Roberts and Kreth 2014）。水平基因转移不仅在细菌基因的组进化中很重要，还允许细菌通过同源重组修复DNA损伤，这是一种用正确版本交换和替换受损DNA片段的机制。因此，利用口腔中任何目标细菌物种的DNA中存储的信息，eDNA的摄取可能可以来促进菌种多样性和适应性。

血链球菌和戈登链球菌以CSP依赖性方式控制不参与DNA摄取的其他几个基因的表达。例如，与抗生素接触可以诱导感受态形成。因此，现在人们普遍认为，感受态系统是口腔链球菌适应不断变化的环境条件的一般应激反应的一部分。

致谢 本章提及的文献作者实验室的研究得到了NIH–NIDCR R01DE021726、R00DE018400和R03DE022601（JK）以及R01DE08590（MCH）的支持。

第3章
生物膜群落的耐药性
Antimicrobial Resistance in Biofilm Communities

Christine Sedgley, Gary Dunny

摘要　生物膜由包裹在胞外多聚物（extracellular polymeric substance，EPS）基质中的微菌落组成。生物膜与浮游菌在生长、结构、行为和生理上存在着广泛的差异，所有这些都可能对其对抗菌剂的敏感性产生深远影响。其他导致生物膜微生物对抗菌剂敏感性降低的因素包括：EPS基质对抗菌剂形成物理屏障，促进胞外基质内DNA的水平基因转移（HGT），群体感应与应激反应导致耐药决定因素（如多重耐药外排泵）的募集和表达，在抗生素治疗后存活的持留菌的存在，以及整个生物膜的代谢异质性导致其缓慢生长并保护其免受对快速生长的细菌有效的抗生素的影响。虽然需要进一步的研究来充分了解生物膜群落（包括在根管感染中发现的多菌种生物膜）的耐药性，但各种过程的累积效应可能更为重要，而非某个单一步骤。显然，关于生物膜群落耐药性形成的关键步骤仍有许多需要了解。

1 导言

生物膜由包裹在胞外多聚物（EPS）基质中的微菌落组成。它们在不同的菌种、菌株和不同的环境中差异很大。通过对铜绿假单胞菌、大肠埃希菌与葡萄球菌等病原体及来自牙菌斑（Kolenbrander et al. 2010；Elias and Banin 2012；Rendueles and Ghigo 2012）和根管感染（Ricucci et al. 2009；Ricucci and Siqueira 2010；Carr et al. 2009）的混合菌种生物膜的详细评估，人们已经发现了许多关于医学上重要的生物膜结构的信息（图3-1）。

与浮游态生长相比，生物膜生长已被证明可以增加许多不同菌种对多种抗生素的耐药性（Hoiby et al. 2010；Mah and O'Toole 2001）。例如，在最小生物膜清除浓度（MBEC）检测中，大肠埃希菌、金黄色葡萄球菌和铜绿假单胞菌的

C. Sedgley (✉)
Department of Endodontology, School of Dentistry, Oregon Health & Science University, Portland, OR, USA
e-mail: sedgley@ohsu.edu

G. Dunny
Department of Microbiology, University of Minnesota, Minneapolis, MN, USA

© Springer-Verlag Berlin Heidelberg 2015
L.E. Chávez de Paz et al. (eds.), *The Root Canal Biofilm*, Springer Series on Biofilms 9, DOI 10.1007/978-3-662-47415-0_3

图3-1　根管壁（A）和牙本质小管内（B）的生物膜扫描电子显微镜图像。

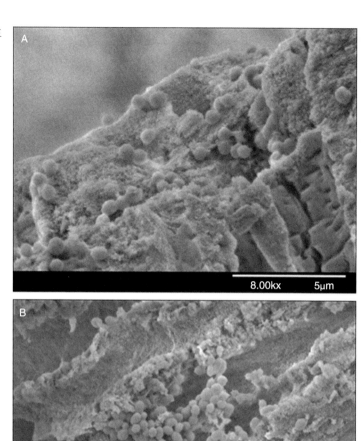

生物膜群落对抗生素的敏感性比其浮游态高1000倍（Ceri et al. 1999）。生物膜对抗菌剂的耐药性给顽固性感染的临床治疗带来了相当大的困难，这些顽固性感染见于使用受感染的医疗留置装置的患者和患有囊性纤维化（CF）合并铜绿假单胞菌肺部感染的患者（Hoiby et al. 2010；Costerton et al. 1999；Stewart and Costerton 2001）。此外，生物膜对抗菌剂的耐药性被认为是根管治疗成功的主要障碍（Siqueira et al. 2010）。本章将讨论导致生物膜群落对抗菌剂敏感性降低的因素和机制。

2　生物膜耐药的相关因素和机制

基于对400万年前细菌中抗生素耐药基因的检测，"抗生素耐药在微生物泛基因组中是自然的、古老的和固有的"（Bhullar et al. 2012）。本节提供了生物膜中微生物细胞如何利用各种因素和机制在包括暴露于抗菌剂在内的具有挑战性的条件下生存的实例（Mah and O'Toole 2001；Fux et al. 2005；Hoiby et al. 2010；Lewis 2010；Roberts and Mullany 2010；Poole 2012；Stewart and Franklin 2008）。虽然需要进一步的研究来充分理解这些过程，但它们的累积效应（非个体参与）可能会导致生物膜群落耐药性的增加（Zhang and Mah 2008）。

2.1 胞外多聚物（EPS）基质

EPS基质或"多糖-蛋白质复合物"的作用最初被认为是提供细胞间黏附和表面黏附的功能（Costerton et al. 1981）。目前，了解到EPS基质具有更广泛的功能，包括细菌细胞聚集、保水、保护、能量吸收、离子交换、吸附有机及无机化合物、营养来源和遗传信息交换。EPS基质可占大多数生物膜干重的90%以上，为生物膜提供"支架"，并对抗菌剂形成物理屏障（Sutherland 2001；Flemming and Wingender 2010）。EPS基质的结构与特定成分具有高度异质性，取决于菌种、菌株和不同的环境条件。例如，基质的成分可以是阳离子或阴离子的、亲水性或疏水性的（Donlan and Costerton 2002；Flemming and Wingender 2010）。

EPS基质的主要成分是水，它在细胞簇周围移动，而不是穿过细胞簇（Stewart 2012）。水通道允许营养物流入和废物流出（Lawrence et al. 1991）。液体流动在营养物质和代谢产物进出生物膜的过程中起着重要作用。靠近生物膜的、缓慢移动的流体限制了溶质进出生物膜的扩散，减少了生物膜分离和散播的机会（Stewart 2012；McDougald et al. 2012）。水的百分比将取决于被检测的特定系统，但在反应器中可能高达97%（Zhang et al. 1998）。除了水，高水合EPS的主要成分包括胞外多糖、胞外蛋白和胞外DNA（eDNA）（图3-2）。

2.1.1 胞外多糖

胞外多糖提供结构稳定性（Sutherland，

2001），并可作为蛋白质的支架，介导细胞间附着和生物膜黏附到表面（Absalon et al. 2011）。胞外多糖对生物膜形成的重要性已经在铜绿假单胞菌和大肠埃希菌单菌种生物膜中得到证实，因为不产生多糖的突变体不能形成成熟的生物膜（Danese et al. 2000；Ma et al. 2009）。胞外多糖的产生在菌属内可能有所不同。例如，金黄色葡萄球菌和表皮葡萄球菌生物膜的基质在其表面多糖聚N-乙酰氨基葡萄糖（PNAG）方面有显著差异，PNAG 对表皮葡萄球菌的生物膜完整性比对金黄色葡萄球菌的促进作用更大（Izano et al. 2008）。此外，在多菌种生物膜中，协同作用可能允许一种细菌产生多糖，从而允许不产生多糖的菌种整合到生物膜中（Sutherland 2001），正如在双菌种生物膜中所证明的那样，与肺炎克雷伯氏菌相比，聚集肠杆菌的胞外多糖对基质的贡献更大（Skillman et al. 1998）。

胞外多糖也可以在生物膜的耐药性中发挥作用。铜绿假单胞菌产生的葡萄糖聚合物将妥布霉素隔离在周质中，阻止抗生素到达其作用部位，证明了这一点（Mah et al. 2003）。另一项研究表明，四环素、奎努普汀-达弗利斯汀和红霉素的亚抑制浓度可促进表皮葡萄球菌产生基质多糖（Rachid et al. 2000）。胞外多糖还可以起到保护生物膜免受宿主防御的作用；多糖细胞间黏附素产生缺陷的表皮葡萄球菌突变体对中性粒细胞和先天宿主防御系统其他成分的吞噬作用的敏感性增加（Vuong et al. 2004）。

相反，生物膜中的胞外多糖可能具有抗菌特性。抗生物膜多糖已在革兰阴性菌生物膜（Rendueles et al. 2011）和革兰阳性菌上清液（Kim et al. 2009）中发现，它们似乎通过除杀菌或抑菌活性以外的其他方式作用于生物膜（Rendueles et al. 2012；Bandara et al. 2010；Benitez et al. 1997）。例如，脂多糖（LPS）是根

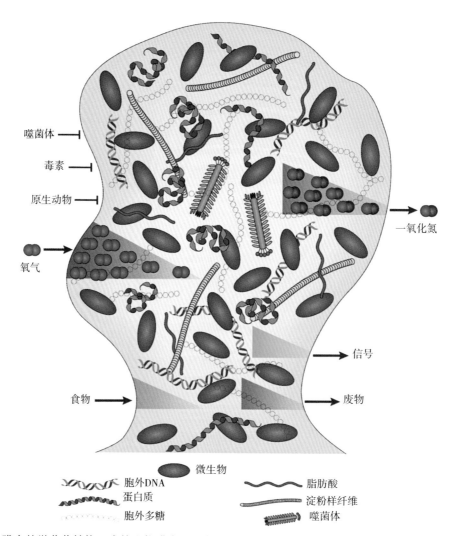

噬菌体 ⊣

毒素 ⊣

原生动物 ⊣

氧气 →

→ 一氧化氮

→ 信号

食物 →

→ 废物

〰️〰️〰️ 胞外DNA
🔶 蛋白质
⋯⋯⋯ 胞外多糖

🔴 微生物

〰️ 脂肪酸
🔗 淀粉样纤维
▥ 噬菌体

图3-2 成熟生物膜中的微菌落结构。成熟生物膜中的微菌落以EPS基质为特征，由水、eDNA、胞外多糖和胞外蛋白质等组成。EPS基质起到保护细菌群落或种群免受"捕食者"（如原生动物或裂解噬菌体）以及化学毒素（如杀菌剂和抗生素）的作用。EPS基质可能有助于隔离营养物质，并且与深层的微生物一起，还负责形成梯度（例如，氧气和营养物质向内扩散，废物以及一氧化氮等向外扩散）〔经Macmillan Publishers Ltd许可改编自：Nature Reviews in Microbiology（McDougald et al. 2012），©2012〕。

管感染中公认的毒力因子（Dahlen et al. 1981），能够抑制念珠菌生物膜的形成（Bandara et al. 2010），并部分抑制霍乱弧菌与人类肠道细胞系的黏附（Benitez et al. 1997）。

2.1.2 胞外蛋白质

EPS基质中的胞外蛋白质具有重要的结构和酶功能。基质蛋白（例如，变形链球菌中的葡聚糖结合蛋白（Lynch et al. 2007）和铜绿假单胞菌

Lec-B蛋白（Tielker et al. 2005）通过连接细菌和胞外多糖来维持生物膜结构。在金黄色葡萄球菌中发现的生物膜相关表面蛋白（Bap）的破坏（Cucarella et al. 2001）完全损害了生物膜的形成（Trotonda et al. 2005）。在枯草芽孢杆菌生物膜中，负责疏水表面层的两亲性生物膜表层蛋白BslA可能通过促进液体排斥作用而在生物膜耐药性中发挥作用（Kobayashi and Iwano 2012）。EPS基质中的酶也能消化聚合物，为生物膜提供碳和

能源（Flemming and Wingender 2010）。此外，EPS基质的酶降解允许细胞分散以形成新的生物膜（Sauer et al. 2004）。

2.1.3 胞外DNA（eDNA）

eDNA在黏附、聚集、凝聚和遗传信息交换中发挥作用（Whitchurch et al. 2002；Flemming and Wingender 2010）。eDNA还在生物膜的最初形成中发挥关键作用，经DNA酶处理的铜绿假单胞菌和粪肠球菌早期生物膜的溶解证实了这一点（Whitchurch et al. 2002；Thomas et al. 2008；Barnes et al. 2012）。不同基质中的eDNA可能会不同，甚至在同一菌属的不同菌种之间也是如此。例如，与表皮葡萄球菌生物膜相比，eDNA成分对金黄色葡萄球菌生物膜的结构完整性更为重要（Izano et al. 2008）。eDNA还被证明在铜绿假单胞菌生物膜中具有抗菌活性，通过螯合稳定脂多糖和细菌外膜的阳离子（Mg^{2+}）而引起细胞溶解（Mulcahy et al. 2008）。

eDNA的主要来源似乎是自溶细胞（Qin et al. 2007；Allesen-Holm et al. 2006；Thomas et al. 2009），由铜绿假单胞菌生物膜中的群体感应机制控制（Allesen-Holm et al. 2006），并通过粪肠球菌的利他自杀和DNA断裂释放（Thomas et al. 2009）。活跃分泌的eDNA似乎提供了另一种来源。研究表明，在粪肠球菌生物膜形成的早期，eDNA的产生与细胞裂解无关（Barnes et al. 2012）。此外，eDNA的明确结构暗示了活细胞分泌DNA的一种新形式（Barnes et al. 2012）。以粪肠球菌为例，累积的数据表明，活跃的eDNA分泌可能是浮游细菌初始表面附着后生物膜形成的最早事件之一。基质中的eDNA成分在微菌落的发育和最终形成特征性三维结构的成熟生物膜中发挥重要作用（图3-3）。随着附着群落的种群密度的增加，细胞亚群中GelE和SpreE蛋白酶

的表达既可使产生细胞免于自溶（SpreE），又可使不分泌蛋白酶的邻近细胞易受自溶（GelE）和eDNA释放的影响（Thomas et al. 2009）。因此，生物膜发育的前8~16小时涉及两种不同的eDNA产生机制。SEM分析表明，对于不同机制释放的物质，eDNA结构可能不同（Barnes et al. 2012）。大多数研究集中于至少生长24小时的生物膜。

最近对eDNA产生的研究表明，关于早期生物膜形成中的关键事件，包括生物膜细菌的抗生素敏感性在发育过程中如何变化，显然仍有许多需要了解。

2.2 细胞间通讯和群体感应

生物膜形成的基本过程包括表面附着（早期附着，随后是不可逆的）、细胞增殖、与其他细菌的黏附、胞外多聚物基质的产生、成熟和分散（Costerton et al. 1999）。通过对口腔微生物菌群和牙菌斑的研究，我们对这些过程已经了解了很多（Kolenbrander et al. 2010）。从这些研究结果可以明显看出，生物膜内菌种的空间分布和细胞间距是微生物间通讯过程的关键因素。相互作用是高度特异性的，例如通过识别抗原Ⅰ/Ⅱ多肽，牙龈卟啉单胞菌与戈登链球菌共同侵入牙本质小管（Love and Jenkinson 2002；Love et al. 2000）。同样，在从根管感染中恢复的分离株中，观察到了自聚集和共聚集相互作用，特别是在普雷沃菌、链球菌、梭杆菌之间（Khemaleelakul et al. 2006），粪肠球菌与具核梭杆菌之间，以及具核梭杆菌与咽峡炎链球菌、厌氧消化链球菌、口腔普雷沃菌之间（Johnson et al. 2006）。通过形成具有菌种特异性分子相互作用的细菌有序组合，细菌能够更好地适应生物膜中波动的环境条件（Fux et al. 2005）。

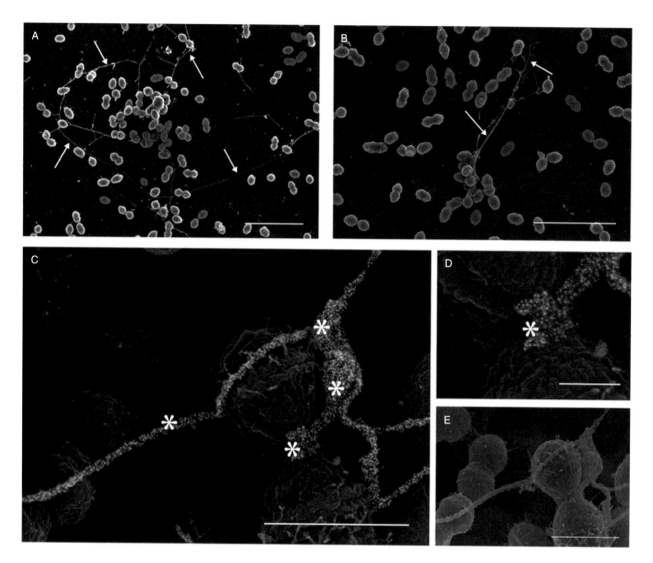

图3-3 早期生物膜中eDNA分布的超微结构分析。（A和B）在早期（4小时）粪肠球菌OG1RF生物膜中可见的长细胞间链（纱线结构）（→）（标尺，5μm）。（C）使用与偶联免疫金粒子的抗双链DNA单克隆抗体对显示的链进行强点状标记（＊）。该图像显示了重要的eDNA成分（D中心区域在面板中放大）（标尺，250nm）。（E）在相应的二次电子图像中可以观察到表面形貌（标尺，1μm）［经授权转载自（Barnes et al. 2012）］。

细菌可以通过个体和社交过程进行交流、合作并改变其行为，以应对周围环境的变化（Elias and Banin 2012）（图3-4）。一些细菌利用一种被称为群体感应的细胞间信号传递系统（Parsek and Greenberg 2005；Keller and Surette 2006），通过小信号分子组合性合成来交流和协调行为，可能与环二磷酸腺苷（di-GMP）有关（Srivastava and Waters 2012；Cotter and Stibitz 2007）。

当高密度群体达到一定的阈值（"法定人数"）时，通常较低水平的某些信号分子的浓度变得足够高，足以作为自诱导物，触发整个生物膜群体的同步反应。提高存活率的特定操纵子的表达增加对于实现下一阶段的定植或毒力过程非常重要（Parsek and Greenberg 2005）。自诱导物与同源受体的结合启动了细胞密度调节相关基因的转录。革兰阴性菌使用基于N-酰基高丝氨酸

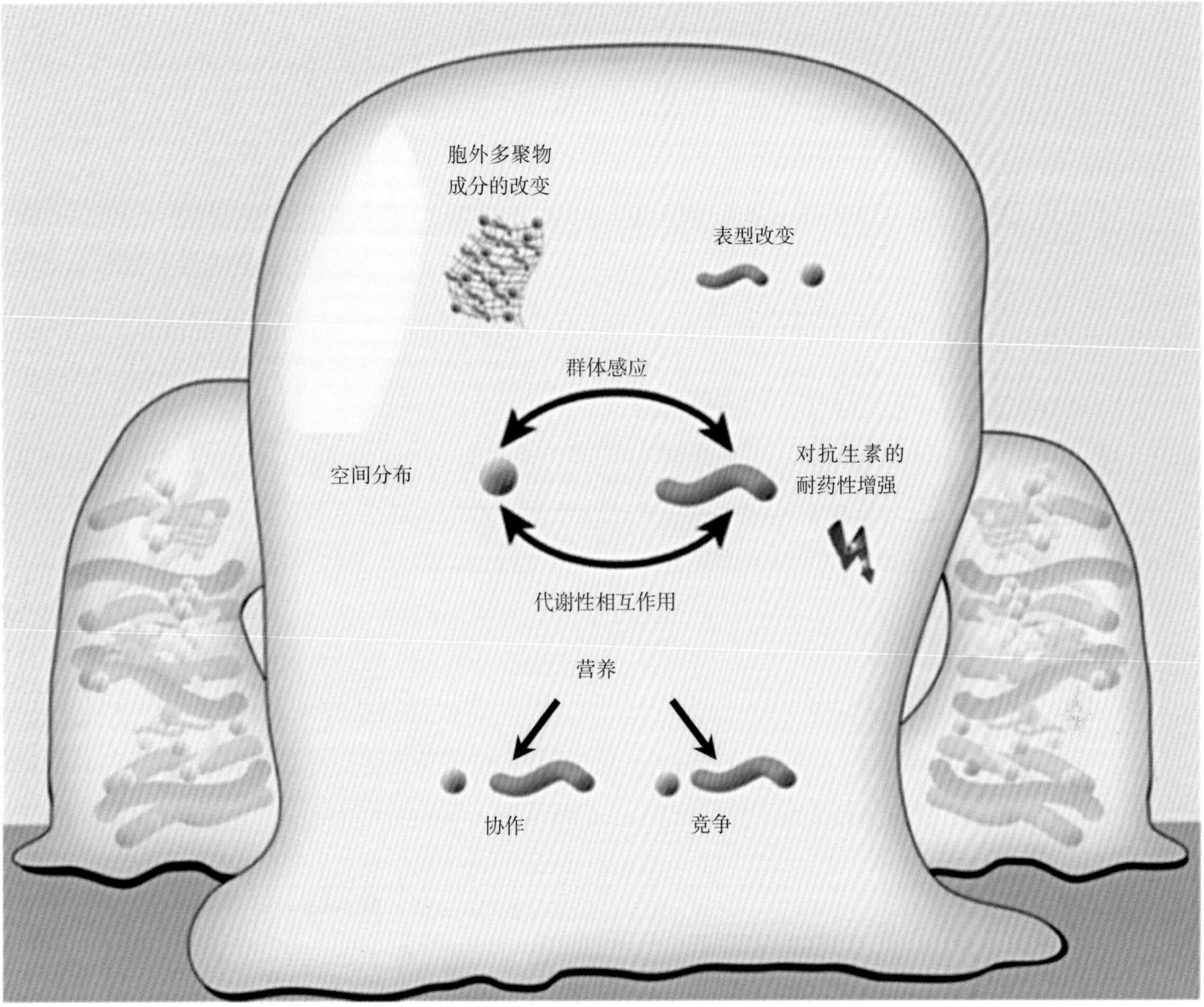

图3-4 生物膜群落中的个体和发生的社交过程。混合菌种生物膜内的微生物通过群体感应和/或代谢相互作用。相互作用可以是协同的，也可以是拮抗的，并导致表型变化，如对抗生素或宿主防御系统的抗性增加，空间分布，或变体的出现。营养相互作用可以是竞争性的，也可以是协作性的［经John Wiley and Sons许可改编自：FEMS Microbiology Reviews（Elias and Banin 2012），©2012］。

的内酯信号（Fuqua and Greenberg 2002）。革兰阳性菌通常使用小肽，而革兰阴性和革兰阳性菌都使用自诱导物-2（AI-2）信号（Li and Nair 2012；Parsek and Greenberg 2005）。

群体感应可以协调调节生物膜中关键蛋白的表达，对致病性具有潜在影响。例如，囊性纤维化（CF）患者口咽菌群产生的AI-2可以调节铜绿假单胞菌的基因表达以增强致病性（Duan et al. 2003），而具有群体感应信号系统缺陷的变异链球菌突变体会产生异常的生物膜（Allegrucci and Sauer 2007）。在铜绿假单胞菌中，碳青霉烯的抗生素耐药性和las群体感应系统被证明是受关键的转录调节因子——CzcR控制的（Dieppois et al. 2012）。破坏群体感应的抗菌剂似乎会抑制病原体的毒性，但不一定是致命性的（Hentzer et al. 2003；Clatworthy et al. 2007）。确定群体感应的诱导是否影响生物膜的耐药性仍然是一个关键的挑战（Parsek and Greenberg 2005）。

2.3 水平基因转移（HGT）

水平基因转移（HGT）允许遗传信息在菌种内部和菌种之间移动。水平基因库包括质粒、噬菌体、转录子、插入序列和致病岛。从临床的角度来看，这些特别重要，因为它们参与了耐药性的传播（Clewell and Francia 2004；Salyers et al. 1995）。

HGT的发生有3种基本方式：转化、转导和接合。通过自然转化获得的胞外DNA包括可以与受体基因组的同源区域或与质粒重组的DNA片段（Lorenz and Wackernagel 1994）。细菌中最有效的HGT过程是接合，需要细胞与细胞间接触来区分接合、转导和转化。已从根管中分离的四环素耐药细菌（轻链球菌和奈瑟菌）中已检测到与接合转座子Tn916相似的成分（Rossi-Fedele et al. 2006）。一些质粒利用被称为信息素的小肽作为该过程中的基本信号，将自身的复制从一个细菌细胞接合转移到另一个细菌细胞。利用信息素的接合型质粒首次在一例急性牙周炎患者的口腔粪肠球菌菌株中观察到（Dunny et al. 1978，1979）。具体来说，当接合功能被激活时，会出现由表面黏附素（"聚集物质"或"AS"）介导的戏剧性的"聚集反应"，该反应促进供体细胞与存在于受体和供体表面的肠球菌结合物质（EBS）的附着（Dunny et al. 1979）。尽管细菌细胞在悬浮状态下发生随机相遇的概率比在生物膜状态中要大，但生物膜细菌的相对空间稳定性应该有利于接合（Hausner and Wuertz 1999）。最近的数据显示，与浮游生长状态相比，生物膜生长状态改变了粪肠球菌中性信息素的接合诱导反应，导致生物膜下质粒复制数和异质性增加；然而，这一过程很可能仅在供体细胞与受体细胞非常接近或直接接触时发生（Cook et al. 2011）。

生物膜生长状态也被证明可以通过转化来增

强遗传交换，例如几种天然能够转化的链球菌。在一系列开创性研究中，Li等发现多肽介导的细胞间信号实际上共同调节了变形链球菌生物膜的形成和活性的表达（Li et al. 2001a，b，2002）。他们还发现，生物膜生长状态代表了有效的转化生境；事实上，他们的研究表明，这可能是自然界中通常发生的过程。类似的情况也适用于肺炎链球菌的生物膜形成和能力（Claverys and Havarstein 2007；Claverys et al. 2007；Havarstein et al. 2006）。在这种情况下，"早期反应者"细胞对活性刺激肽信息素的杀伤活性似乎会引起邻近细胞的裂解和eDNA的释放。这可能有助于生物膜基质的结构完整性，并为种群中高活性细胞的摄取和基因组整合提供DNA底物。

生物膜特别适合DNA交换，因为它们能维持较高的细菌密度，并且DNA可以被捕获在胞外基质中（Sorensen et al. 2005；Kolenbrander et al. 2010）。开放的通道和孔隙可能会导致更频繁地细胞碰撞，通过接合基因转移导致质粒携带的基因快速传播（Sorensen et al. 2005）。据推测，由于生物膜结构的密度增加了质粒转移的可能性，基因转移发生在具有"瓶颈"的生物膜内（Molin and Tolker-Nielsen 2003）。然而，当细菌从"耐药"生物膜中分离时，它们通常会迅速对抗生素敏感（Spoering and Lewis 2001），这表明细菌在生物膜中的耐药性不是通过突变或可移动基因元件获得的（Stewart and Costerton 2001）。

这些发现对于根管感染微生物之间基因转移的意义仍有待确定。然而，表型研究表明，当暴露于无质粒菌株的培养滤液中时，在瑞典牙科患者的肠球菌分离株中的16株质粒阳性菌株表现出"聚集反应"（对信息素反应的特征），这表明这些根管分离株中有可能进行遗传元素的接合转移（Sedgley et al. 2005）。此外，在体外模型中，牙根管内的戈登链球菌和粪肠球菌之间发生了抗生素耐药基因的转移，证明了采用最佳遗传图谱在根管中存活的潜力（Sedgley et al. 2008）。

2.4　应激反应

生物膜中的环境条件不断变化，细菌面临着多种不同类型的应激和挑战。应激反应积极地影响耐药决定因素的招募或促进损害抗菌活性的生理变化，它包括暴露于营养饥饿/限制（营养应激）、活性氧和氮（氧化/亚硝化应激）、膜损伤（包膜应激）、温度升高（热应激）和核糖体破坏（核糖体应激）（Poole 2012）。

整体反应系统通过调节细胞内代谢过程来应对压力，从而促进适应和生存。几种应激反应的共同特征包括下调错误校正酶，上调和激活易出错的DNA聚合酶，以及可移动基因元件的水平基因转移（Rice 1998；Foster 2007）。控制这些反应的是一些全局性调控因子，包括替代sigma因子RpoS（Hengge-Aronis 2002；Adnan et al. 2010）和RpoH（Guisbert et al. 2008），基因抑制因子LexA（Kelley 2006），以及严格反应诱导的小分子效应因子，如（p）ppGpp（Potrykus and Cashel 2008）。rpoS的作用可能取决于菌株特异性的辅助因子和特定的生长条件，正如rpoS突变体大肠埃希菌对生物膜生长的损害（Schembri et al. 2003），rpoS突变株铜绿假单胞菌表现出的更高的抗生素耐药性（Whiteley et al. 2001）所证明的那样。此外，（p）ppGpp池的变化可以对粪肠球菌在体外形成、发展和维持稳定生物膜的能力产生深远的影响；缺乏（p）ppGpp的菌株在较长一段时间内维持生物膜形成的能力减弱，并表现出丰富的蛋白水解活性（Chávez de Paz et al. 2012）。

毒素/抗毒素（TA）系统也参与对应激刺激的反应（Hayes and Van Melderen 2011）。在这些双组分系统中，毒素是针对特定细胞内靶点的稳定蛋白质，而抗毒素是中和毒素或抑制毒素合成的可降解蛋白质或小RNA。TA系统可能是细菌从浮游态向生物膜生活方式转变的重要调节因素；在大肠埃希菌中，抗毒素MqsA抑制了rpoS，这反过来又降低了内部信使环二磷酸腺苷的浓度，从而增加了运动性，减少了生物膜的形成（Wang et al. 2011）。除其他功能外，TA系统还参与了持留菌的形成（Kim et al. 2010）和群体感应（Belitsky et al. 2011）。上述对应激的不同反应被描述为"保险效应"（Boles et al. 2004），并可能为生物膜暴露在抗菌剂中时提供更大的生存机会。

2.5　异质性和氧梯度

在整个生物膜中，营养物质和电子受体的可用性可能有所不同。因此，由于各个菌株的代谢活动、生长状态和基因表达模式是异质的，细胞的生长范围可以从快速生长到休眠（Stewart and Franklin 2008）。这已经在使用荧光报告基因构建的铜绿假单胞菌生物膜中观察到；成熟的铜绿假单胞菌生物膜被证明同时具有活跃的生长细胞以及大量不活跃且不生长的细胞（Werner et al. 2004）。表面的高活性水平和生物膜深处的生长受限或不生长降低了其对抗生素的敏感性（Mah and O'Toole 2001），并且被认为是生物膜感染对抗菌化学疗法反应不佳的原因（Borriello et al. 2004）。例如，微生物细胞的缓慢生长和休眠提供了一种保护机制，以应对对快速生长的细菌有效的β-内酰胺类药物等抗生素的作用。

同样，位于生物膜更深处的细胞暴露于氧张力降低的环境中，导致生长速度和基因转录等表型的改变。在铜绿假单胞菌生物膜中，氧气限制和随之而来的低代谢活性已被证明有助于抗生素耐药性（Walters et al. 2003；Borriello et al. 2004）。生物膜内局部缺氧可能导致缺氧区的细菌进入静止期状态，在这种状态下，细菌对抗生素的敏感性较低（Walters et al. 2003）。事实上，与表面或表面附近的细胞相比，微菌落中心的氧水平和代谢率都降低了（Sternberg et al. 1999；de Beer et al. 1994）。

生物膜中的氧动力学还取决于流体流动、生物量分布和传质阻力之间的复杂相互作用，或在内部发生扩散限制之后发生在生物膜外部的传质限制（Staal et al. 2011）。外部传质阻力的增加被认为具有多重影响，包括生物膜中氧气或营养限制的加剧，生物膜中代谢产物浓度的增加，高大的指状生物膜簇的形成，以及对群体感应的可能影响（Stewart 2012）。这些因素可能也是抗菌剂在整个生物膜基质中移动的关键。

2.6　抗菌剂的低渗透性

生物膜中的细胞暴露于抗菌剂的程度取决于许多因素，包括生物膜的厚度、抗菌剂的浓度及其穿透基质的能力。虽然表层细胞可以迅速接触到高浓度的抗生素，但在生物膜的深层部分，暴露于高浓度的抗生素的速度将更缓慢，并取决于抗生素在生物膜中的扩散能力（Stewart and Costerton 2001）。抗菌剂无法渗透到生物膜的整个深度是生物膜耐药性的机制之一（Costerton et al. 1999）。根据抗生素的不同，生物膜可以在不同程度上减少抗生素的渗透（Suci et al. 1994；Vrany et al. 1997）。然而，虽然生物膜基质可以减缓药剂的扩散（Konig et al. 2001），但不一定能阻止它（Spoering and Lewis 2001；Anderl et al. 2000）。例如，利福平能穿透表皮葡萄球菌生物膜，但却不能有效地杀死细菌（Zheng and Stewart 2002）。同样，氨苄西林和环丙沙星穿

透肺炎球菌的生物膜，但未能杀死细菌（Zahller and Stewart 2002；Anderl et al. 2000）。这种反应被认为是由于生物膜内的区域经历了局部的营养限制，导致细胞进入静止期，从而变得不容易被针对分裂细胞的抗生素杀死（Anderl et al. 2000）。此外，当细菌从"耐药"生物膜中扩散时，它们通常会迅速对抗生素敏感（Spoering and Lewis 2001），这表明生物膜中的细菌耐药性不是通过突变或移动遗传因素获得的（Stewart and Costerton 2001）。

最近的一项研究发现苏云金芽孢杆菌生物膜中由鞭毛推动的"游动细胞"，它们形成一个亚群（0.1%～1%），保持运动并在生物膜中移动；它们的作用可能是在生物量中形成孔隙，来促进营养物质和大分子的扩散（Houry et al. 2012）。另外，"游动者"可以表达一种杀菌物质，或提供机会让抗生素等环境毒素（如抗菌剂）渗透到生物量中。

2.7　上调的外排泵

外排系统可以主动将有毒物质和抗生素泵出细胞（Li and Nikaido 2009）。例如，在浮游条件下生长的铜绿假单胞菌中，突变导致的外排泵活性增加是对氨基糖苷类、氟喹诺酮类和妥布霉素的主要耐药机制（Ciofu 2003；Jalal et al. 2000；Islam et al. 2009）。多药耐药性外排泵也可能导致生物膜的耐药性（Li and Nikaido 2009；Kvist et al. 2008；Zhang and Mah 2008）。此外，研究表明，亚抑制浓度的抗生素可诱导大肠埃希菌外排泵的基因表达，从而促进生物膜的成熟（May et al. 2009）。

从治疗的角度来看，外排泵抑制剂可能有助于减少生物膜的形成（Kvist et al. 2008；Matsumura et al. 2011；Baugh et al. 2012）。外排泵抑制剂硫

利达嗪、苯丙氨酸-β-萘酰胺（PAβN）及NMP的加入导致大肠埃希菌、克雷伯氏菌、金黄色葡萄球菌和恶臭假单胞菌菌株的生物膜形成减少（Kvist et al. 2008）。同样，在根管抗菌药物（氢氧化钙、壳聚糖纳米颗粒和光活化消毒剂）中添加外排泵抑制剂（维拉帕米）可增强其对粪肠球菌生物膜的抗生物膜活性（Upadya et al. 2011）。

2.8 持留细胞（持留菌）

持留菌是不分裂的休眠细菌，形成易感和遗传同质的细菌群中的一个小亚群，这些细菌能在抗生素胁迫下存活（Lewis 2010）。持留菌是与克隆群体中的易感细胞在遗传上相同的表型变体（Keren et al. 2004a；Wiuff et al. 2005），表现出非常缓慢或停滞的生长，以及蛋白质合成减少（Shah et al. 2006；Lewis 2010）。持留性被认为是通过连续发生的随机事件（随机性）或对环境刺激的反应（确定性）而形成的（Gefen and Balaban 2009；Lewis 2010）。对于生物膜"群落"，这些耐药性表型变体的存在确保了种群的生存。用抗生素处理生物膜后，快速生长的细胞被杀死，留下休眠的细胞重新填充生物膜。

与阻止抗生素与其预期靶标相互作用的耐药菌不同，持留菌似乎表现出对杀菌性抗生素的耐药性，而不受耐药机制的影响（Lewis 2010）。对具有hip功能获得性基因座的高水平持留（hip）变体的分析支持了这一点（Moyed and Bertrand 1983）。hip基因座具有毒素/抗毒素模块的特征。hipA7基因的突变增加了大肠埃希菌的耐药性，可能是通过诱导（p）ppGpp的合成，并在施加胁迫时增强向休眠状态的转变（Korch et al. 2003）。此外，将氨苄西林或氧氟沙星于大肠埃希菌hipA7突变体一起培养，导致持留菌水平提高10～105倍（Keren et al. 2004a）。尚未分离出缺乏持留性的突变株，这表明休眠机制是多余的（Lewis 2010）。尽管如此，研究人员已经表明，持留性是由毒素/抗毒素模块抑制抗生素靶基因的翻译引起的（Keren et al. 2004b）。在大肠埃希菌持留状态下，毒素/抗毒素（TA）模块的毒素成分RelE的表达增加（Keren et al. 2004b），环丙沙星处理促进了耐环丙沙星持留菌的形成；这一作用取决于激活DNA修复酶表达的SOS反应（Dorr et al. 2009）。敲除SOS反应诱导的TA基因座tisAB/istR明显降低了耐环丙沙星持留菌的水平。此外，环丙沙星被证明能诱导TisB毒素基因的表达，而且表达tisB的细胞对其他抗生素具有耐药性；休眠持留菌的形成被认为与应对毒素TisB的质子动力和ATP水平的下降有关（Dorr et al. 2010）。这些发现得到了关于毒素/抗毒素（TA）基因对/模块在大肠埃希菌生物膜内持留菌形成中作用的其他报告的支持（Wang and Wood 2011）。

持留菌与顽固性生物膜感染有关（Spoering and Lewis 2001；Lewis 2010；Fauvart et al. 2011）。在抗菌治疗的过程中，在慢性肺部感染的CF患者体内分离的铜绿假单胞菌（Mulcahy et al. 2010）和患有鹅口疮的癌症患者中分离的白色念珠菌（Lafleur et al. 2010）均显示了hip突变体的过度表达。免疫功能正常的患者体内的持留菌最终被免疫细胞当作靶细胞是可行的（Lewis 2007）。然而，在免疫系统受损的慢性疾病中，如结核病和CF肺部感染，这种情况不太可能发生，持留菌可能成为反复感染发作的病灶（Lewis 2010）。最近的一项研究表明，氧化应激与大肠埃希菌持留耐药性的形成有关；并且提出了一个有趣的设想，即免疫细胞通过产生活性氧（ROS）和活性氮（RNS）化合物，可以激活病原体的多药耐药性（Wu et al. 2012）。

2.9 生物膜表型、相位变异和遗传变异

Costerton及其同事假设生物膜中的一些细胞具有独特且受保护的生物膜表型，这是对表面生长的生物程序反应（Costerton et al. 1999）。这一假设得到了蛋白质组学研究中铜绿假单胞菌生物膜不同生长阶段的不同蛋白质表达模式（Sauer et al. 2002）以及控制抗生素敏感型和抗生素耐药型之间转换的调节蛋白（PvrR）的存在（Drenkard and Ausubel 2002）等研究结果的支持。有人提出，抗生素治疗和生物膜生长选择了铜绿假单胞菌耐药表型变异的高频率，并促成了CF患者肺部的慢性定植（Drenkard and Ausubel 2002）。对在相似环境条件下生长的生物膜和浮游菌的DNA微阵列分析提供了进一步的支持，其中枯草芽孢杆菌的基因表达差异仅为6%（Stanley et al. 2003），而铜绿假单胞菌的基因表达差异仅为1%（Whiteley et al. 2001）。然而，当铜绿假单胞菌生物膜暴露于高浓度的妥布霉素时，会出现20个基因的差异表达，这表明生物膜生长模式通过诱导抗生素特异性基因而诱发了对抗菌治疗的中度耐药性（Whiteley et al. 2001）。

在几种细菌中发现的相位变异或表型的随机转换（Henderson et al. 1999）被认为在生物膜群落不同表型的形成中起着重要作用（Stewart and Franklin 2008；Tormo et al. 2007）。相位变异涉及两个一般特性：诱导表型变化的可逆和可遗传的基因突变，以及可利用插入宿主基因组或与之重组的移动遗传元件的内部基因组重排（Chia et al. 2008）。致病菌可以利用相位变异策略来避免被宿主免疫系统发现，方法是在需要时开启蛋白质的表达，并在可能触发免疫反应时关闭它们。例如，在金黄色葡萄球菌生物膜中，相位变异过程控制着参与胞外多糖合成的ica基因的表达（Valle et al. 2007）。类似地，在表皮葡萄球

菌中，通过插入序列IS256使得ica（Ziebuhr et al. 1999）、葡萄球菌附属调节因子sarA和sigmaB调节因子基因rsbU可逆失活（Conlon et al. 2004），可产生生物膜阴性菌变异体。

遗传变异是通过突变或重组发生的，这些突变或重组会导致DNA序列的改变。致突变性和通过生物膜内的水平基因转移（HGT）有效获得抗性基因（Molin and Tolker-Nielsen 2003），都与耐药性的形成有关（Hoiby et al. 2010）。变异体可占成熟生物膜群体的10%（Kirisits et al. 2005；Boles et al. 2004）。DNA氧化损伤修复系统（Oliver et al. 2002）或错配修复系统（Mandsberg et al. 2009）的突变导致了铜绿假单胞菌耐药菌株的出现。例如，在因肺部感染而反复使用抗生素的CF患者中，生物膜状态的铜绿假单胞菌的高突变性促进了对多种抗生素（如β-内酰胺类药物）耐药性突变株的选择（Ciofu 2003）。

3 混合菌种生物膜的耐药性

研究表明，与单菌种生物膜相比，多菌种生物膜对抗菌治疗的耐药性更强（Kara et al. 2006；Burmolle et al. 2006；Leriche et al. 2003）。这归因于生物膜群落的协作行为，使其暴露于抗菌剂后得以存活（Elias and Banin 2012）。与单菌种生物膜相比，多菌种生物膜具有潜在优势（Burmolle et al. 2006）。例如，当作为多菌种生物膜一起生长时，与单菌种生物膜相比，4种海洋分离株的生物量增加，当暴露在过氧化氢和四环素中以评估氧化应激与蛋白质合成时，多菌种生物膜表现出适应性优势（Burmolle et al. 2006）。细胞外分泌因子和细胞间菌种特异性物理相互作用与耐药性的增加有关。同样，在白色念珠菌和表皮葡萄球菌的双菌种生物膜中，这两个菌种都受益于它们的结合（Adam et al. 2002）。白色念珠菌的存在保护了黏液阴性葡萄球菌耐受万古霉素，表皮葡萄球菌产生的胞外多聚物抑制氟康唑对酵母菌的渗透（Adam et al. 2002）。

同样，牙菌斑菌种的变异链球菌和小韦荣球菌的双菌种生物膜对氯己定、氯化乙酰吡啶、氯化锌、红霉素、过氧化氢和氯化铵的敏感性低于相同微生物的单菌种生物膜（Kara et al. 2006；Luppens et al. 2008）。对生物膜空间排列的分析表明，单菌种和双菌种生物膜在应对氯己定暴露时的微观结构改变存在差异。双菌种生物膜，而非单菌种生物膜，形成了独特的菌群，这被认为是对氯己定耐药性增加的原因（Kara et al. 2007）。此外，生长在双菌种生物膜中的变异链球菌的转录物水平与单菌种生物膜相比，表现出一些差异，这表明小韦荣球菌诱导了变异链球菌的基因表达变化（Luppens et al. 2008）。尽管未经测试，但该文献作者提出，在双菌种生物膜暴露于抗菌剂后，小韦荣球菌诱导的变形链球菌编码核糖体蛋白基因表达的增加可能会促进修复机制（Luppens et al. 2008）。很明显，关于多菌种生物膜的抗生素敏感性还有很多有待研究。

4 根管微生物区系的耐药性

根管内生物膜（图3-5）被认为是根管感染和长期病理过程（如大的根尖周病变和囊肿）的主要原因（Ricucci et al. 2009；Ricucci and Siqueira 2010）。经常从感染根管与根尖周脓肿内培养出的菌属包括普雷沃菌属、卟啉单胞菌属、梭杆菌属、消化链球菌属、链球菌属、乳杆菌属、肠球菌属、放线菌属、丙酸杆菌属和念珠菌属。对根管感染样本的分子生物学分析表明，菌群高度多样化，由大量无法识别和无法培养的菌种组成（Siqueira and Rocas 2005），最近

使用焦磷酸测序的研究显示，根管内菌群比传统的Sanger测序显示的更加多样化（Li et al. 2010；Ozok et al. 2012；Siqueira et al. 2011）。

根管冲洗液、根管内药物和根管充填材料的抗菌活性大部分是使用浮游态菌株（主要是粪肠球菌）进行评估的，尽管最近有些研究包括生物膜。这些研究将在"常规根管治疗中氢氧化钙的约诊间封药"一章中进一步讨论。关于根管分离株耐药性特征的信息主要是通过对有限的可培养菌种使用标准化MIC测试获得的（表3-1）。

现有数据显示，虽然抗生素耐药性并不少见，但多重耐药菌株的发生率很低。最近一项使用分子技术的研究评估了根管治疗操作（包括用氢氧化钙进行诊间封药）对清除45名接受初次根管治疗或再治疗的患者的微生物耐药基因的影响（Jungermann et al. 2011）。聚合酶链式反应被用来筛选与β-内酰胺（bla$_{TEM-1}$、cfxA和blaZ）、四环素（tetM、tetW、tetQ）和万古霉素（vanA、vanD和vanE）耐药性相关的基因。该文献作者报告说，bla$_{TEM-1}$在原发性根管感染中比持续性根管感染中更普遍。治疗后，tetM的检出率没有变化。然而，bla$_{TEM-1}$和tetW的检出率明显降低，而cfxA、blaZ和tetQ则被清除。没有标本含有vanA、vanD或vanE（Jungermann et al. 2011）。

尽管文献支持有限，但有理由认为感染根管内微生物的近距离接触（图3-5）会促进菌种间的交流。研究证实，在离体牙模型中，携带抗生素耐药决定因素的接合质粒在两种根管感染相关细菌——戈登链球菌和粪肠球菌之间存在双向转移（Sedgley et al. 2008）。虽然在鉴定根管感染相关的微生物区系方面取得了相当大的进展，但目前还没有关于临床根管生物膜原位抗生素耐药性的可用数据。未来使用宏蛋白质组学、宏基因组学和代谢组学方法的研究应该会提供更深入的见解。然而，需要克服的障碍包括缺乏确定多菌

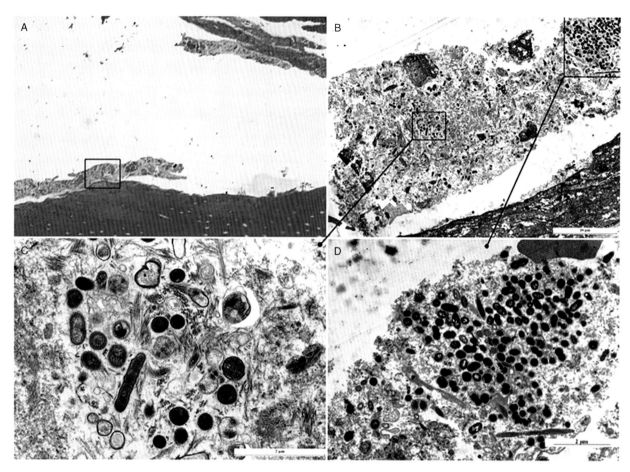

图3-5 感染的人类下颌磨牙近中根尖的多菌种生物膜。（A）半薄组织学切片显示近中颊侧根管和近中舌侧根管之间连通的部分峡区。（B）图A中的方框区域透射电子显微镜检查，显示不同的多菌种生物膜。（C）图B中小的插入区域的放大后，显示复杂生物膜内的多种表型。（D）图B中较大的插入区域放大后，显示复杂的生物膜群落［转载自Journal of Endodontics, Vol 35（9），Carr GB, Schwartz RS, Schaudinn C, Gorur A, Costerton JW. Ultrastructural examination of failed molar retreatment with secondary apical periodontitis: an examination of endodontic biofilms in an endodontic retreatment failure, 1303–9, ©2009，获得Elsevier的授权］。

种生物膜中细胞的抗生素敏感性的标准化方法，以及使用无创方法恢复和分析完整的根管生物膜的挑战。

5 结语

多种因素可导致生物膜微生物对抗菌剂的敏感性降低。这些包括通过EPS基质为抗菌剂提供物理屏障、促进捕获在胞外基质中的DNA的水平基因转移（HGT）、群体感应与应激反应导致耐药决定因素的募集和表达，如多药耐药性外排泵、在抗生素治疗中存活的持留细胞，以及整个生物膜的代谢异质性导致生长缓慢并阻止对快速生长的细菌有活性的抗生素。虽然需要进一步的研究来充分了解生物膜群落中的抗生素耐药性，但各种过程的累积效应，而非个别因素，可能更重要。关于生物膜群落中抗生素耐药性形成的关键事件仍有很多有待了解。

表3-1 根管内细菌相关抗生素耐药性研究

临床特征	菌种（菌株）	被测试的抗生素[a]	耐药性（%，如有提供）	国家	参考文献
根管					
初次治疗	混合厌氧菌（38）	AMC, AMX, TET	无	法国	LeGoff et al.（1997）
初次治疗	粪肠球菌（26），尿肠球菌（3）	AMP, CLI, ERY, MTZ, PEN, TET, VAN	AMP, CLI（96），MTZ（100），PEN, TET	瑞典	Dahlen et al.（2000）
初次治疗，急性根尖脓肿	普氏消化链球菌（13），环指核杆菌（7）	AMC, AMX, AZM, CLI, ERY, MTZ, PEN	AZM, ERY	巴西	de Sousa et al.（2003）
初次治疗，且有症状	坏疽梭杆菌（10），具核梭杆菌（9），微小消化链球菌（10），普氏消化链球菌（9），产黑色素菌	AMC, AMX, AZM, CEC, CLI, ERY, MTZ, PEN	CLI, ERY, MTZ, PEN	巴西	Jacinto et al.（2003）
再治疗	粪肠球菌（10），消化链球菌属（6）	AMC, AMX, AZM, ERY, PEN	AZM, ERY	巴西	Pinheiro et al.（2003）
再治疗	粪肠球菌（21）	AMC, AMX, AZM, CHL, CIP, DOX, ERY, MOX, PEN, TET, VAN	AZM（38），DOX（14），ERY（10），TET（14）	巴西	Pinheiro et al.（2004）
初次和再治疗	粪肠球菌（31），尿肠球菌（2）	AMP, CHL, CLI, ERY, FUS, GEN, KAN, PEN, RIF, STR, TET, VAN	GEN（3），TET（16）	瑞典	Sedgley et al.（2005）
初次和再治疗	粪肠球菌（59）	AMP, CHL, CIP, CLI, CTX, ERY, GEN, LZD, PEN, Q-D, RIF, STR, TEC, TET, VAN	CTX（7），ERY（10），RIF（58），STR（7），TET（29）	芬兰，立陶宛	Reynaud Af Geijersstam et al.（2007）
原发性和根头脓肿	牙龈卟啉单胞菌（20）	AMC, AMX, AZM, CEC, CLI, ERY, MTZ, PEN, TET	AZM（40），ERY（5）	巴西	Jacinto et al.（2006）
初次治疗	具核梭杆菌（38），坏疽梭杆菌（20）	AMC, AMX, AZM, CEC, CLI, ERY, MTZ, PEN, TET	CLI, ERY, MTZ, PEN	巴西	Jacinto et al.（2008）

续表

临床特征	菌种（菌株）	被测试的抗生素[a]	耐药性（%，如有提供）	国家	参考文献
初次治疗，有症状的	具核梭杆菌（44）	AMC, AMX, CLI, ERY, MTZ, PEN	CLI, ERY, PEN	巴西	Gomes et al.（2011）
2000—2008年收集	中间普雷沃菌/产黑素普雷沃菌（35）口腔普雷沃菌（23），微小小单胞菌（34）		随着时间的推移增加 CLI 和 PEN 耐药性		
初次治疗和再治疗	来自 45 个样本的 DNA	β-内酰胺类耐药基因，（blaTEM-1, cfxA, blaZ）, TET（tetM, tetQ, tetW）, VAN（vanA, vanD, vanE）	术前：blaTEM-1（33），blaZ（2），cfxA（11），tetM（18），tetW（18），tetQ（9）根管充填前：blaTEM-1（9），blaZ（0），cfxA（0），tetM（22），tetQ（0），tetW（2）	美国	Jungermann et al.（2011）
根管与脓液吸出物					
初次和再治疗，根尖脓肿吸出物（17）	混合菌种（66）	AMC, AMP, AMX, CLI, ERY, MTZ, PEN, TET, VAN	MTZ（~50），TET（~40）	立陶宛	Skucaite et al.（2010）
根管与唾液					
再治疗	粪肠球菌（19）	AMP, CHL, ERY, GEN, MTZ, PEN, STR, TET, VAN	MTZ（100），STR（100）	中国	Zhu et al.（2010）
脓液吸出物					
急性根尖脓肿吸出物（17）	混合菌种（118）	AMC, AMX, CLI, CLR, MTZ, PEN	AMX（15），CLI（11），MTZ（12），PEN（19）	泰国	Khemaleelakul et al.（2002）
根尖脓肿吸出物（12）	混合菌种（98）	AMC, AMX, CLI, CLR, MTZ, PEN	AMX（9），CLI（4），MTZ（55），PEN（15）	美国	Baumgartner and Xia（2003）
来自脓肿（72），根管（15）	普雷沃菌属（139）	cfxA和cfxA2（β-内酰胺酶基因）内酰胺酶的产物	cfxA和cfxA2（31）内酰胺酶的产物（31）	日本	Iwahara et al.（2006）

续表

临床特征	菌种（菌株）	被测试的抗生素[a]	耐药性（%，如有提供）	国家	参考文献
根尖周组织					
22个根尖周病变	混合菌种（53）	CLI，CTX，ERY，FOX，MTZ，PEN，TET	CLI（6），CTX（11），ERY（4），FOX（15），MTZ（25），PEN（19），TET（6）	美国	Vigil et al.（1997）

所有研究都使用了Etest®法，除了Reynaud Af Geijersstam et al.（2007）使用了琼脂稀释加Etest®；Iwahara et al.（2006）使用了实时定量PCR；Jungermann et al.（2011）使用了PCR技术。

[a]：AMX：阿莫西林；AMC：阿莫西林-克拉维酸；AMP：氨苄西林；AZM：阿奇霉素；CEC：头孢克洛；CTX：头孢西丁；CHL：氯霉素；CIP：环丙沙星；CLR：克拉霉素；CLI：克林霉素；DOX：多西环素；ERY：红霉素；FUS：夫西地酸；GEN：庆大霉素；KAN：卡那霉素；LZD：利奈唑胺；MOX：莫西沙星；PEN：青霉素；Q-D：奎奴普丁-达福普汀（Synercid）；RIF：利福平；STR：链霉素；TEC：替考拉宁；TET：四环素；VAN：万古霉素

第二部分
观察和实验证据
Observational and Experimental Evidence

第4章
扫描电子显微镜（SEM）在观察根管生物膜中的应用
The Use of Scanning Electron Microscopy (SEM) in Visualizing the Root Canal Biofilm

Linda B. Peters, Brandon Peterson, David E. Jaramillo,

Luc van der Sluis

摘要 根尖周炎是由存在于根管系统和/或附着于根尖外表面的浮游或生物膜状态的微生物引起的。了解根管系统内外的微生物和生物膜结构对于有效治疗根尖周炎非常重要。扫描电子显微镜（SEM）已用于根尖周炎相关生物膜与微生物的观察和形态学描述。本章简要介绍了SEM在牙髓病学中的应用，旨在说明这种显微技术的优点和缺点。

1 导言

Kakehashi等（1965）的里程碑式研究证明了根管系统感染与根尖周炎之间的因果关系。根管治疗的目的是消除根管系统的感染，并构建一个允许根尖周炎愈合的环境。然而，尽管有适当的治疗操作，根尖周炎的愈合并不总是可以预测的（Ricucci and Langeland 1998；Ørstavik et al. 2004）。此外，新的治疗方法在影响根尖周炎愈合方面的成功率有限（Ng et al. 2008a, b）。

愈合减少的可能原因是生物膜感染，而不是浮游微生物感染（Costerton et al. 1999）。持续感染也与生物膜状态密切相关（Parsek and Singh 2003；Costerton et al. 2005）。因此，对根管感染的深入理解必须包括对根管生物膜的研究。然而，展示根管系统内的生物膜具有挑战性，因为很少有技术能够同时对生物膜群落中的胞外基质和微生物进行成像（Schaudinn et al. 2009；Bridier et al. 2013）。

在本章中，我们重点介绍使用扫描电子显微镜（SEM）来观察和描述与感染根管及牙本质小管相关的生物膜和与持续感染相关的根管外生物膜。

L.B. Peters • L. van der Sluis (✉)

Center for Dentistry and Oral Hygiene, University Medical Center Groningen, Groningen,

The Netherlands

e-mail: l.w.m.van.der.sluis@umcg.nl

B. Peterson

W. J. Kolff Institute, Department of Biomedical Engineering, University Medical Center

Groningen, University of Groningen, Groningen, The Netherlands

D.E. Jaramillo

Department of Endodontics, University of Texas Health Science Center, Houston, TX, USA

L.E. Chávez de Paz et al. (eds.), *The Root Canal Biofilm*, Springer Series on
Biofilms 9, DOI 10.1007/978-3-662-47415-0_4

2　SEM技术概述

17世纪，安东尼·范·列文虎克（Antonie van Leeuwenhoek）使用简易的显微镜观察到醋对牙菌斑较差的渗透性。他写道："我用来洗牙的醋，只杀死了牙菌斑外表面的微生物，并没有穿透它的全层"（van Leeuwenhoek 1684）。随着技术的进步发展出了扫描电子显微镜，以及近年来更先进的结合了荧光和激光共聚焦扫描的显微技术，可以评估特定的微生物目标。虽然更先进的扫描显微镜技术可以提供口腔生物膜的活性和组分的宝贵信息，但这些方法的分辨率无法与SEM相比。

电子显微镜使用电子致密材料（通常是金）来覆盖对象物体的表面。富含电子的环境更敏感，因此能够仅使用光源和透镜就可以将物体放大到更大的倍数。最常用的电子显微镜技术SEM通过扫描电子致密材料，提供溅射涂层表面（包括细菌细胞表面）的详细高分辨率图像，并可以识别细胞膜损伤（Appelbaum et al. 1979；Okte et al. 1999）。然而，SEM样品制备过程中所需的高真空条件会扭曲水合局部环境，如细胞外聚合物基质。抽真空后，胞外基质被压缩为细菌细胞周围的凝聚物质的深色边缘（Stewart and Costerton 2001），并且在水合条件下观察不到其膨胀的交

联网络。此外，溅射于检测样品上的电子致密涂层会"冻结"样品，导致单个样品无法在多个时间点进行检测。目前需要使用多种显微技术来实现水合生物膜的高分辨率和三维重建（Bridier et al. 2013）。

为了克服"传统"SEM的困难，已经开发了许多改进的电子显微镜方法，这些方法可以针对样品中原本无法检测到的部分，包括环境扫描电子显微镜（ESEM）、透射电子显微镜（TEM）和聚焦离子束扫描电子显微镜（FIB-SEM）。ESEM不需要真空条件或表面涂层，因此能够成像更"自然"的样品（Danilatos and Postle 1982；Bergmans et al. 2005）。TEM需要超薄样品，并且仍然使用真空条件来制备样品；不过由于样品很薄，可以呈现细胞内结构（Reese and Guggenheim 2007）。FIB-SEM运用破坏性铣削过程来获取样品截面以重建三维图像（Wallace et al. 2011）。总体而言，SEM、TEM和FIB-SEM观察生物膜时均有不足，因为基质结构因脱水而被破坏。相比之下，ESEM观察前样本不必脱水，不会影响基质结构。然而，ESEM分辨率低且放大倍率有限（Alhede et al. 2012）。相比之下，SEM可提供高分辨率的图像，更有利于观察微生物群落，例如在根管生物膜中的微生物群落（图4-1）。

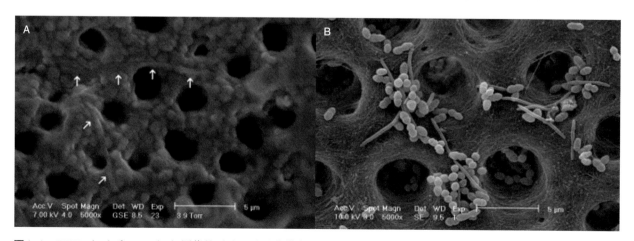

图4-1　ESEM（A）和SEM（B）图像的对比显示了分辨率的差异。（A）与粪肠球菌混合培养的具核梭杆菌（箭头）；（B）具核梭杆菌和粪肠球菌的菌落。两种细菌可以清楚地区分（×5000，Fe-CSEM）［经John Wiley & Sons Inc许可转载自：Bergmans L, Moisiadis P, van Meerbeek B, Quirynen M, Lambrechts P. Microscopic observation of bacteria: review highlighting the use of environmental SEM. International Endodontic Journal 38（11）：775-88©2005］。

3 通过扫描电子显微镜观察根管和牙本质小管内的微生物/生物膜

3.1 根管

在光学显微镜和电子显微镜研究中，Nair描述了根管内的致密菌斑，其中包含大量细菌和侵入到根管壁菌斑内的多形核细胞（Nair 1987）。SEM研究表明，在有根尖周病变的患牙中，生物膜存在于根管腔内（Richardson et al. 2009）（图4-2和图4-3），并黏附于根管壁表面；这些生物膜内可能含有多种形态的细胞，如球菌、杆菌、长丝状菌和螺旋体（Molven et al. 1991；Richardson et al. 2009；Siqueira and Lopes 2001；Baldasso et al. 2012）（图4-4和图4-5）。研究者

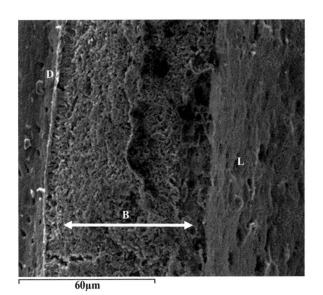

图4-2 根管腔内的生物膜。通过牙本质（D）和管腔（L）内生物膜（B）的SEM根尖截面（标尺为60μm）〔经John Wiley & Sons Inc许可，转载自Richardson N，Mordan NJ，Figueiredo JA，Ng YL，Gulabivala K. Microflora in teeth associated with apical periodontitis：a methodological observational study comparing two protocols and three microscopy techniques. International Endodontic Journal 42（10）：908-921©2009〕。

还报道，当存在大范围的龋损时，根管壁上会发现更多的细菌（Baldasso et al. 2012）（图4-6）；并且根管尖部的感染比根管冠部更严重（Molven et al. 1991；Richardson et al. 2009）。此外，在SEM下还观察到酵母样结构和真菌菌丝在感染根管中定植（Sen et al. 1995；Baldasso et al. 2012）（图4-7）。

3.2 牙本质小管

利用光学显微镜和培养技术，研究人员发现细菌能进入牙本质小管（Peters et al. 2001；Nair et al. 2005；Vieira et al. 2012）。SEM成像也证实了球菌、杆菌和真菌可侵入牙本质小管（Richardson et al. 2009）（图4-8），深度达150μm（Sen et al. 1995）。Richardson等（2009）报道牙根冠段和中段的牙本质小管感染最严重，而Sen等也观察到根尖区的牙本质小管感染严重（Sen et al. 1995）。

4 通过扫描电子显微镜观察根管外微生物/生物膜

根尖外生物膜是一种重要的临床现象，因为它们可能对抗菌剂具有固有的耐药性，并且它们的位置使其难以通过生物力学预备去除（Tronstad et al. 1990；Siqueira and Lopes 2001）。这可能导致根管治疗失败，原因是持续的根尖感染，而不是根管内感染。虽然尚不完全清楚在哪些情况下会发生根管外生物膜感染，但SEM研究表明生物膜附着于根尖外表面（Tronstad et al. 1990；Lomçali et al. 1996；Leonardo et al. 2002；Signoretti et al. 2011；Baldasso et al. 2012）（图4-9）和超填的牙胶上（Noiri et al. 2002）（图4-10）。

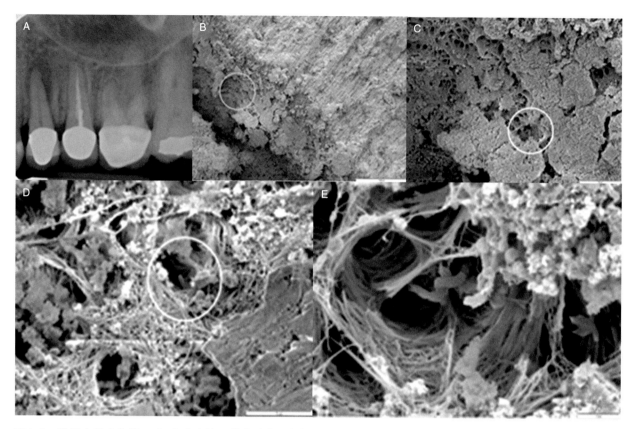

图4-3 根管内的生物膜。（A）左上第一前磨牙的X线片。3年前行冠修复。患者表现出间歇性疼痛，尤其咀嚼时；无深牙周袋。诊断：牙髓坏死和有症状的根尖周炎。患者选择拔牙。（B）根管中段的SEM图像显示坏死的牙髓组织和覆盖牙本质小管的碎屑；（C）（B）图中圆圈区域的特写；（D）（C）中圆圈区域的特写，显示牙本质胶原纤维和牙本质小管内的细菌；（E）图中圆圈区域的特写，显示牙本质小管内的细菌（David Jaramillo供图）。

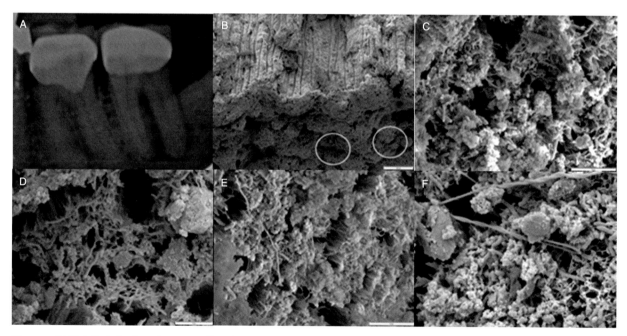

图4-4 根管内的生物膜。（A）左下第二磨牙的X线片。患者无症状，无深牙周袋。诊断：牙髓坏死和无症状的根尖周炎。患者选择拔牙。（B）根管中段的SEM图像显示牙本质壁是生物膜的生境；（C和D）（B）中左侧圆圈区域的特写，显示牙本质胶原纤维和牙本质小管内的细菌；（E和F）（B）中右侧圆圈区域的特写，显示含有球菌、杆菌和长丝状菌的多菌种生物膜（David Jaramillo供图）。

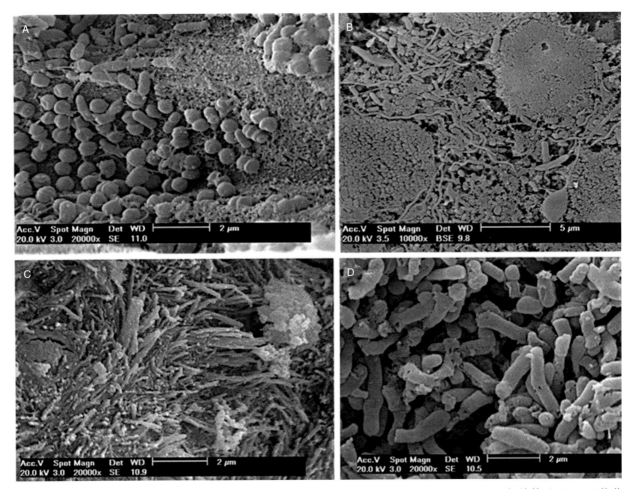

图4-5　在原发性根管感染患牙根管壁上生物膜中观察到的微生物。可以观察到球菌（A）、螺旋体（B）、丝状菌（C）和杆菌（D），尽管通过SEM评估无法确定细菌形态差异与临床/放射学表现之间的直接相关性［经John Wiley & Sons，Inc许可转载自：Baldasso FE，Stürmer CP，Luisi SB，Petruzzi MN，Scarparo RK，de Figueiredo JA. Microflora associated with primary endodontic infections：correlations among SEM evaluation，clinical features，and radiographic findings. Microscopy Research and Technique 75（11）：1557-63©2012］。

　　根管外生物膜被认为是与根管治疗失败相关的病因（Tronstad et al. 1990；Wang et al. 2013）。1990年，Tronstad等报道了难治性根尖周炎患者牙根表面上的"根尖菌斑"，扫描电子显微镜下观察到"连续、光滑和无结构的涂层"。在更高的放大倍数下，"涂层"与不规则区内主要为球菌和杆菌。还看到主要附着在球菌上的纤维状结构，细菌由胞外基质结合在一起。这些发现得到了Rocha等（Rocha et al. 2008）的证实，他们观察到牙髓坏死且X线片上存在明显根尖周病变的乳

牙根尖1/3外表面上有生物膜（图4-11）；相反，活髓且没有根尖周感染迹象的患牙牙根表面可见正常的胶原纤维。这些发现也得到了Wang等的支持，他们报告了所有持续性根尖周炎样本和三个慢性根尖周炎样本中都存在根管外生物膜（Wang et al. 2013）。而活髓牙病例的根尖被纤维覆盖，不存在根管外微生物。Leonardo等也报道，X线片上未显示根尖周炎体征的牙髓坏死的患牙内含有细菌，但感染仅限在主根管腔内（Leonardo et al. 2002）。当X线片上可见清晰骨破坏时，牙根

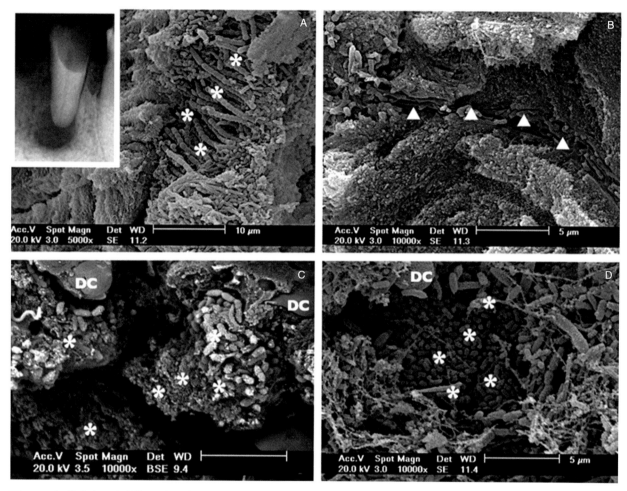

图4-6 细菌在大面积龋坏且有根尖周病变的下颌尖牙根管壁上形成致密的生物膜。生物膜主要由球菌与杆菌（ ＊ ）组成，可在根管的冠（A）、中（B）、根尖（C和D）1/3处观察到。在某些区域，也可在牙本质小管中检测到细菌（ ～ ）（DC指防御细胞）［经John Wiley & Sons Inc许可转载自：Baldasso FE，Stürmer CP，Luisi SB，Petruzzi MN，Scarparo RK，de Figueiredo JA. Microflora associated with primary endodontic infections：correlations among SEM evaluation，clinical features，and radiographic findings. Microscopy Research and Technique 75（11）：1557-63©2012］。

表面被各种细菌细胞覆盖。吸收陷窝内主要有球菌和杆菌，但螺旋体和丝状菌也存在于牙根外表面（图4-12）。根据另一项SEM研究（Lomcali et al. 1996），靠近根尖孔的吸收陷窝内也含有酵母菌。

与上述研究相反，Siqueira和Lopes在SEM观察的27个病例中，26例未发现与根尖周炎相关的根管外感染的证据（Siqueira and Lopes 2001）。虽然在根尖孔附近可以观察到细菌，但它们仅限于管腔内。

5 结语

扫描电子显微镜的使用为研究根管感染提供了重要信息。然而，嵌入多糖基质中的微生物仍很难显示（Richardson et al. 2009）。基质主要由水组成，当通过固定和脱水制备样品进行SEM成像时，其三维结构会发生变化（Bridier et al. 2013）。另外，虽然SEM可以提供微生物大小和形态的信息，但无法进行菌种鉴定，也无法观察到嵌入生物膜结构中的微生物大小和形态的变化（Webster et al. 2004）。显然，不同显微

图4-7 上颌第一磨牙根管冠1/3生物膜中的真菌菌丝（FH）。该患牙具有大面积的龋坏、根尖周病变和临床可探及的牙周袋［经John Wiley & Sons Inc许可转载自：Baldasso FE, Stürmer CP, Luisi SB, Petruzzi MN, Scarparo RK, de Figueiredo JA. Microflora associated with primary endodontic infections：correlations among SEM evaluation, clinical features, and radiographic findings. Microscopy Research and Technique 75（11）：1557–63©2012］。

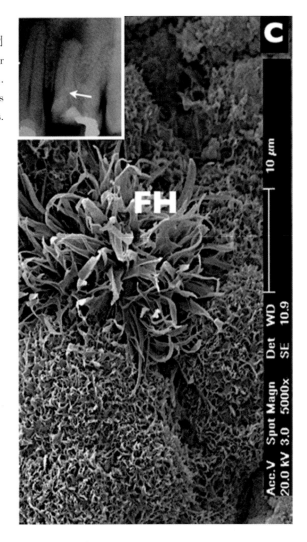

技术的结合更有可能促进对生物膜结构进行更深入、更逼真的分析。例如，Schaudinn等证明，通过将SEM与FISH/CLSM相结合，可以克服每种技术的局限性（Schaudinn et al. 2009）。在因根管治疗失败而拔除的5颗牙齿中，通过扫描电子显微镜图像与同一区域的相应CLSM与FISH图像叠加可以显示出细菌和基质的存在（图4-13）。Baldasso等也报道，通过将临床与放射学检查结果与SEM成像相结合，可以更好地了解感染的位置和程度（Baldasso et al. 2012）。

图4-8 微生物侵入感染根管的牙本质小管。根尖部截面的SEM显示牙本质小管内的细菌（箭头）（标尺为10μm）［经John Wiley & Sons Inc许可转载自：Richardson N, Mordan NJ, Figueiredo JA, Ng YL, Gulabivala K. Microflora in teeth associated with apical periodontitis：a methodological observational study comparing two protocols and three microscopy techniques. International Endodontic Journal 42（10）：908–921©2009］。

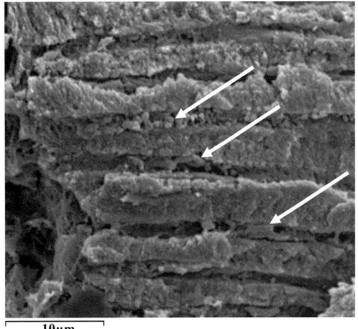

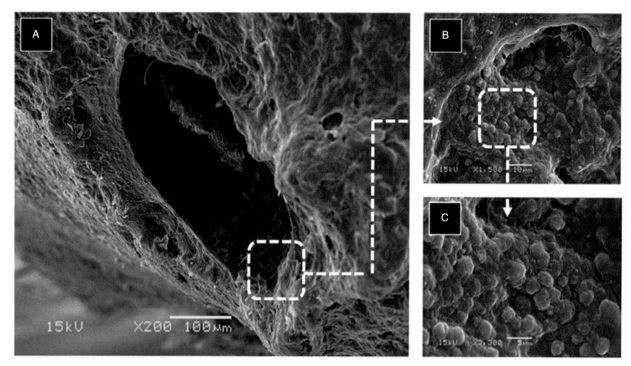

图4-9 根管治疗失败的左下第一磨牙切除的远中根尖，显示了根尖孔周围和根尖外表面的生物膜。（A）未预备过的根尖孔（×200）；（B和C）黏附在根尖外表面的菌落（×1500和×3300）[经Elsevier许可，转载自Journal of Endodontics，37（12），Signoretti FG，Endo MS，Gomes BP，Montagner F，Tosello FB，Jacinto RC（2011）Persistent extraradicular infection in root-filled asymptomatic human tooth：scanning electron microscopic analysis and microbial investigation after apical microsurgery，1696‐700 ©2011]。

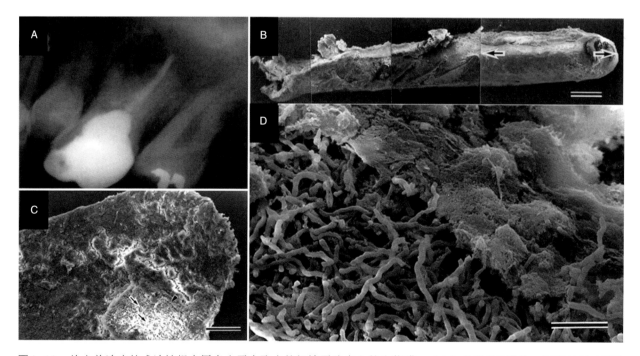

图4-10 从之前治疗的难治性根尖周炎患牙中取出的超填牙胶尖上的生物膜。（A）患牙的X线片。根充材料（牙胶尖）位于腭根根管外；（B）取出的牙胶尖样本的SEM图像。超填材料（箭头）长度约为2mm（原始放大倍数×50；标尺为500μm）；（C）超填牙胶尖的SEM图像（原始放大倍数×350；标尺为50μm）；（D）（C）中箭头区域的高倍放大。糖萼结构存在于右上区域，而不存在于左下区域。左下区域可观察到丝状或螺旋体状细菌（原始放大倍数×3500；标尺为5μm）[经Elsevier许可，转载自Journal of Endodontics，28（10），Noiri Y，Ehara A，Kawahara T，Takemura N，Ebisu S. Participation of bacterial biofilms in refractory and chronic periapical periodontitis，679-83，©2011]。

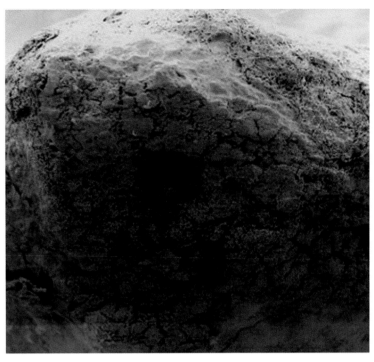

图4-11 牙髓坏死且影像学证实有根尖周病变的乳牙根尖1/3处的根管外生物膜［经John Wiley & Sons Inc许可转载自：Rocha CT, Rossi MA, Leonardo MR, Rocha LB, Nelson-Filho P, Silva LA. Biofilm on the apical region of roots in primary teeth with vital and necrotic pulps with or without radiographically evident apical pathosis. International Endodontic Journal 41(8):664–9©2008］。

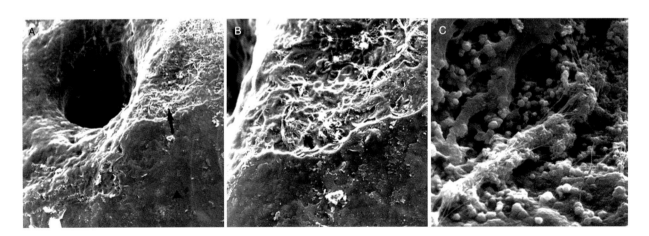

图4-12 牙髓坏死且有慢性根尖周炎的患牙根尖外表面。（A）根尖孔附近牙骨质的形态学变化，吸收区域（长箭头）之间的完整牙骨质（短箭头）（×400）。（B）高倍放大图A中牙骨质吸收、含有微生物的区域（箭头）（×1650）。（C）高倍放大图B（箭头），显示根尖存在的球菌生物膜（×6000）［经Elsevier许可转载自：Journal of Endodontics, 28(12), Leonardo MR, Rossi MA, Silva LA, Ito IY, Bonifácio KC, EM evaluation of bacterial biofilm and microorganisms on the apical external root surface of human teeth, 815–818, ©2002］。

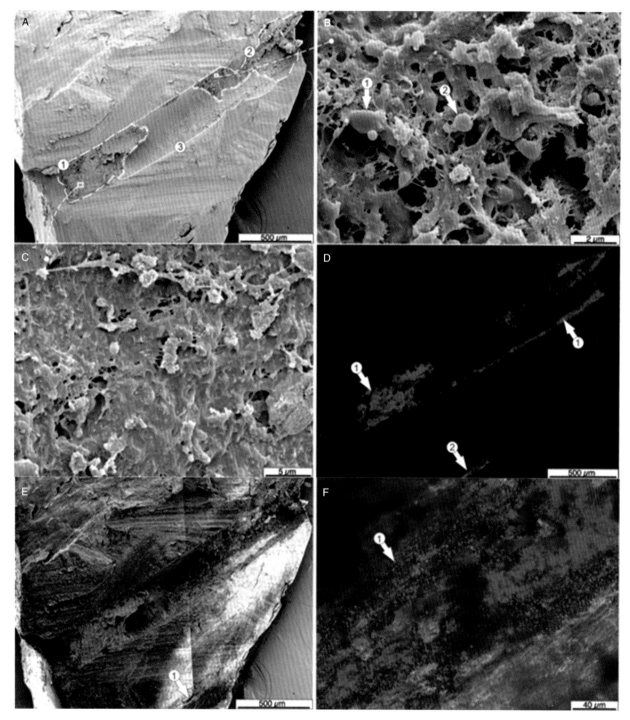

图4-13 使用不同的显微技术组合来评估根管生物膜结构。（A）由于根管治疗失败而拔除的患牙根管概览。根管表面的某些部分覆盖有厚的基质层（圈出区域1、2），而其他区域仅有稀疏且相对较薄的基质岛（圈出区域3）。（B）基质中某些结构的大小和形状提示存在细菌（箭头1、2），但没有确凿的证据。（C）基质的其他区域由密集的物质组成，以至于找不到细菌存在的痕迹。（D）使用EUB338（Cy3）探针标记劈开的牙齿，根管的不同部分在cLSM中显示出强烈的红色荧光信号（箭头1）。在与主根管有一定距离的侧支内也清晰地出现了红色信号（箭头2）。（E）相同区域对应的SEM与FISH/cLSM图像叠加（图A，图D）显示FISH信号和无定形基质的匹配区域，表明该处存在细菌生物膜。侧向定位的FISH信号位于侧支根管内（箭头1）。（F）用cLSM对FISH标记的根管表面进行高倍放大表明存在由短杆菌或球菌组成的生物膜（箭头1）［经John Wiley and Sons出版公司许可转载自：Schaudinn C, Carr G, Gorur A, Jaramillo D, Costerton JW, Webster P. Imaging of endodontic biofilms by combined microscopy (FISH/cLSM—SEM). Journal of Microscopy 235(2):124–127©2009］。

第5章
细菌生物膜和牙髓根尖周病：组织细菌学和分子生物学研究
Bacterial Biofilms and Endodontic Disease: Histobacteriological and Molecular Exploration

José F. Siqueira Jr., Domenico Ricucci, Isabela N. Roças

摘要 形态学研究的最新证据表明，根尖周炎是一种由细菌生物膜引起的或至少与细菌生物膜高度相关的疾病。组织细菌学研究表明生物膜样结构是感染根管系统内细菌的主要组织形式。细菌生物膜几乎存在于根管系统的所有区域，包括主根管、根尖分歧、侧支根管、峡区及根管壁凹陷处。生物膜在原发性或根管治疗后根尖周炎的患牙根管尖部非常常见。根管生物膜的形态可能因病例而异，尚未形成独特的模式。预计细菌生物膜在与长期病理过程（包括大的根尖周透射区和囊肿）相关的患牙根管中更为普遍。与根管生物膜相关的细菌多样性比预期的要更广泛，并且一些难以培养或至今无法培养的细菌也存在于这些群落中。临床医生应该意识到，在进行根管治疗或再治疗时，他/她正在处理生物膜感染，这可能难以触及或清除，并可能需要特殊的策略才能成功处理。

1 导言

根尖周炎是一种主要由患牙根管内细菌感染引起的炎症性疾病。只要牙髓是活的，它就可以保护自己免受细菌感染。根管感染只会发生在因严重龋坏、外伤或牙周病导致牙髓坏死或因之前的根管治疗而被清除牙髓的患牙中。原发性根管感染指的是发生在牙髓坏死根管内的感染，是原发性根尖周炎的主要原因。继发性或持续性根管感染则发生在治疗后的根尖周炎患牙中。定植在根管空间的微生物（多是细菌）通常是口腔正常微生物群的成员。一旦根管感染进展并达到根尖部分，细菌会引起根尖周组织的炎症变化，导致根尖周炎的发生。

形态学研究表明，未经治疗（原发性感染）和治疗后（持续性或继发性感染）患牙中的根管微生物群通常组织成类似于典型生物膜的结构化群落（Nair 1987；Molven et al. 1991；Siqueira et al. 2002a；Ricucci et al. 2009；Ricucci and Siqueira 2010a）。这些发现使得根尖周炎被列入与生物膜感染相关的人类疾病清单中。实际上，据估计，发达国家中约80%的人类感染归因于生物膜（Costerton 2004）。在口腔中，根尖周炎与龋

J.F. Siqueira Jr. (✉) • I.N. Roças
Department of Endodontics and Molecular Microbiology Laboratory, Estácio de Sá
University, Rio de Janeiro, RJ, Brazil
e-mail: jf_siqueira@yahoo.com

D. Ricucci
Private Practice, Cetraro, Italy

© Springer-Verlag Berlin Heidelberg 2015
L.E. Chávez de Paz et al. (eds.), *The Root Canal Biofilm*, Springer Series on
Biofilms 9, DOI 10.1007/978-3-662-47415-0_5

病、牙龈炎和边缘性牙周炎都是典型的生物膜相关疾病。在某些方面，多菌种生物膜群落可表现为多细胞生物，从而对宿主产生群体致病作用。这种以群落为病原体的概念很可能适用于根尖周炎的病因学（Siqueira and Rôças 2009b）。将根尖周炎视为生物膜相关疾病具有重要的临床意义，因为生物膜对几种抗菌药物具有明显的耐药性，并且可能需要采取特殊的策略才能清除（Chávez de Paz et al. 2010；Kishen 2010；Kishen and Haapasalo 2010；Alves et al. 2013；Stojicic et al. 2013）。

本章重点介绍了组织细菌学和分子生物学鉴定研究的结果，这些研究评估了根管生物膜的不同方面，包括发生率、形态、与临床和组织病理学状况的关联以及菌种多样性。

2 生物膜和以群落作为病原体的概念

生物膜可定义为一种固着的多细胞微生物群落，其特征是细胞牢固地附着在表面上并被包裹在自分泌的细胞外聚合物（EPS）基质中（Donlan and Costerton 2002；Costerton 2007）。在细菌生物膜中，单个细菌生长并聚集形成微菌落（群体），这些微菌落嵌入且非随机分布在EPS基质中，并由水通道隔开（Costerton et al. 1999；Donlan and Costerton 2002；Socransky and Haffajee 2002；Stoodley et al. 2002）。在大多数生物膜中，细菌群体占生物膜干质量的10%~15%，EPS基质占85%~90%（Lawrence et al. 1991；Flemming and Wingender 2010）。绝大部分（约95%）基质是水（Lawrence et al. 1991）。据报道，口腔生物膜通常是多层的，厚度可达300（甚至更多）层细胞（Socransky and Haffajee 2002）。

将细菌群嵌入生物膜的EPS基质是水合生物聚合物（通常是多糖，但也包括DNA、蛋白质和脂质）（Costerton 2007）。它们由生物膜细菌分泌，对群落至关重要。EPS介导对表面的黏附，为群落细菌捕获和浓缩必需的营养物质；使生物膜细胞靠近，有利于细胞间相互作用，例如群体感应、基因交换和致病协同作用；还能抵抗吞噬作用和抗菌剂。

生物膜群落的特点是遗传和表型多样性。从浮游状态转变为固着（生物膜）状态后，细菌的转录谱发生了根本性的变化。生物膜中细菌表达的基因与浮游状态下相同细菌表达的基因可能有20%~70%的差异（Oosthuizen et al. 2002；Sauer et al. 2002；Beloin et al. 2004）。这导致了不同的生物膜表型，与浮游状态下的相同细菌相比，生物膜表型通常对抗菌剂、压力及宿主防御具有更强的抵抗力。

特别具有治疗意义的是，在整个生物膜结构中可以观察到代谢活性的梯度。存在于生物膜底部的细菌，因接近或直接黏附于宿主表面，通常处于低代谢状态并且对抗菌剂更具耐药性（Lewis 2007；Rhoads et al. 2008）。相反，存在于最表层区域的那些细菌代谢活性增加，并且通常更容易受到抗菌剂的影响（Rhoads et al. 2008）。因此，形成梯度，使处于不同代谢状态的细菌分布在整个生物膜结构中。生物膜群落即使在群落大部分遭到破坏而导致生态和结构发生剧烈变化的事件之后也有能力重建自身（Wolcott et al. 2010；Wolcott and Dowd 2011）。这类事件可能包括清除了大部分生物膜群落但没有成功彻底根除它的治疗操作。留在宿主表面的剩余生物膜可能会自我重建，重新激活其新陈代谢并通过群体感应系统和其他机制协调群落的重建（Wolcott and Dowd 2011），前提是仍有可用于重新定植的空间。

总之，生物膜生活方式最重要的特征与优势是代谢和遗传异质性、种间协作、抵御外来威胁、增强的致病性以及在剧烈破坏事件后的重建能力（Costerton et al. 1987，1995；Donlan and Costerton 2002；Socransky and Haffajee 2002；Stoodley et al. 2002；Marsh 2003，2005；Hall-Stoodley et al. 2004；Percival et al. 2010）。

事实上，大多数内源性感染已被证实是由混合微生物生物膜群落引起，这与科赫经典研究以来确立的"单一物种病因学"概念形成鲜明对比。因此，有人提出，整个微生物群落确实是这些包括根尖周炎在内的内源性疾病的致病单位（Jenkinson and Lamont 2005；Kuramitsu et al. 2007；Siqueira and Rôças 2009b）。以群落作为病原体的概念是基于"团结就是力量"这一原则。由此，群落行为与宿主/细菌群落相互作用的结果最终将取决于群落成员和群落内的无数关联。当特定的菌种生活在纯培养物中，与其他菌种形成配对，或与其他几种不同的细菌共同参与群落时，其毒力通常会有所不同（Sundqvist et al. 1979；Baumgartner et al. 1992；Siqueira et al. 1998；Socransky et al. 1998；Kuramitsu et al. 2007；Siqueira and Rôçass 2009b）。

这一概念认为，根尖周炎的发病机制是由多菌种群落中细菌协同作用的结果。与根尖周炎发病机制相关的细菌毒力因子包括结构细胞成分、抗原和在生物膜中积累的分泌物质的总和（Siqueira and Rôças 2007）。这种细菌"汤"的浓度和毒力取决于群落中的种群密度、菌种组成及细菌相互作用。一旦生物膜在根管尖部形成，抗原和毒力因子的"汤"就会与根尖周组织持续直接接触，从而造成损伤并刺激/调节宿主免疫反应。

3　生物膜和根尖周炎

Nair（1987）首次报道了感染根管内的生物膜样结构的存在，他将这些结构描述为"牙本质壁表面的细菌凝结，形成或薄或厚的牙菌斑"。随后通过对患有原发性或治疗后根尖周炎的患牙进行原位形态学研究发现了相似的观察结果（Molven et al. 1991；Siqueira et al. 2002a；Carr et al. 2009；Ricucci et al. 2009；Schaudinn et al. 2009）。除了主根管外，在根管系统的解剖变异包括根尖分歧、侧支根管及峡区内也发现了细菌生物膜（Nair et al. 2005；Ricucci and Siqueira 2008，2010b）。在一些治疗后根尖周炎患牙的根尖表面也可观察到生物膜（根尖外生物膜）（Tronstad et al. 1990；Ferreira et al. 2004；Ricucci et al. 2005）。

3.1　根管生物膜群落的组织细菌学分析

上述观察结果支持了根尖周炎是由细菌生物膜引起或者至少与细菌生物膜相关的疾病的假设。然而，直到最近Ricucci与Siqueira（2010a）进行的组织细菌学和组织病理学研究之后，才确定了生物膜的普遍性及其与根尖周炎不同表现的关联。该研究评估了未治疗的原发性根尖周炎和根管治疗后疾病患牙的根尖生物膜的发生率。还确定了与临床和组织病理学发现的关联。本研究的主要发现如下：

1. 在根尖周炎患牙77%的根管（80%的未经治疗的根管，74%的治疗后的根管）根尖段观察到根管内生物膜。在某些病例中，生物膜甚至形成在根尖孔附近的炎性软组织上（图5-1）。
2. 形态学上，根管内生物膜通常较厚，由数层细菌细胞组成。每个生物膜通常有不同的形态表型。细菌细胞/种群与胞外基质之间的相对比例差异很大。因此，根管生物膜形态因个体而异（个体间差异），甚至在同一根管的不同区域也有差异（个体内差异）（图5-2）。
3. 覆盖主根管根尖区管壁的生物膜下方的牙本质小管经常被来自生物膜结构底层的细菌侵

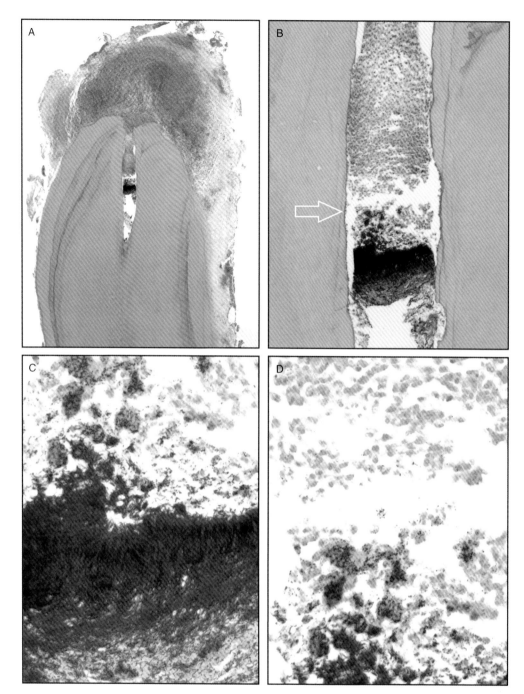

图5-1 　（A）55岁男性患者，上颌第一磨牙的远颊根，反复出现脓肿，穿过主根尖孔的切片的概览。在该切片和其他连续切片中均未观察到上皮细胞，故诊断为非上皮性肉芽肿（Taylor改良Brown-Brenn染色技术，原始放大倍数×16）。（B）根管根尖区的细节。厚厚的生物膜完全填满了靠近根尖孔的根管腔，而根尖区被肉芽组织占据（×100）。（C）生物膜的高倍数图，显示高密度的丝状细菌形式（×400）。（D）放大（B）中箭头所示区域。生物膜结构根尖方面对着大量的多形核白细胞（×400）。

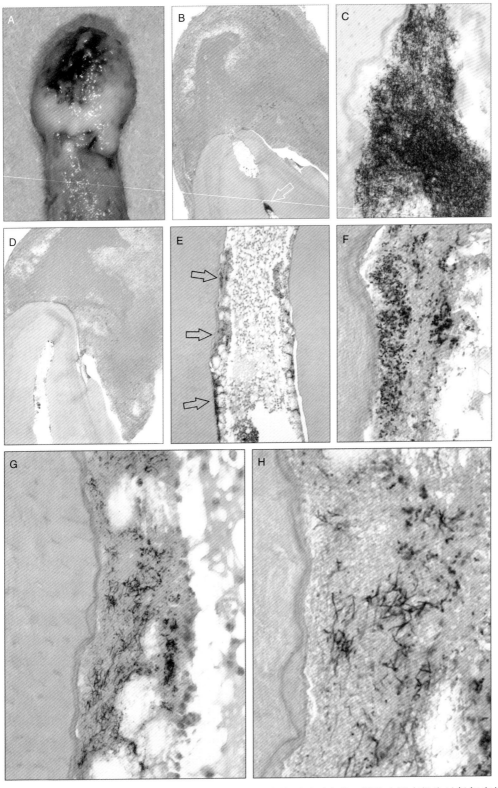

图5-2　（A）48岁女性患者，上颌第一磨牙腭根。这颗牙齿在拔牙时无症状，既往也没有报告过任何症状。（B）通过主根尖孔的切片。病变是"袋状囊肿"（Taylor改良的Brown-Brenn染色技术，原始放大倍数×16）。（C）B中箭头所示的最冠方区域的高倍放大。厚厚的生物膜主要由丝状结构组成（×400）。（D）在与（B）中所示的距离较远处截取的截面，穿过根管但不经过根尖孔（×16）。（E）根管的细节。对面的根管壁上有生物膜存在，间杂炎症组织（×100）。（F）（E）中上方箭头所示的左侧根管壁区域的高倍视图。生物膜主要由球菌组成。最深处的细菌密度较高，而表层胞外基质丰富（×1000）。（G，H）E中中间箭头所示的根管壁区域的逐渐放大倍数。在丰富的胞外基质中很少见到丝状和球状细菌结构（×400和×1000）。

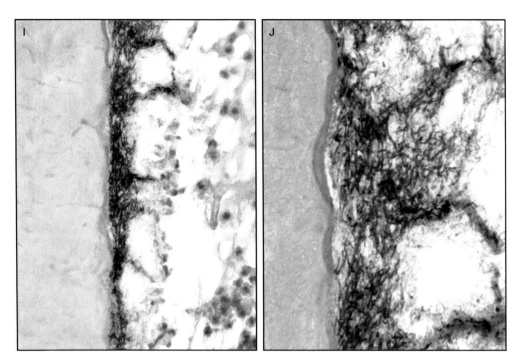

图5-2（续） （I, J）E中下方箭头所示的根管壁区域的逐渐放大倍数。在这个水平上，生物膜看起来更薄，由高密度的丝状结构和较少的胞外基质组成（×400和×1000）。注意事项：在同一根管的不同区域观察到的生物膜的形态可能始终不同。在这种情况下，球菌存在于某些区域，而丝状菌则主要存在于其他区域。细菌细胞的密度也可能不同。在某些区域，细菌可能看起来更集中在最深处，而在其他区域，它们可能在表面更多，并且明显不含细菌的胞外基质附着在管壁上。

入（图5-3）。此外，生物膜也常见于根尖分歧、侧支根管和峡区的管壁上（图5-4）。

4. 在患有小面积根尖周炎和大面积根尖周炎的牙齿中，分别有62%和82%的根管内可见细菌生物膜。所有与非常大的根尖周病变（X线片上直径大于10mm）相关的根管内都含有生物膜。

5. 与根尖周囊肿、脓肿和肉芽肿相关的患牙根管内生物膜的检出率分别为95%、83%和69.5%。生物膜与上皮病变密切相关（图5-5）。

6. 未发现生物膜与临床症状或窦道存在之间的相关性。

7. 根管外生物膜较为罕见，仅在6%的病例中观察到（图5-6）。除1例外，其他均与根管内生物膜有关。所有存在根管外生物膜的病例都表现出临床症状。因此，生物膜或浮游细菌形式

的根管外感染似乎并不常见，通常依赖于根管内感染，并且在有症状的牙齿中更常见。

8. 在主根管腔内、根尖分歧和峡区都可见絮状或浮游状态的细菌，它们或与坏死牙髓组织混合，或悬浮在液相中。细菌絮状聚集可能表现出许多与生物膜相同的特性，并且可能源于在液体中生长的细菌聚集体/共聚集体，也可能是从生物膜上脱落来的（Hall-Stoodley et al. 2004；Hall-Stoodley and Stoodley 2009）。

3.2 将根尖周炎归类为生物膜引起的疾病的标准

2003年，Parsek 和 Singh（2003）提出了4个标准来判断特定的感染性疾病能否被归类为由

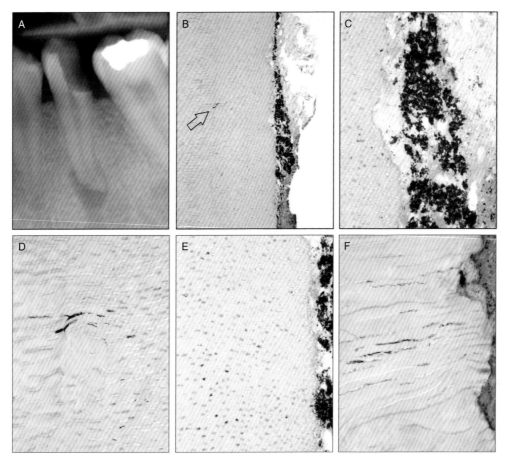

图5-3　（A）32岁女性患者，下颌前磨牙长期存在牙髓坏死和根尖周透射区。拔牙前出现脓肿，伴有剧烈疼痛和肿胀。（B）根中1/3和根尖1/3的过渡。根管壁上存在生物膜（Taylor改良的Brown-Brenn染色技术，原始放大倍数×100）。（C）（B）中的细节（×400）。（D）（B）中箭头所示区域的高倍视图。一些牙本质小管被细菌定植（×400）。（E）垂直牙本质小管截面的根管壁。一些牙本质小管中细菌定植（×400）。（F）根尖部根管壁。一些牙本质小管的严重细菌定植（×400）。

生物膜群落引起的疾病。后来，Hall-Stoodley 和 Stoodley（2009）提出了第5个标准，Ricucci 和 Siqueira（2010a）提出了第6个标准。这6个标准如下：

1. 感染细菌附着于表面或与表面相关。该文献作者所说的"相关"是指细菌聚集体或共聚集体不需要牢固地附着在表面上。

2. 对感染组织的直接检查显示细菌在胞外基质中形成簇或微菌落。

3. 感染通常局限于特定位点，虽然可能发生传播，但那属于次要事件。

4. 尽管形成生物膜的细菌在浮游状态下容易被杀灭，但用抗生素很难或者不可能清除根管感染。

5. 宿主清理无效。这可以通过微生物菌落所在的区域通常被宿主防御细胞包围来证明。多形核中性粒细胞（PMN）和巨噬细胞在细菌聚集体/共聚集体附近的原位聚集大大支持了生物膜与疾病因果关系的观点。

6. 生物膜结构和生态的消除或严重破坏导致疾病进程缓解。

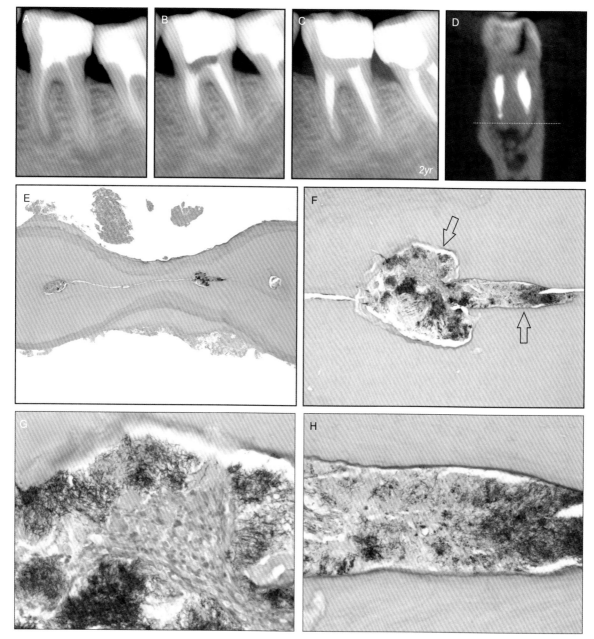

图5-4　（A）39岁女性患者，下颌第一磨牙。这颗牙齿在10年前做过根管治疗。近中根根尖周可见透射区。（B）进行了根管再治疗。近中根管无法疏通到工作长度。经过4周多的氢氧化钙封药后，进行根管充填。（C）2年后，患者出现了一次急性发作。根尖周透射区维持相同大小。（D）计划进行根尖切除术，并进行CBCT扫描以确定根尖与下颌神经的关系。（E）切除的近中根尖的横截面，大致在（D）中的横线水平处截断。存在连接两个主根管的峡区，并有个膨隆区（Taylor改良的Brown-Brenn染色技术，原始放大倍数×16）。（F）膨隆区被厚厚的生物膜堵塞（×100）。（G）F中左箭头所示区域的高倍视图。丝状菌的凝集和炎症细胞沉积（×400）。（H）F中右箭头所示区域的高倍视图。在这个放大水平上（×400），管腔被厚厚的生物膜占据。

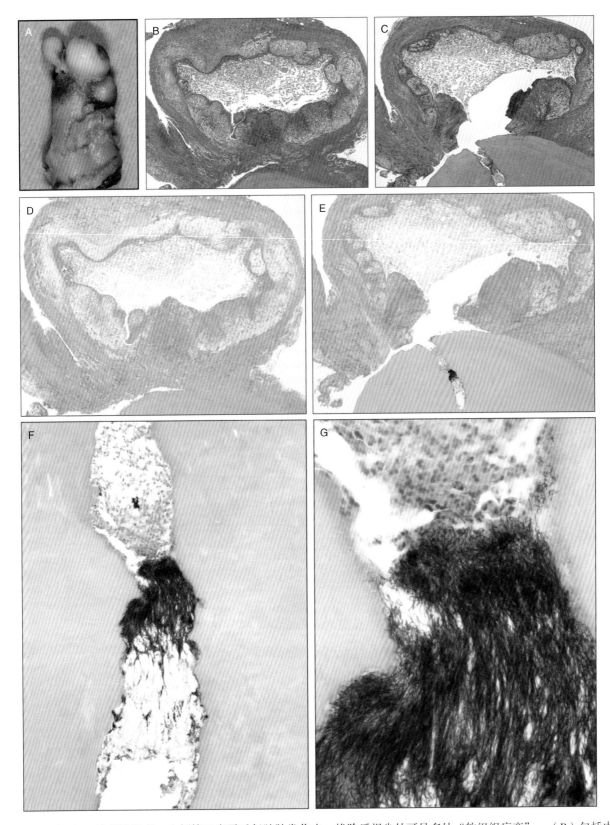

图5-5 （A）40岁男性患者，上颌第三磨牙反复脓肿发作史。拔除后根尖处可见多处"软组织病变"。（B）包括中等和较大软组织病变的切片。可以观察到一个完全由上皮细胞排列并含有坏死组织的囊肿腔（H&E染色，原始放大倍数×16）。（C）大约经过120个切片后，可以观察到囊腔和根管腔之间的连通，故诊断为"袋状囊肿"（×16）。（D，E）用经改良的Brown-Brenn染色技术的切片证实病变为袋状囊肿（Taylor改良的Brown-Brenn染色技术，原始放大倍数×16）。（F，G）根管根尖区连续放大显示存在厚的生物膜，其面临着大量的多形核白细胞（×100和×400）。

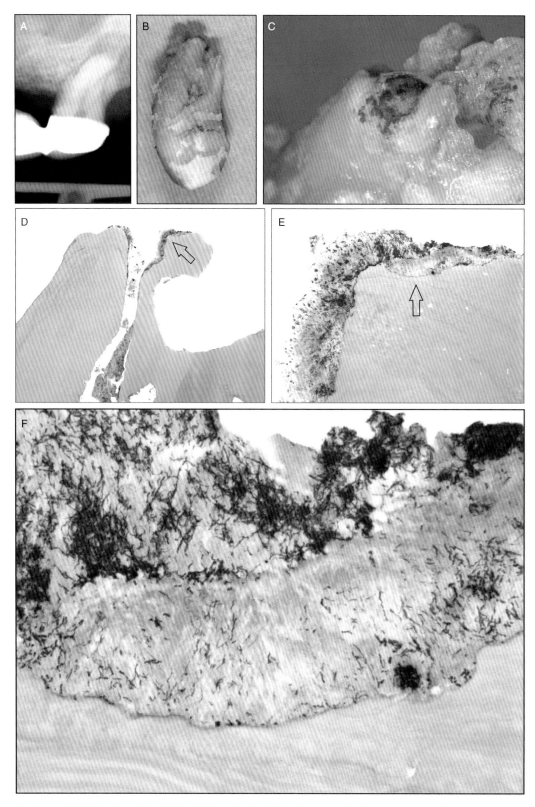

图5-6 （A）50岁男性患者，有症状的上颌第三磨牙。就诊时，未见窦道。固定桥修复体已损坏了很长时间（数年）。建议进行根管治疗，但患者选择了替代治疗方案，包括拔牙。（B，C）拔牙后，在近颊根的根尖部发现钙化物，围绕根尖孔呈同心圆分布。（D）穿过近颊根管的切片。可见严重的根尖吸收（Taylor改良的Brown-Brenn染色技术，原始放大倍数×16）。（E）（D）中箭头所示区域的放大图。致密生物膜从根管根尖部不间断地延伸到牙根外表面（×100）。（F）E中箭头所示的牙根外表面的高倍图。生物膜由两层组成（×400）。

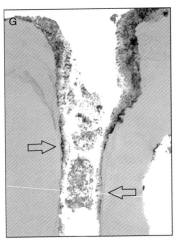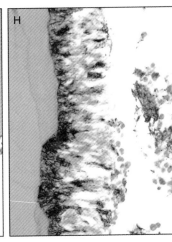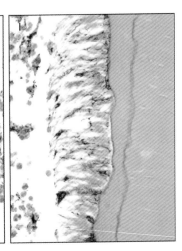

图5-6（续）　（G）（D）中根管根尖部的细节（×50）。（H）（G）中左箭头所示的左侧根管壁区域的高倍放大图。最深区域的生物膜的细菌密度更高（×400）。（I）（G）中右箭头所示的右侧根管壁区域的高倍放大图。在此水平上（×400），细菌生物膜的细菌密度降低。

Ricucci和Siqueira的研究（Ricucci and Siqueira 2010a）发现，绝大多数原发性和治疗后根尖周炎病例中的生物膜结构及其形态特征，被认为满足上述6个标准中的4个：

a. 观察到细菌群落附着于根管牙本质面或至少与之相关（标准1）；

b. 在绝大多数标本中观察到包裹在无定形胞外基质中的细菌菌落（标准2）；

c. 根管生物膜通常局限于根管系统，只在少数病例生物膜延伸到牙根外表面，但是从未发生生物膜通过病变的传播（标准3）；

d. 在绝大多数病例中，生物膜直接面对积聚在根管系统（包括主根管、根尖分歧和峡区）根尖部的炎性细胞（主要是PMN）（标准5）。

标准4没有在该研究中评估，但已经确定，即使大多数处于浮游细胞状态的根管细菌对当前使用的抗生素敏感，根管内感染也无法通过全身性抗生素治疗得到有效控制（Khemaleelakul et al. 2002；Baumgartner and Xia 2003；Gomes et al. 2011）。全身性抗生素对根管内感染缺乏疗效主要是由于细菌病原体位于无血管的坏死髓腔空间中，因此药物无法到达。认识到生物膜是根管系统内细菌的主要存在形式，进一步加强了对抗生素对根管感染缺乏有效性的解释。至于标准6，治疗对根管生物膜的具体直接影响尚未得到证实，但培养研究表明，当根管中的细菌负荷降低到培养方法无法检测到的水平时，可以获得更好的治疗结果（Engström et al. 1964；Sjögren et al. 1997；Sundqvist et al. 1998；Waltimo et al. 2005）。由于生物膜是构成根管感染的主要形式，因此可以推断当培养产生阴性结果时，生物膜被清除或严重破坏。此外，在治疗后的根管中经常观察到生物膜（Ricucci and Siqueira 2008，2010a；Ricucci et al. 2009）进一步增加了满足标准6的可能性。

4　根管生物膜群落的分子生物学分析

在临床场景中，使用纸尖对感染根管进行取样的传统方法无法实现对生物膜中存在的细菌进行特定取样。可以想象，在主根管中也是以浮游状态存在的细菌最容易通过这种方法被取样。

为了提高对附着在根管壁上的生物膜中存在的细菌的检测，重要的是在取样前使用器械轻轻地对根管壁进行环周扩锉，以便从生物膜中剥离细菌并将它们悬浮在根管内液体中。即便如此，存在于根尖分歧及峡区的生物膜很可能仍然无法被取样。对离体牙牙根片段的低温粉碎提高了对整个根管系统细菌的检测，但它仍然对生物膜没有选择性，因为漂浮在主根管中的细菌也可以包括在分析中。到目前为止，还没有一项研究选择性地鉴定了根管生物膜中的细菌。进一步研究的一种可能性是使用荧光原位杂交来检测根管生物膜中的目标菌种，或使用石蜡包埋样品以及广谱聚合酶链式反应（PCR）对根管生物膜中的细菌进行开放式鉴定。

即使考虑到目前可用于从根管生物膜中选择性检测细菌的取样方法的局限性，人们可能会认为，许多悬浮在主根管中的漂浮细菌可能是从附着在根管壁上的生物膜上分离出来的细胞。然而，它们也有可能是旁观者、后来者或因缺乏竞争力而未能成功参与群落的个体。无论如何，据称存在于主根管中的所有细菌种类都对根尖周炎的发病机制具有重要意义，并且它们是否是或曾经是生物膜的成员可能对治疗抵抗有更多影响。

大量的培养和分子微生物学研究揭示了根管微生物群的多样性。至于微生物种类的鉴定，分子方法已直接用于临床样本的检测未知的分类群（开放式分析）或目标特异性分类群（封闭式分析）。用于从感染根管样本中进行微生物鉴定的开放式分子分析技术包括聚合酶链式反应（PCR），其次是克隆和桑格测序，以及最近的焦磷酸测序；封闭式分析方法包括种特异性PCR和棋盘DNA-DNA杂交技术。在其他地方对这些方法在根管微生物学研究中的应用进行了综述（Siqueira and Rôças 2009a）。

大多数培养和分子研究都使用了纸尖取样技术，只有少数使用了冷冻粉碎的牙根碎片。总的来说，在不同形式的根尖周炎患牙的根管样本中已鉴定出近500种不同的微生物种类/系统发育型（Siqueira and Rôças 2009c）。这些分类群通常存在于涉及较多的菌种/系统类型的原发性感染和较少菌种类型的继发性/持续性感染的组合中（Siqueira and Rôças 2005a）。

细菌是迄今为止在根管感染中发现的最常见的微生物，且与根尖周炎的病因有关。在高系统发育水平上，根管细菌可分为18个门，最常见的代表性物种/系统发育类型是厚壁菌门、拟杆菌门、放线菌门、梭杆菌门、变形菌门、螺旋体门以及互养菌门（Munson et al. 2002；Siqueira and Rôças 2005b；Saito et al. 2006；Sakamoto et al. 2006，2007；Rôças and Siqueira 2008；Li et al. 2010；Santos et al. 2011；Siqueira et al. 2011，2012；Ozok et al. 2012；Hong et al. 2013）。尽管迄今为止在感染根管样本中发现了相对较多的细菌分类群，但在不同的研究中，20～30种细菌始终是最普遍的，并被认为是根管感染的主要病原体（Siqueira and Rôças 2014）。这些细菌的种类如表5-1所示。

在根管感染中也发现了除细菌外的微生物，但通常出现率较低。古生菌和真菌仅偶尔出现在根管内感染中（Waltimo et al. 1997；Siqueira et al. 2002b；Vianna et al. 2006；Vickerman et al. 2007），尽管后者在治疗后疾病的患牙中更为普遍（Siqueira and Sen 2004）。

由于根管感染的多微生物性质，没有单一菌种被视为是主要病原体，因此已采用了细菌群落分析的分子方法，以试图识别与临床状况和其他因素相关的可能模式（Siqueira and Rôças 2009b）。这些群落分析技术包括变性梯度凝胶电泳、末端限制性片段长度多态性及焦磷酸测序。群落概况基本上由物种丰富度（不同物种的

表5-1 根管感染中常见的细菌种类/种系

种	革兰染色	门	感染类型
拟杆菌口腔克隆X083 （Bacteroidetes oral clone X083）	阴性	拟杆菌门 （Bacteroidetes）	原发性感染
直肠弯曲菌 （Campylobacter rectus）	阴性	变形菌门 （Proteobacteria）	原发性感染
浑浊戴阿李斯特菌 （Dialister invisus）	阴性	厚壁菌门 （Firmicutes）	原发性感染； 持续性/继发性感染
具核梭杆菌 （Fusobacterium nucleatum）	阴性	梭杆菌门 （Fusobacteria）	原发性感染； 持续性/继发性感染； 根尖外感染
牙髓卟啉单胞菌 （Porphyromonas endodontalis）	阴性	拟杆菌门 （Bacteroidetes）	原发性感染； 根尖外感染
牙龈卟啉单胞菌 （Porphyromonas gingivalis）	阴性	拟杆菌门 （Bacteroidetes）	原发性感染； 根尖外感染
中间普雷沃菌 （Prevotella intermedia）	阴性	拟杆菌门 （Bacteroidetes）	原发性感染； 根尖外感染
变黑普雷沃菌 （Prevotella nigrescens）	阴性	拟杆菌门 （Bacteroidetes）	原发性感染
巴洛尼亚普雷沃菌 （Prevotella baroniae）	阴性	拟杆菌门 （Bacteroidetes）	原发性感染
鱼腥味锥形杆菌 （Pyramidobacter piscolens）	阴性	互养菌门 （Synergistetes）	原发性感染； 持续性/继发性感染
福赛斯坦纳菌 （Tannerella forsythia）	阴性	拟杆菌门 （Bacteroidetes）	原发性感染
齿垢密螺旋体 （Treponema denticola）	阴性	螺旋体门 （Spirochaetes）	原发性感染
索氏密螺旋体 （Treponema socranskii）	阴性	螺旋体门 （Spirochaetes）	原发性感染
嗜麦芽糖密螺旋体 （Treponema maltophilum）	阴性	螺旋体门 （Spirochaetes）	原发性感染
小韦荣菌 （Veillonella parvula）	阴性	厚壁菌门 （Firmicutes）	原发性感染
衣氏放线菌 （Actinomyces israelii）	阳性	放线菌门 （Actinobacteria）	原发性感染； 持续性/继发性感染； 根尖外感染
粪肠球菌 （Enterococcus faecalis）	阳性	厚壁菌门 （Firmicutes）	持续性/继发性感染
龈沟产线菌 （Filifactor alocis）	阳性	厚壁菌门 （Firmicutes）	原发性感染； 持续性/继发性感染

续表

种	革兰染色	门	感染类型
齿龈欧氏菌 （Olsenella uli）	阳性	放线菌门 （Actinobacteria）	原发性感染； 持续性/继发性感染
微小微单胞菌 （Parvimonas micra）	阳性	厚壁菌门 （Firmicutes）	原发性感染； 持续性/继发性感染
痤疮丙酸杆菌 （Propionibacterium acnes）	阳性	放线菌门 （Actinobacteria）	原发性感染； 持续性/继发性感染
丙酸丙酸杆菌 （Propionibacterium propionicum）	阳性	放线菌门 （Actinobacteria）	原发性感染； 持续性/继发性感染； 根尖外感染
非解乳假分枝杆菌 （Pseudoramibacter alactolyticus）	阳性	厚壁菌门 （Firmicutes）	原发性感染； 持续性/继发性感染
咽峡炎链球菌 （Streptococcus anginosus）	阳性	厚壁菌门 （Firmicutes）	原发性感染； 持续性/继发性感染
星座链球菌 （Streptococcus constellatus）	阳性	厚壁菌门 （Firmicutes）	原发性感染； 持续性/继发性感染
中间链球菌 （Streptococcus intermedius）	阳性	厚壁菌门 （Firmicutes）	原发性感染； 持续性/继发性感染
轻链球菌 （Streptococcus mitis）	阳性	厚壁菌门 （Firmicutes）	原发性感染； 持续性/继发性感染

数量）和丰度（群落中每位成员的比例）决定。许多用于描述不同环境中群落的分子微生物技术已应用于与人类健康与患病部位相关的微生物群落研究（Siqueira et al. 2010）。这些技术在根管群落中的应用表明：

a. 不同类型的根管感染都是由多菌种细菌群落组成（Siqueira et al. 2004；Machado de Oliveira et al. 2007；Chugal et al. 2011）。对于与治疗后的牙齿相关的持续性/继发性根管感染也是如此（Röças et al. 2004，2008；Siqueira and Röças 2004；Blome et al. 2008；Sakamoto et al. 2008；Li et al. 2010；Chugal et al. 2011），而根据培养研究的结果，这类感染曾被认为仅由一两个细菌种类组成。

b. 在患有相同临床疾病的牙齿中，根管细菌群落的组成存在很大的个体差异（Röças et al. 2004；Siqueira et al. 2004；Machado de Oliveira et al. 2007；Li et al. 2010；Chugal et al. 2011；Santos et al. 2011；Hong et al. 2013）。这意味着每个个体在菌种多样性方面都有其独特的根管微生物群。这一发现表明根尖周炎具有异质性病因。

c. 根据临床状况（无症状根尖周炎、急性根尖脓肿和治疗后根尖周炎），细菌群落结构遵循特定的模式（Röças et al. 2004；Siqueira et al. 2004；Sakamoto et al. 2006；Santos et al. 2011）。由症状和体征的强度或对根管治疗的反应所确定的疾病严重程度可能会受到细菌群落的组成的影响。这一发现表明，一些细菌群落与某些疾病类型的关系比其他细菌群落更密切（Siqueira et al. 2004；Sakamoto et al. 2006；Santos et al. 2011）。

d. 群落概况似乎也遵循与个人所在的地理位置相关的模式。尽管群落结构存在个体差异，但与来自遥远地理位置的个体相比，来自同一地点的个体之间具有更多的相似性（Röças et al. 2004；Siqueira et al. 2004，2008；Machado de Oliveira et al. 2007）。这可能对不同国家抗菌药物治疗的有效性产生影响。

e. 除了个体间的高差异性外，还存在个体内变异性。据报道，来自同一个体的不同牙齿甚至同一牙齿不同区域（根尖区与颈部根管）的细菌群落特征存在差异（Alves et al. 2009；Röças et al. 2010）。

5　结语

根尖周炎是一种常与细菌生物膜相关的疾病。显然，疾病的病程越长（根据组织病理学和放射学特征推断），在根管尖部发现细菌生物膜的可能性就越高。细菌在引起根尖周炎中的重要作用已得到充分证实，并且在大多数根尖周炎患牙中，根管中的细菌以生物膜形式存在。根尖周炎是一种与细菌生物膜高度相关的感染性疾病，临床医生和研究人员在制订最佳治疗策略之前应了解这一概念。因此，在绝大多数情况下，根尖周炎的治疗涉及生物膜感染的处理，这种感染不仅存在于主根管根尖部，而且还分布在整个根管系统中。

第6章
生物膜的实验室模型：建立与评估
Laboratory Models of Biofilms: Development and Assessment

Anil Kishen, Markus Haapasalo

摘要 微生物生物膜是由微生物形成并受环境变化调节的黏附性聚生体。目前，有一些关于感染根管系统中存在细菌生物膜的报道。因此，必须在实验室模型中模拟这种生物膜模式，以用于牙髓病学中的应用微生物实验。本章涵盖了在牙髓病学中构建生物膜模型的不同考虑因素。此外，还介绍了不同类型的体外根管生物膜模型及评估方法。

1 导言

根管微生物以表面黏附的生物膜（根管内生物膜）形式存在于根管内。这些微生物的存在和活动通常局限于根管内空间，在某些情况下可能会扩散到根尖孔以外（根管外生物膜）（Costerton et al. 1994；Ramachandran Nair 1987；Nair 2006；Nair et al. 1990）。根管系统解剖结构的复杂性往往会使细菌免受消毒剂和预备操作的影响（Nair et al. 1990）。此外，根管内细菌感染的过程可以改变根管系统内的营养和环境状况，使其更厌氧并耗尽营养。这些环境变化导致根管内存活的微生物处于艰难的生态位（Sundqvist and Figdor 2003）。细菌生长的生物膜模式，除了对抗菌剂具有更高的耐药性外，还允许常驻细菌在不利的环境和营养条件下存活（Baumgartner et al. 2008；Grenier and Mayrand 1986）。因此，将细菌生物膜视为微生物研究不可或缺的体外模型至关重要。这些模型用于评估牙髓病学中的不同消毒剂和消毒策略。它们还可用于研究根管内微生物的相互作用或细菌与宿主免疫细胞之间的相互作用（Al–Hashimi and Levine 1989）。目前，它们更常用于评估不同冲洗液/药物和冲洗程序在牙髓病学中的抗菌功效（Handley et al. 1984）。

2 生物膜模型系统中应考虑的因素

在生物膜细菌中观察到的耐药性很大程度

A. Kishen (✉)
Department of Endodontics, University of Toronto, Toronto, ON, Canada
e-mail: Anil.Kishen@dentistry.utoronto.ca

M. Haapasalo
Division of Endodontics, The University of British Columbia, Vancouver, BC, Canada

© Springer-Verlag Berlin Heidelberg 2015
L.E. Chávez de Paz et al. (eds.), *The Root Canal Biofilm*, Springer Series on
Biofilms 9, DOI 10.1007/978-3-662-47415-0_6

上不是由于经典的遗传机制；相反，这是由与生物膜生长相关的某些特性引起的。常驻菌种的类型、细菌对基底的黏附性质、基底的理化特性、生物膜的厚度、细菌细胞密度、EPS的量以及常驻细菌的表型/基因型修饰都是可能导致生物膜细菌耐药性的特性。通常，不同的耐药机制可能在生物膜中同时或协同作用。了解其中一些机制是构建用于牙髓病学不同应用场景的生物膜模型系统的关键（Baumgartner et al. 2008；Handley et al. 1985）。一般而言，应标准化细菌类型、细菌黏附、细菌–基底相互作用和生物膜超微结构相关的这些不同因素，以构建用于体外实验的、有用的生物膜模型（Baumgartner et al. 2008）。目前还没有一种普遍接受的体外模型可以复制根管生物膜感染。

2.1 细菌类型和细菌–基底相互作用

口腔生物膜形成的第1阶段是将组织液（如唾液）中的大分子吸附到（天然或合成）生物材料表面，从而形成调理层（获得性膜）。吸附无机和有机分子的调理层会改变表面的理化特性。在微生物流入之前形成的调理层将选择性地促进微生物细胞与表面的黏附。它们还可以作为黏附细菌的营养来源。细菌通常可以在覆盖有此类调理液的任何表面上形成生物膜（Miron et al. 2001）。该步骤之后是微生物细胞黏附到基底上。微生物的黏附潜力被认为是生物膜介导感染的重要生态和病理决定因素。

细菌对表面的黏附受以下因素影响：（1）环境条件，例如pH、温度、流体流速、营养可用性等；（2）细菌因素，例如细菌的种类/菌株的种类、细菌的生长期（对数或静止期）、表面分子的类型和电荷等；（3）基底因素，例如基底的物理和化学特性。标准化这些参数对于构建

临床真实场景的生物膜模型至关重要，这些模型是体外研究的理想模型系统（Cowan et al. 1987；Costerton 1999）。

细菌–基底相互作用的初始阶段由细菌/基底的物理和化学性质决定（例如，表面能和电荷密度）（第1阶段：细菌黏附）。该阶段负责将微生物细胞带到基底表面。这种可逆的相互作用之后是细菌表面和基底之间的分子水平的非特异性相互作用。该阶段由细菌表面结构介导，如菌毛、性菌毛、鞭毛和EPS（第2阶段：初始非特异性微生物–基底黏附阶段）。细菌表面结构在细菌和获得性膜之间形成桥梁（Miron et al. 2001）。牙龈卟啉单胞菌、轻链球菌、唾液链球菌、中间普雷沃菌、变黑普雷沃菌、变异链球菌和内氏放线菌是一些具有表面结构的口腔细菌（Miron et al. 2001；Cowan et al. 1987）。细菌与基底之间建立的分子桥是静电引力和共价/氢键的结合。最初，细菌和基底之间的结合可能不牢固。随着时间的推移，这些键会加强，使细菌附着不可逆。

在生物膜形成的最后阶段，通过多糖黏附素或配体形成（第3阶段：特异性的微生物–底物黏附阶段）建立对基底的更特异性细菌黏附。在这个阶段，细菌细胞表面的黏附素或配体分子将与基底上的特定受体结合。特异性的细菌黏附受环境变化的影响较小（Costerton 1999；Costerton and Lewandowski 1997）。细菌与基底的黏附所涉及的阶段本质上是动态的并且需要时间。细菌黏附第1阶段中的可逆和不可逆步骤在几秒钟至几分钟发生，而第二和第三阶段则需要几小时至几天才能发生。生物膜结构的发展和成熟发生在细菌黏附之后。因此，在构建体外生物膜时，提供足够的细菌–基底相互作用时间和最佳环境条件非常重要。最终的生物膜模型应代表生物膜结构的所有重要特征，这些特征会影响体外实验的

要求。

2.2 生物膜超微结构

在生物膜形成过程中，两种类型的微生物相互作用发生在细胞水平。一种是浮游细胞和已经附着在基底上的细胞之间的识别过程。这种类型的相互作用称为共黏附（coadhesion）。在第二种的相互作用中，浮游状态的基因不同的细菌相互识别并聚集在一起。这种类型的相互作用称为共聚集（coaggregation）。这种关联是高度特异性的，仅发生在可以共聚集的伙伴之间。大多数口腔细菌将彼此识别为共聚集伙伴。研究证实，具核梭杆菌是一种革兰氏阴性丝状厌氧菌，可以与所有测试过的口腔细菌共聚集，并且可以作为一种桥接细菌，甚至可以将非集聚细菌结合在一起（Baumgartner et al. 2008）。长丝状细菌及其表面吸附的球菌的结合产生了口腔生物膜的特有的玉米棒结构（Rosan et al. 1999）。球菌与丝状菌的附着是通过口腔链球菌的菌毛介导的。虽然细菌的基因组成是共聚集的主要决定因素，但环境的物理化学特征也起着至关重要的作用（Rosan et al. 1999）。与浮游菌悬浮液相比，共聚集菌悬浮液中的细菌对抗菌剂的耐药性明显更强，而生物膜模式中的细菌对抗菌剂的耐药性最强（Upadya and Kishen 2010）。因此，根据传统的药物敏感性检测方法［例如基于肉汤的最低抑菌浓度（MIC）］筛选出的抗菌剂可能不太适合清除共聚集或生物膜状态下的细菌。

在生物膜形成过程中，常驻细菌随着胞外多聚物（EPS）的进一步累积而增殖，导致生物膜结构的扩展。在这个阶段，单层微生物（初级定植者）吸引次级定植者形成微菌落，微菌落的聚集形成生物膜的最终结构。生物膜超微结构由不可逆地附着在基底上的细菌细胞群组成，并包裹在EPS、蛋白质、多糖和核酸组成的水合聚阴离子基质中（del Pozo and Patel 2007；Vakulenko and Mobashery 2003）。通常，细菌本身占生物膜总体积的5%～35%（Costerton and Stewart 2001）。成熟的生物膜将是一个代谢活跃的微生物群落，细菌个体在其中分担责任、分享利益（Vakulenko and Mobashery 2003）。例如，群落中的一些微生物有助于黏附在固体表面，而另一些微生物则在不同菌种之间建立了桥梁。这表明了多菌种生物膜相对于单菌种生物膜的意义。生物膜中常驻微生物的生理特性对抗菌剂具有额外的耐药性（Costerton and Stewart 2001；Sun et al. 2005；Sun et al. 2005；Stoodley et al. 1994；Lim et al. 2009）。上述事实进一步表明，与单菌种生物膜模型相比，构建多菌种生物膜模型具有重要意义。

研究表明，在实验室条件下纯细菌培养中形成的生物膜与自然生态系统中形成的混合菌种生物膜显示出一种基本结构，即细菌生长在由开放水通道网络隔开的基质包裹的微菌落中（Shen et al. 2010a）。EPS的厚度将影响物质通过生物膜的渗透性，并提供很大程度的保护或"屏障效应"，以抵御外界物理和化学刺激对微生物群落的威胁。生物膜形成的每一步，包括细菌黏附到最终形成成熟的生物膜结构，以及蛋白质表达/黏液的产生，都受到大量变量的调节。其中一些变量是常驻细菌的类型、生长/环境条件和生物膜的年龄。先前对根管生物膜模型的研究表明，营养供应有限的成熟生物膜比在正常营养条件下生长的早期生物膜更能抵抗氯己定等冲洗液和光活化消毒。这些研究强调了生物膜年龄或成熟度与营养状况的相关性，这是设计可用于测试根管消毒剂的体外生物膜模型的主要混杂因素（Kolenbrander et al. 1995；Jones 1972）。此外，重要的是使用相关的细菌种类（主要定植菌），并提供理想的环境条件（基底、液体调节、营养条件和温度）和最佳相互作用时间（成熟的生物膜），以获得体外应用的标准化的根管生物膜模型。

3　细菌生物膜模型：体外构建

实验室（体外）模型被用于获得服务于不同实验目的的标准化生物膜。传统的生物膜模型包括从静态生长条件下的单菌种生物膜到动态生长条件下的多菌种混合生物膜。静态生物膜模型使用不同的基底（例如玻璃、聚碳酸酯、硅、羟基磷灰石、硝酸纤维素、牙釉质、牙本质）来生长生物膜，而动态生物膜模型则使用反应器或发酵系统在基底上生长生物膜。有氧和厌氧环境均可用于体外生物膜的形成。图6-1和图6-2显示了在不同基底上生长的不同体外生物膜。鉴于体内环境条件通常是动态的，评估静态条件下生物膜形成的研究可能会有些误导，具体取决于研究问题（McBain 2009）。这些体外细菌生物膜模型通常用于：（1）检查特定细菌种类对任何生物材料表面的黏附（Kishen et al. 2008）；（2）研究特定基底上早期微生物生物膜形成的性质和模式（George et al. 2010）；（3）研究不同生物膜细菌与宿主免疫细胞之间的相互作用（Mathew et al. 2010），并测试抗菌剂或抗菌治疗策略的功效（Pratten and Ready 2010；Merritt et al. 2005）。

目前在牙髓病学中，大多数体外生物膜用于测试抗菌剂和根管冲洗策略（表6-1）。然而，根管消毒剂的活性在体外和体内实验之间显示出了明显的差异。这种抗菌效果的差异可能归因于微生物的多样性、细菌生长阶段、生物膜模型的类型以及用于分析的方法。因此，在设计用于牙髓病学应用的生物膜模型时，必须要考虑许多参数（图6-3）。

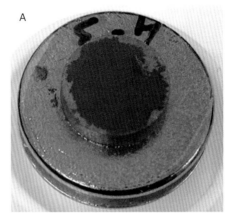

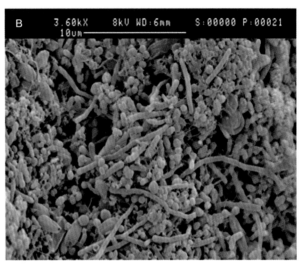

图6-1　（A）在覆有胶原蛋白涂层的羟基磷灰石盘上体外生长3周的生物膜的照片。生物膜表面有溅射的钯金膜，以便进行SEM观察。（B）在BHI肉汤中厌氧生长6个月的生物膜在胶原蛋白涂层的羟基磷灰石盘上的SEM图像。可以看到几种细菌形态类型，包括卷曲螺旋体（Kishen and Haapasalo 2010）。

如果实验室菌株用于细菌黏附测定，它们必须代表临床分离株。此外，不考虑唾液存在的测定可能不适合研究黏附和早期生物膜形成（George et al. 2010）。尽管毫无疑问必须谨慎解释浮游微生物杀灭研究的结果，但一项研究中对浮游微生物和生物膜测试的比较表明，在进入更复杂的生物膜模型之前，浮游微生物杀灭试验可能有助于新消毒剂的初步筛选（Merritt et al. 2005）。

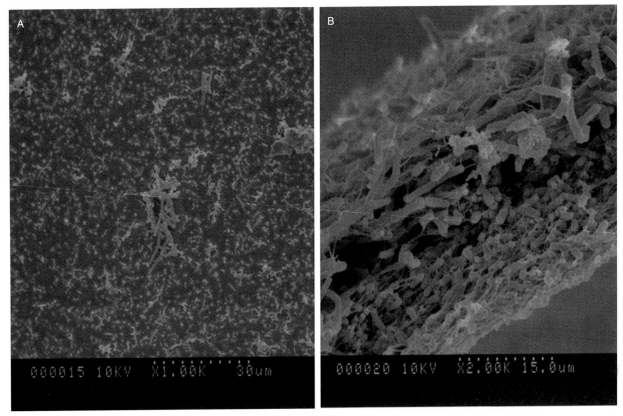

图6-2 （A）在用培养基预处理24小时的玻璃盖玻片上厌氧生长3周的多菌种生物膜。生物膜稀疏且不均匀。（B）先前SEM图像的高倍放大图像，显示具有丰富胞外基质的混合菌群（Kishen and Haapasalo 2010）。

4 生物膜装置：流通池和发酵罐

几种体外装置用于培养细菌生物膜。其中一些装置灌溉新鲜培养基，使生长的生物膜能够体验到补充了新鲜营养的培养基的连续流动。这些体外装置用于培养动态生物膜模型。流通池系统是最常用的动态模型之一，它由一个固定深度的透明室组成，生长培养基从中流过。入口管供应生长培养基，出口管将培养基排至废液池。生长培养基在蠕动泵的帮助下流过流通池。预制流通池系统可商购获得，也可针对任何特定应用进行定制。与显微镜、电荷耦合器件（CCD）相机或共聚焦激光扫描显微镜（CLSM）结合使用，这些系统可用于实时研究生物膜形成的早期事件

（Pavarina et al. 2011）。

恒化器也被用于在实验基底上生长细菌的动态生物膜。恒化器最重要的特征之一是微生物生物膜可以在恒定的培养条件（温度、pH）下以恒定速率生长。与恒化器类似，还有一类反应器，其中生物膜在生理稳定状态下在薄滤膜上形成。这些系统允许评估抗菌剂的细菌生长速率依赖性和细胞周期特异性。此外，还有恒定深度的反应器，这类装置可以定期去除生物膜的外表面，以保持生物膜的恒定几何形状。在这些反应器中，微生物可以在所有培养参数恒定的生理稳定状态下生长。该系统可以生成大量具有可比性和可重复数据的生物膜（Pavarina et al. 2011）。

静态生物膜系统不允许频繁更换培养基。

表6-1 使用体外生物膜模型进行不同根管应用的文献列表

作者	模型类别	实验目的	生物膜处理
Torabinejad（2003）	体外 粪肠球菌	MTAD的抗菌作用：体外研究	将离体人类牙齿接种粪肠球菌并培养4周； 牙本质碎屑和基于CFU的方法用于分析
Duggan and Sedgley（2007）	体外 从根管、口腔和非口腔来源的粪肠球菌菌株	口腔和牙髓来源粪肠球菌的生物膜形成	96孔板内培养24小时； 结晶紫测定用于评估 （OD 570nm）
George and Kishen（2007）	体外 粪肠球菌（革兰阳性）、伴放线杆菌（革兰阴性）	测试溶解在不同配方中的亚甲蓝（MB）：水、70%甘油和70%聚乙二醇，以及甘油-乙醇-水（30∶20∶50）的混合物	多孔板（聚苯乙烯）中2天的生物膜； 人体中的4天的生物膜； CFU菌落计数
George and Kishen（2008）	体外 粪肠球菌	本研究旨在探讨光敏制剂中加入氧化剂和氧载体对成熟根管生物膜的光活化消毒效果	人类牙齿（10天的生物膜）； CFU菌落计数
McGill et al.（2008）	体外 粪肠球菌	使用市售系统（RinsEndo®）进行动态根管冲洗的效果	在离体的人类牙齿上形成的基于胶原蛋白的"生物分子膜"； 根管表面的数字图像分析（ipWin4）
Sainsbury et al.（2009）	离体	DIAGNOdent激光荧光评估根管感染	因牙髓疾病而被拔除的牙齿； 测量近红外范围内的荧光发射
Shen et al.（2009）	体外 多菌种	评价两种氯己定制剂对生物膜细菌的影响 体外：三维定量分析	胶原蛋白涂层的羟基磷灰石（CHA）和未涂层的羟基磷灰石（HA）圆盘； 共聚焦激光扫描显微镜用于分析活、死菌
Williamson et al.（2009）	体外 粪肠球菌（临床分离株）	单菌种生物膜对6%次氯酸钠、2%氯己定、表面改性的<6%次氯酸钠（Chlor-XTRA）和表面改性的2%氯己定（CHX-Plus）对抗菌敏感性	玻璃基底； CFU菌落计数
Lim et al.（2009）	体外生物膜 粪肠球菌	测试了使用特定光敏剂配方、液体光导管、氧载体和适当波长的光能的改进的光活化消毒技术的功效	测试了两种不同的生物膜： 4天（未成熟）和4周（成熟）； 离体的人类牙齿； CFU菌落计数
Shahriari et al.（2010）	体外 粪肠球菌	过氧化氢对氯己定抗菌作用的影响的研究	由上颌中切牙和侧切牙制备的牙本质管； CFU菌落计数
Kishen et al.（2010）	体外 粪肠球菌	外排泵抑制剂增强对粪肠球菌生物膜的抗菌光动力灭活	微孔板； CFU菌落计数和激光共聚焦显微镜

续表

作者	模型类别	实验目的	生物膜处理
Hiraishi et al.（2010）	体外 粪肠球菌	3.8%氟化二胺银的抗菌功效	膜过滤器； CFU菌落计数
Shrestha et al.（2010）	体外 粪肠球菌	用于抗生物膜治疗的纳米颗粒及老化对其抗菌活性的影响	微孔板/唾液； CFU菌落计数和激光共聚焦显微镜
Liu et al.（2010）	体外 粪肠球菌	饥饿期粪肠球菌细胞生物膜形成能力及其对次氯酸钠的敏感性	人牙本质和聚苯乙烯块； CFU菌落计数和SEM
Chávez de Paz et al.（2010）	体外 临床分离株： 粪肠球菌 副干酪乳杆菌 心绞痛链球菌 格式链球菌	抗菌剂对根管生物膜细菌的影响	微流槽系统内的24小时生物膜共聚焦显微镜和图像分析
Su et al.（2010）	体内	本研究探讨伴有根管外生物膜的难治性根尖周炎的根管外科治疗效果	手术切除的根尖样本
Soares et al.（2010）	体外 粪肠球菌	次氯酸钠和EDTA交替使用的机械化学预备对根管内粪肠球菌生物膜的清除效果	人类牙齿（21天生物膜）； SEM 和CFU菌落计数
Bhuva et al.（2010）	体外 粪肠球菌	被动超声冲洗对离体单根人类牙齿根管内粪肠球菌生物膜的有效性	人类牙齿； SEM图像分析
Shen et al.（2010a）	体外 多菌株生物膜（龈下牙菌斑）	机械搅动与两种氯己定制剂的协同抗菌作用	胶原蛋白涂层的羟基磷灰石（CHA）圆盘（3周）； 共聚焦激光扫描显微镜
Pappen et al.（2010）	体外 多菌种生物膜（龈下牙菌斑）	使用浮游培养物直接暴露试验和混合菌种体外生物膜模型研究Tetraclean、MTAD 和5种实验冲洗液的抗菌效果	胶原蛋白涂层的羟基磷灰石（CHA）圆盘（2周）； 共聚焦激光扫描显微镜
Shen et al.（2010b）	体外 多菌种生物膜（龈下牙菌斑）	本研究的目的是枚举多菌种口腔生物膜不同生长阶段的活细菌，并将使用LIVE/DEAD BacLight试剂盒获得的结果与培养和平板计数的结果进行比较	胶原蛋白涂层的羟基磷灰石（CHA）圆盘； 共聚焦激光扫描显微镜和CFU菌落计数
Lundstrom et al.（2010）	体外（多菌种） 血链球菌、黏性放线菌、具核梭杆菌、微型消化链球菌和产黑素普雷沃菌	稳定二氧化氯作为根管冲洗液在多微生物生物膜牙齿模型系统中的杀菌活性	涂有黏蛋白并接种标准化细菌悬浮液的牛恒切牙（厌氧培养14天）； CFU菌落计数

续表

作者	模型类别	实验目的	生物膜处理
Hope et al.（2010）	体外 粪肠球菌	离体牙和滤膜生物膜根管冲洗模型的直接比较	人类牙齿； CFU菌落计数
Upadya and Kishen（2010）	体外 粪肠球菌和铜绿假单胞菌	评估使用亚甲蓝（MB）和非相干光源的光活化消毒（LAD）对不同生长模式的革兰阳性革兰阴性菌的功效。 还评估了不同光敏剂（PS）制剂对亚甲蓝介导的生物膜光活化消毒的影响	24孔聚苯乙烯板中的单菌种生物膜（4天）； CFU菌落计数； 激光共聚焦扫描显微镜
George et al.（2010）	体外 粪肠球菌	本研究检测了在不同营养状态且在唾液和血清表面处理条件下粪肠球菌在牙胶尖上形成生物膜的能力	用唾液或血清处理的牙胶尖（2周、4周和12周）； 生物膜生长2周； CFU菌落计数和SEM
Badr et al.（2011）	体外 粪肠球菌	甘草作为根管药物的抗菌和细胞毒作用的实验室评价	在硝酸纤维素膜过滤器上生长； CFU菌落计数
Shen et al.（2011）	体外 多菌株生物膜（龈下牙菌斑）	本研究的目的是检查不同生长阶段的多菌种生物膜对根管冲洗液（2%氯己定或CHX-Plus）的敏感性	胶原蛋白涂层羟基磷灰石（CHA）圆片（2天至数月）； 激光共聚焦扫描显微镜和CFU菌落计数

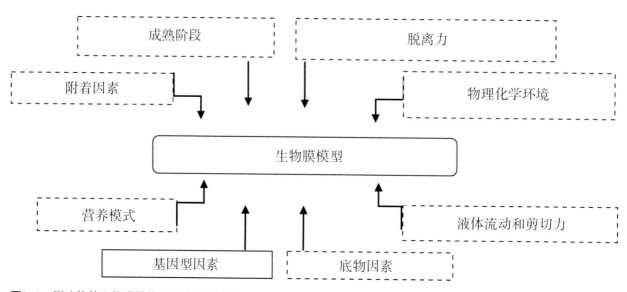

图6-3 影响体外生物膜结构和形成的不同特征。

它们产生的生物膜在过夜培养结束时耗尽了重要的营养成分。该系统的主要特点是可以在任何特定时间处理大量生物膜。它不需要耗时的灭菌和设置程序，因此可用作生物膜分析的高通量系统（Merritt et al. 2005）。该系统为快速筛选生物膜突变体（Kulasekara et al. 2005）、生物量形成和生物膜形成能力（Watnick and Kolter 1999）以及胞外基质组成（Friedman and Kolter 2004）提供了基础。然而，该系统与激光共聚焦扫描显微镜（CLSM）不兼容，后者是研究生物膜结构的首选方法。生物膜的结构评估需要冲洗的或流通的腔室系统，以允许在一段时间内检查生物膜的形成。该系统可用于分析选定基因的时空表达以及生物膜形成和扩散的完整生命周期。

通过流通池系统研究了一些关于生物膜细胞独特行为反应后发现，而这些发现无法通过静态系统获得（Davey and O'Toole 2000）。

5　生物膜分析

生物膜分析用于表征：（1）微生物的数量和类型；（2）常驻微生物种群的活力（死/活细胞）；（3）年龄；（4）厚度（单层或多层）；（5）生物膜的结构（均匀、不规则、致密、多孔）；（6）生物膜的表面形貌（峰和谷）。目前不同的技术，如（1）微生物培养法；（2）比色技术；（3）显微镜；（4）物理方法；（5）生化方法；（6）分子方法都被用作生物膜分析。评估根管抗菌剂的抗菌效果所需的基本步骤如图6-4所示。

评估消毒剂抗菌效果的方法概述

- 设定目标

- 菌株：选择合适的菌株：革兰阳性、革兰阴性

- 感染模型：浮游悬浮液、共聚悬浮液、生物膜

- 接种物：调整特定条件下获得的细菌培养物的悬浮液

- 培养时间和温度

- 消除继代培养中的受试剂

- 评估方法：幸存者计数（菌落形成单位）（定量分析）；结构分析（扫描电子显微镜）（定性分析或准定量分析）；结构和活/死细胞估计（准定量分析、定量分析）

- 结果解读

图6-4　使用体外生物膜模型评估抗菌效果的基本步骤。

6 微生物培养技术

计数菌落形成单位（CFU）是量化生物膜细菌的一种简单方法，该方法可以提供有关生物膜中存在的活细菌数量的信息。然而，基于CFU的方法可能只检测能够以足够的速度启动细胞分裂以形成菌落的细菌，并且它们的生长需求由所使用的培养基支持。一些方案建议通过超声或离心过程从基底上去除生物膜细菌，并使用上清液测定CFU。活菌的回收是这些实验中的一个重要步骤，细菌可能对从基底上去除它们的操作很敏感。一项体外研究表明，在陈旧、饥饿的生物膜中，根据在CLSM下观察到的绿色染色模式，细菌是存活的，但是当从生物膜中取出并使用培养方法培养时，超过99%的细菌无法生长（Shen et al. 2010a），建议在量化前使用超声振动和酶去除细菌生物膜。在这些情况下，必须使用适当的超声振动能量水平和酶浓度，因为很少有研究强调它们可能对细菌细胞产生致命影响（Johansen et al. 1997）。

7 比色技术

比色法是一种细菌半定量方法，它应用细菌细胞吸收染料的原理来确定生物膜的生物量。在该测定中，细菌生物膜被染料（例如结晶紫）染色后，使用已知的乙醇或表面活性剂（十二烷基硫酸钠）对其进行破坏，并使用分光光度计测量洗脱染料的强度（图6-5）。这是一种简便的测定方法，可以快速定量生物膜细菌。另外，该测试可能难以解释，因为测量的光密度是细菌数量的指标，而不是生物膜结构中EPS的真实指标。该测定通常适用于强生物膜生产能力的菌株，而对于区分弱生物膜生产者和生物膜阴性菌株可能不是很有用（McBain 2009）。

8 显微镜技术

光学显微镜是用于检查生物膜的基本技术，无论是直接在体外样本上还是体内组织病理学切片上。这是一种相对便宜、快速，且容易获得的方法。已使用不同的显微方法来评估细菌对基底的黏附、生物膜结构以及生物膜结构中细菌的分布/类型/活力（图6-1、图6-2、图6-5～图6-9）。在显微方法中，细菌生物膜用合适的荧光染料（例如碘化丙啶）或非荧光染料（例如番红）染色。大多数高分辨率光学显微镜能够对基底表面上的细菌细胞进行计数。生物膜黏液可以用阿尔新蓝染色，这是一种酞菁染料，可染色EPS中的酸性黏多糖和糖胺聚糖（Di Bonaventura et al. 2006）。染色的部分会呈现为蓝色到蓝绿色。通过使用质粒编码的绿色荧光蛋白（GFP），可以在不使用荧光探针的情况下在荧光显微镜下观察细菌细胞。这种转化的大肠埃希菌O157：H7已用于研究它们在表面上的附着（Burnett et al. 2000；Takeuchi and Frank 2001）。这些细胞的活力可以通过用不透膜的荧光染料染色转化的细胞来确定（Takeuchi and Frank 2001）。

多年来，扫描电子显微镜（SEM）和透射电子显微镜（Yavari et al. 2010）一直是生物膜分析的有效工具。它们已被用于生物膜的形态和结构表征。这些技术的主要缺点是需要大量的样品制备步骤，例如固定、脱水、冷冻干燥或临界点干燥以及溅射。这些步骤可以深刻地影响原始生物膜形态。环境扫描电子显微镜（ESEM）是一种相对较新的技术，它是传统SEM（高真空）的替代品，因为它允许在原始水合条件下以相对较高的分辨率对生物样品进行成像（McKinlay et al. 2004）。在将传统的高真空SEM与ESEM图像进行比较时，微生物生物膜结构的改变，特别是基

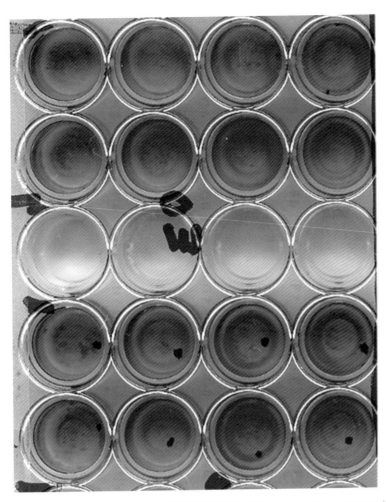

图6-5　显示使用量热法（结晶紫）测定的粪肠球菌生物膜的多孔板（Kishen and Haapasalo 2010）。

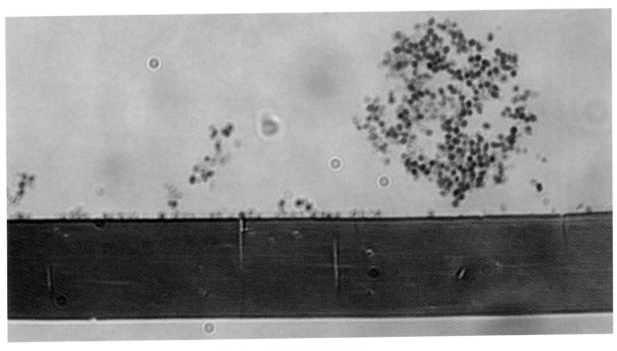

图6-6　在聚碳酸酯膜上生长的粪肠球菌单菌种生物膜的光学显微图像。

质体积的整体损失是可观的。Sutton等比较了不同的脱水技术，结果表明冷冻干燥的样品呈现出微生物生物膜与基底的显著分离，而更复杂的脱水程序（如临界点干燥）导致EPS基质几乎完全消失（Sutton et al. 1994）。尽管应用了适当的固定操作，但脱水后生物膜结构的崩塌主要是由于EPS基质中缺乏自我维持的支架。然而，固定后细菌细胞在真空中保持其形状和大小，可以通过SEM识别。在ESEM模式下，EPS的半透明外观和高压下的低信噪比导致图像分辨率有限。简而言之，ESEM代表了一种通过保留大量EPS成分来检测高度水合细菌生物膜的有效技术。相反，传

图6-7 用LIVE/DEAD荧光染料染色的细菌菌落的荧光显微镜图像。

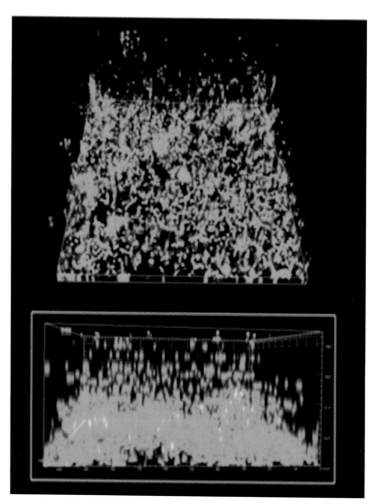

图6-8 粪肠球菌生物膜的激光共聚焦扫描显微镜图像的三维重建（×60）。

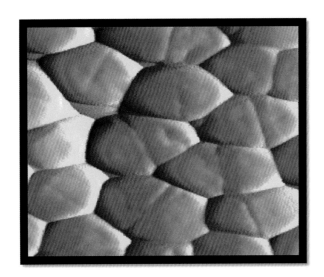

图6-9 原子力显微镜图像显示细菌细胞表面纳米范围内的细节（Kishen and Haapasalo 2010）。

统的高真空SEM允许对细胞成分进行详细检查，并有利于检测三维中空结构，但未能显示由细胞周围的大量EPS基质组成的实际生物膜结构。因此，传统SEM与ESEM技术的结合使用可以提供关于不同生物膜成分、细菌细胞和胞外基质的补充信息（Sutton et al. 1994）。

荧光显微镜也被用于研究生物膜的微观结构。在生物材料表面生长的生物膜通常用荧光染料染色并在荧光显微镜下观察。在一项研究中，使用两种不同的荧光探针对双菌种生物膜中的每种微生物进行染色，并在荧光显微镜下使用两种激发波长进行观察。使用适当的波长捕获两个不同的图像和背景生物膜。然后，将这些图像组合起来构建一个同时显示两种微生物的新图像（Trachoo and Frank 2002）。荧光显微镜用于确定生物膜结构中的活细胞、细胞排列、微菌落形成、生物膜pH和化学物质的分布（Wolfaardt et al. 1993）。

激光共聚焦扫描显微镜（CLSM）是一种特别重要的生物膜分析技术，但仅适用于50~200μm厚的生物膜结构。CLSM克服了大多数早期显微

技术（如荧光、SEM和TEM）所表现出的一些局限性。随着分子微生物技术的进步，CLSM已成为研究生物膜的重要工具。绿色荧光蛋白（GFP）标记某些细菌菌株（如铜绿假单胞菌）的方法可用于研究生物膜的形成。该方法使用荧光成像或CLSM来量化生物膜。首选的标记方法是构建染色体插入，以确保标记序列的基因剂量稳定（Harraghy et al. 2006；Sheppard and Shotton 1997）。最近，延时CLSM与gfp报告系统一起被应用于研究辅助基因调控（agr）在生物膜形成中的作用。这种方法对生物膜形成过程中的基因调控提供了有趣的见解（Bagge et al. 2004）。这项技术很可能成为未来研究涉及生物膜形成的调控因子和基因的重要工具。

CLSM生成一个薄的（~0.3μm）焦平面（光学切片），其中焦外光被光学屏障或通过应用多光子显微镜中的光吸收物理原理来阻挡（Bakke et al. 2001）。然后，可以通过软件堆叠这些光学切片，以生成整个生物膜的三维重建图像。CLSM图像可用于确定生物膜中细胞的厚度和分布。CLSM还可用于确定生物膜中的pH梯度。生物膜的内部pH可以通过使用荧光素作为pH指示剂的荧光寿命成像技术来测量。将荧光染料（LIVE/DEAD BacLight）与CLSM结合使用已成为生物膜分析的常规做法。LIVE/DEAD细菌活力试剂盒（Molecular Probes，Eugene，OR）包含两个组分染料（SYTO 9和碘化丙啶）的独立小瓶。将这些染料按照生产商的说明以1∶1的比例混合用于对生物膜细菌进行染色。在CLSM检查下，死细胞发出红光，活细胞发出绿光（George and Kishen 2008）（图6-8）。最近的一项体外研究表明，在营养匮乏条件下生长的多菌种厌氧生物膜中的细菌可转变为活的但不可培养（VBNC）的状态，可以恢复到正常生理状态，并在其仍在生物膜中时通过重新建立营养供应进行培养。这

项研究的结果表明，活菌染色比饥饿期间的培养方法更能反映生物膜细菌的"真实活力"状态。在采用基于培养的方法分析体内根管生物膜时，必须考虑这一点（Shen et al. 2010b）。

荧光原位杂交（FISH）是一种公认的工具，用于特异性和灵敏地识别复杂微生物群落中的目标微生物。FISH技术使用探针来靶向细菌中的特异性16S rRNA序列。它适用于同时评估生物膜中革兰阳性菌和革兰阴性菌的空间分布。生物膜中FISH标记细菌的可视化可以通过荧光显微镜和CLSM进行（Sheppard and Shotton 1997；Main et al. 1984）。然而，CLSM在生物膜分析中是首选，因为它允许细胞的三维无创可视化和成熟生物膜的计算重建，而不会扭曲其结构（Mattila-Sandholm and Wirtanen 1992）。

9　物理方法：厚度、重量、面积和密度测量

生物膜厚度、重量（湿和干）、面积和密度估计等物理参数用于量化生物膜的生长。通过光学显微镜常测量厚度通常对薄生物膜有效；然而，它可能不适用于厚生物膜。在这种方法中，生物膜被放置在显微镜的载物台上，显微镜的精细控制上有校准刻度。降低物镜，直到生物膜表面聚焦并记录显微镜的微调刻度盘设置。然后，将显微镜物镜聚焦在基底表面，最好是没有生物膜的区域（Stewart 1990）。微调设置的差异可用于计算厚度。一种简单的手动测量针法（Walker et al. 1994）和电子探针也已用于测量生物膜厚度（Marshall et al. 1971）。恰当制备的SEM样品或冷冻切片能够估计生物膜厚度，并揭示嵌入细菌细胞的分层（Marshall 1997）。生物膜湿重是衡量生物量的有用指标，尤其是在配衡的基底上。这是一个非常简单且快速的过程。在生物膜生长

之前对基底称重，然后再次称重以记录干生物膜重量。在这种情况下，假设在生物膜生长期间没有发生基底溶解。如果测量了同一生物膜样品的湿重和干重，则可以确定近似密度。为了进行比较，可以计算每单位基底面积的膜密度和重量等物理参数（Marshall et al. 1971；Marshall 1997）。

10　生化技术：生物量和胞外基质

微生物生物量是指给定区域内的微生物总数。（1）微生物生物量的测量被认为是一种快速方法，包括整个生物膜的湿重或干重的测量，（2）细菌含量的测量；（3）细菌活性或活菌的测量。在这种情况下，三磷酸腺苷（ATP）生物发光被广泛用于确定细菌种群的代谢活性。该技术需要细胞裂解步骤以释放ATP，ATP由荧光素-荧光素酶反应确定（de Beer et al. 1994）。然而，应该注意的是，裂解速率和ATP含量因微生物而异。因此，ATP测定不能与微生物细胞的初始数量相关联。此外，还开发了含有生物发光基因的转基因菌株（McAllister et al. 1994），并应用于一些体外分析。所有这些方法都存在优点和缺点。除了基于显微镜的技术外，大多数其他方法都需要最佳数量的活细胞，并能够在短时间内繁殖到相当数量。在生物膜分析中更常规地采用快速生化方法检测活菌之前，需要进一步的研究。

11　分子生物学方法

分子生物学技术提供有关生物膜细菌的遗传信息。微阵列分析（Millsap et al. 1997）和使用确定的调节突变体（Lee et al. 1990；Bauer-Kreisel et al. 1996）已成为研究生物膜的重要工具。此外，在致病性较低的生物体中克隆和表达细菌毒力因子（Perez-Osorio and Franklin 2008；

Kindaichi et al. 2006）是评估细菌在生物膜介导感染中的作用的另一个重要工具。应该认识到，当对细菌黏附和生物膜形成进行基于分子的分析时，细菌大多是在理想的实验室条件下生长的。这些情况可能不是临床上实际的情况。尽管这类实验可用于实验组之间的相对比较，但实验室和体内情况之间有存在差异的可能性。

酶联免疫吸附试验（ELISA）是一种非常灵敏的方法，用于检测样品中是否存在特定的抗原或抗体。当与标准曲线结合使用时，ELISA可用于定量评估。ELISA通常使用两种检测方法之一进行：直接或间接检测。在直接ELISA中，酶联（标记）抗体用于直接检测捕获的抗原或特定的抗体。在更常见的间接ELISA中，一抗与样品抗原/抗体结合，然后使用标记的二抗（抗球蛋白）检测一抗。对于任何ELISA操作，样品抗原/特定的抗体都被浓缩并溶解在适当的缓冲液中。ELISA已被用作一种替代方法来量化生物膜内的生物量，甚至是生物膜中的蛋白质表达（Davey and O'Toole 2000；Heydorn et al. 2002）。ELISA可用于量化混合生物膜中特定细菌的种群。基于ELISA的方法可以避免由于细胞聚集和EPS产生而导致的错误，这可能导致细菌定量的重大错误。ELISA的缺点与信号的交叉反应性和非特异性有关，这种方法不太适合低浓度的抗原（Davey and O'Toole 2000）。

差异基因表达的检测可以作为一种新的高分辨率和特异性方法来了解生物膜群落中的基因表达。然而，目前的分析可能只描述生物膜中所有细胞的平均信号或反应。这种测量不会提供来自生物膜中特定细胞群的信号。此外，体内环境中有几个因素可能会影响生物膜的形成，并且提出了体外基因表达的评估是否能真实反映体内基因表达指标的问题。

聚合酶链反应（PCR）是一种允许对短DNA序列进行指数扩增的方法。该方法依赖于DNA的热循环和酶促复制。引物由与目标区域互补的短DNA片段/序列和DNA聚合酶组成，是实现选择性和重复扩增的关键成分。随着PCR的进行，产生的DNA被用作复制模板，从而建立一个链式反应，其中DNA模板呈指数级扩增。这种分析方法主要用作检测特定细菌DNA存在与否的定性工具。实时聚合酶链式反应，也称为定量实时聚合酶链式反应（qPCR），基于PCR，用于放大和同时量化目标DNA分子。RT-PCR能够检测和量化DNA样品中的一个或多个特定序列。RT-PCR的关键特征是随着反应的进行实时检测到扩增的DNA（Wimpenny et al. 2000）。与标准PCR相比，这是一种新方法；而标准PCR是在最后检测反应产物。在实时PCR中检测产物的两种常用方法是：（1）插入任何双链DNA的非特异性荧光染料；（2）由标记有荧光报告基因的寡核苷酸组成的序列特异性DNA探针，仅允许检测在探针与其互补的DNA靶点杂交后检测。RT-PCR可用于估计样品中目标基因的复制数，据报道它比传统的定性PCR的灵敏度更高；该方法已用于检测和量化生物膜中的细菌种群。通常，RT-PCR与逆转录相结合，以量化细胞或组织中的信使RNA和非编码RNA。定量逆转录酶实时PCR（qRT-PCR）可有效用于量化生物膜细菌的特定基因的RNA转录物的数量。qRT-PCR具有较大的动态范围，可用于验证从微阵列获得的基因表达数据。此外，qRT-PCR是敏感的，因此可用于在只有少量生物材料可用时，定量生物膜样品中基因表达（Wimpenny et al. 2000；Thurnheer et al. 2004）。

12　其他高级技术

原子力显微镜（AFM）已被用于研究细菌

细胞之间以及细菌细胞与基底之间的相互作用力（Postollec et al. 2006）（图6-9）。为了使用AFM确定细菌-基底相互作用，将细菌细胞或基底颗粒连接到AFM尖端并研究相互作用力。简而言之，当AFM尖端接近基底并且两个相互作用体之间的间隙接近纳米范围时，产生的相互作用力由AFM尖端记录（Razatos et al. 1998）。AFM力曲线可用于估计细菌与基底相互作用中的黏附事件和相互作用力（Gaboriaud and Dufrene 2007）。在AFM分析中，需要带正电荷的聚合物，例如聚乙烯亚胺和聚-L-赖氨酸，才能将细菌牢固地附着在悬臂尖端上。基于这一概念，一项研究旨在针对根管冲洗液对粪肠球菌黏附于牙本质的影响进行分析（Sum et al. 2008）。该研究强调，改变牙本质理化性质的化学物质可能会影响细菌对牙本质的黏附性质和黏附力。使用带正电荷的聚合物物理附着细菌细胞可能会促进细菌细胞表面结构中的结构重排（Vadillo-Rodriguez et al. 2004），这反过来可能会影响所测作用力的值。最近，显微操作器被用来研究单个细胞或生物膜隔室。基于激光的光镊是一种无创和非接触式工具，可以探测细菌和胶原蛋白等微观物体之间的相互作用，其灵敏度可达亚皮牛（pN）量级。光镊技术提供了有关细菌和基底之间相互作用力的更多定量信息（Sum et al. 2008）。

傅立叶变换红外光谱（FTIR）用于表征生物膜结构的化学成分。在FTIR光谱分析中，红外辐射与测试样品相互作用。在这种相互作用过程中，一些红外辐射被样品吸收。得到的光谱代表分子水平的吸收/透射，这是样品的分子指纹。FTIR 光谱可用于对生物膜结构上的化学成分进行定性和定量分析（Kishen et al. 2006）。同样，固态磁共振（NMR）等生物物理技术是研究生物膜结构化学成分的强大分析工具（Grivet et al. 2003）。NMR光谱可用于获得浮游细胞、附着细菌细胞和原位生物膜细菌的代谢信息（Majors et al. 2005）。

13 结语

多种生物膜模型已被用于牙髓病学中的不同实验目的。就用于特定研究的最佳模型做出理性选择仍然是一个问题。一般来说，应选择与体内条件接近再现的生物膜模型或用于重复评估的标准化模型。然而，没有适用于所有应用场景的单一的、理想的生物膜模型。生物膜的直接、无损可视化有利于监测生物膜细菌和结构的变化。尽管最近取得了许多进展，但细菌生物膜的量化和消毒剂功效的评估仍然是牙髓病学的主要挑战。未来有必要努力标准化体外生物膜模型的类型和评估抗菌剂的体内测试方法。

第7章
根管解剖对生物膜消毒的影响
Root Canal Anatomy: Implications in Biofilm Disinfection

Marco A. Versiani, Ronald Ordinola-Zapata

摘要 根管治疗的主要目的是尽可能有效地消毒和封闭根管系统，以建立或维护健康的根尖周组织。对解剖结构复杂且变异的牙齿进行根管治疗之前，需要了解各类牙齿的内部解剖结构。最近，使用Micro−CT扫描的三维成像已被用于向临床医生揭示牙齿的内部解剖结构，为根管治疗的整体质量带来了新的视角，并证实了根管成形器械在根管解剖复杂的情况下无法发挥作用。此外，副根管、根尖分歧、管间交通、峡区及根尖三角区的存在可能会进一步削弱器械和冲洗液的消毒效果，这些地方可能是微生物生物膜形成的理想场所，常规技术难以触及。除生物膜外，这些难以触及的区域还可能充满了根管预备器械切削产生并推入其中的牙本质碎屑，通过阻止冲洗液流入其中并通过中和其功效来干扰消毒。本章概述了根管解剖复杂性的最新理论，并讨论了其与理解清除根管内微生物生物膜的原理和问题的关系。

1 导言

根管治疗的目标是从根管空间中去除所有活的或坏死的组织、微生物及其副产物（Siqueira 2005；Hargreaves and Cohen 2011）。在根管治疗步骤中，机械化学预备在清除或减少主根管中的细菌方面发挥着关键作用，但在解剖结构复杂且微生物生物膜耐药的情况下，器械和冲洗液的消毒效果可能会受到一定程度的阻碍（Siqueira 2005；Shen et al. 2012；Siqueira et al. 2013）。因此，彻底了解所有牙齿组的根管形态及其变异是根管治疗成功的基本要求。

"单"根管和"单"根尖孔的概念是错误的（Siqueira 2005；Hargreaves and Cohen 2011）。根管空间通常是复杂的，包括分叉又重新融合的根管、峡区、鳍部、管间交通、副根管和根尖三角区。因此，它被称为根管系统。自19世纪以

M.A. Versiani (✉)
Department of Endodontics, Dental School of Ribeirão Preto, University of São Paulo,
São Paulo, Brazil
e-mail: marcoversiani@yahoo.com

R. Ordinola-Zapata
Dental School of Bauru, University of São Paulo, São Paulo, Brazil

© Springer-Verlag Berlin Heidelberg 2015
L.E. Chávez de Paz et al. (eds.), *The Root Canal Biofilm*, Springer Series on
Biofilms 9, DOI 10.1007/978-3-662-47415-0_7

来，该文献的几位作者已经证明了根管系统的复杂性。Carabelli（1842）可能是第一位全面描述根管数量和位置的专家。在几年后，Mühlreiter（1870）发表了第一个使用牙齿切片技术进行的根管解剖学系统研究。几十年后，Black（1890）系统地规范了牙科术语，并详细描述了牙齿的内部和外部解剖结构；1894年，Gysi和Röse发表了人类牙体组织切片的系列图片，展示了根管系统的复杂性。20世纪初，Preiswerk（1903）引入"建模技术"，通过注入熔融金属获得了各组牙齿内部解剖结构的金属复制品。Fischer（1908）和Dewey（1916）改进了这种方法，通过将火棉胶溶液或石蜡注入根管系统，获得了根管分支和侧支的完整复制品。Hess（1917）和Hess与Zurcher（1925）在根管空间内注入天然橡胶后，使用脱矿方法研究了约3000颗牙齿的根管形态。当时，几位研究者还使用了透明化（透明牙）技术来研究根管解剖（Adloff 1913；Fasoli 1913；Moral 1915；Okumura 1927）。在这种方法中，在将流体材料，例如熔融金属（Adloff 1913）、含朱砂的明胶（Fasoli 1913）和不同类型的墨水（Moral 1915；Okumura 1927）注入根管系统后，通过脱矿使牙齿的硬组织变得透明。

在接下来的几十年里，多种体内、外技术被用来研究根管系统形态，如三维蜡模型（Meyer and Scheele 1955），常规（Mueller 1933；Barker et al. 1969；Sykaras 1971；Pineda and Kuttler 1972；Kaffe et al. 1985；Fabra-Campos 1989；Pécora et al. 1991；Pécora et al. 1993a；Estrela et al. 1995；Sousa Neto et al. 1998；Ferraz et al. 2001；Baratto-Filho et al. 2002）和数字X线片（Nattress and Martin 1991；Burger et al. 1999；Schäfer et al. 2002）、树脂注射（Barker et al. 1973，1974a，b）、宏观（Green 1955，1973；Baratto-Filho et al. 2002）和微观评估（Green

1956；Burch and Hulen 1972；Kerekes and Tronstad 1977a，b，c），不同平面上的牙齿切片（Green 1955；Green 1958；Weine et al. 1969；Kerekes and Tronstad 1977a，b，c；Mauger et al. 1998），透明牙技术（Robertson et al. 1980；Vertucci 1984；Pécora et al. 1992a，b；Pécora et al. 1993b，c；Rocha et al. 1996；Guerisoli et al. 1998；Sharma et al. 1998；Venturi et al. 2003；Weng et al. 2009），X线造影术（Naoum et al. 2003）和扫描电子显微镜（Gilles and Reader 1990）等。

多年来，上述技术已成功用于根管解剖学研究（Bergmans et al. 2001）；然而，其破坏性使得标本（Grover and Shetty 2012）和许多人工制品（Perrini and Castagnola 1998）产生了不可逆转的变化，因此可能无法准确反映根管形态（Versiani et al. 2011a，2012）。此外，这些技术无法同时对牙齿的外部和内部解剖结构进行三维分析（Grande et al. 2012）。这些固有的局限性促使人们寻找具有改进可能性的新方法（Bergmans et al. 2001）。

1986年，Mayo等将计算机辅助成像技术引入根管研究领域（Mayo et al. 1986）。通过结合牙齿不同角度的X线影像，获得了以数学方式确定的根管三维图像（Pao et al. 1984；Gullickson and Montgomery 1987；Dobo-Nagy et al. 2000）。几年后，一种改进的基于牙根横截面图像的根管可视化计算机化方法被引入（Berutti 1993；Blašković-Šubat et al. 1995；Lyroudia et al. 1997a，b；Hegedus et al. 2000；Lyroudia et al. 2002）。这些方法可以建立三维模型，并对根管的一些形态参数进行定量测量；然而，它们仍然是破坏性的方法，并且切片的厚度及牙体损失会影响结果的准确性（Hegedus et al. 2000）。

1990年，Tachibana和Matsumoto建议在牙髓病学中使用计算机断层扫描（CT）成像技术

（Tachibana and Matsumoto1990），但由于CT的空间分辨率低，其用处有限。数字影像系统的进一步发展使得传统医学CT（Gambill et al. 1996；Robinson et al. 2002；Cimilli et al. 2005；Reuben et al. 2008；Garg et al. 2013；Nayak and Singh 2013）、磁共振显微术（Baumann et al. 1993；Baumann 1994；Baumann and Doll 1997；Appel and Baumann 2002；Tanasiewicz 2010；Idiyatullin et al. 2011；Sustercic and Sersa 2012）、调谐孔径计算机断层扫描（Nance et al. 2000；Barton et al. 2003）、光学相干断层扫描（Shemesh et al. 2007）和锥形束CT（Matherne et al. 2008；Huang et al. 2010；Michetti et al. 2010；Wang et al. 2010；Bauman et al. 2011；Lee et al. 2011；Neelakantan et al. 2011；Zhang et al. 2011a，b；Zheng et al. 2011；Han et al. 2012；Hassan et al. 2012；Kim et al. 2012；Seo et al. 2012；Shenoi and Ghule 2012；Szabo et al. 2012；Tian et al. 2012；Yu et al. 2012）可用于根管解剖研究。这些方法因空间分辨率不足且切片厚度较大，无法呈现根管内部的精细结构，阻碍了其应用（Nielsen et al.1995；Dowker et al. 1997）。

几年后，高分辨率的X线显微计算机断层扫描仪（Micro-CT）被建议用作高精度根管研究的先进工具（Nielsen et al. 1995）。这是一种无损、可重复的精确技术，可定量和定性地应用于根管系统的二维和三维评估（Peters et al. 2000；Versiani et al. 2011b；Siqueira et al. 2013；Versiani et al. 2013b；Keleş et al. 2014；Ordinola-Zapata et al. 2014；Marceliano-Alves et al. 2014；Versiani et al.2015）。如今，尽管Micro-CT不可能用于活体人体成像，但它已被认为是研究根管解剖的最重要工具（Peters et al. 2000；Versiani et al. 2011a，2012，2013a）。利用这种新技术对根管空间的形态学研究表明，根管系统的形状和结构多种多

样（Peters et al. 2000；Peters et al. 2001；Versiani et al. 2011a，c；Villas-Boas et al. 2011；Versiani et al. 2012；Ordinola-Zapata et al. 2013；Versiani et al. 2013a，c；Ordinola-Zapata et al. 2014）。因此，本章的目的是讨论根管系统的复杂性并了解其对生物膜消毒的影响。

2 根管系统的宏观解剖

2.1 髓室

从教学上讲，根管系统可分为两部分：位于解剖学牙冠内的髓室和位于牙根内的根管（图7-1A）（Woelfel and Scheid 2002；Hargreaves and Cohen 2011；Nanci and Ten Cate 2013）。

髓室是占据牙冠中心的空腔，与牙冠表面的形状类似（Bjørndal et al. 1999）。在前牙中，髓室与根管相连，但在后牙中，它通常呈方形，有六个面：底部、顶部和轴壁。髓室的四个轴壁分别被命名为近中壁、远中壁、颊侧壁或舌（腭）侧壁。髓室顶位于𬌗面或切嵴的正下方，并通常呈现与牙尖或牙突相适应的突起，被牙髓组织占据，即所谓的髓角（Woelfel and Scheid 2002）。年轻牙齿的髓室底几乎是平的，后来变得凸出。髓室底的自然解剖结构经常显示根管口的位置。根管口是从髓室通向根管的开口，特别是在多根管的牙齿中（AAE 2012）（图7-1B）。然而，由于增龄性变化或对牙髓刺激（如龋病、修复性治疗、咬合负荷或磨损）的病理反应，髓室可能会因继发性或第三期牙本质的沉积而缩小并发生形状改变（Peiris et al. 2008）。因此，钙化物可能会通过改变根管的原始结构来隐藏根管口，从而阻塞进入根管的通道（Hargreaves and Cohen 2011）。

在多根牙的根分叉区，也可能存在连接

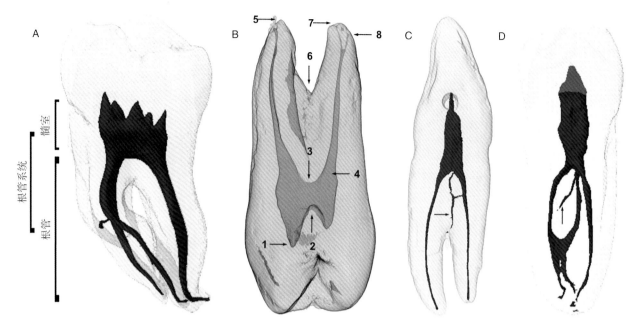

图7-1 　（A）根管系统分为位于牙齿解剖牙冠内的髓室和位于牙根内的根管。（B）其他重要的解剖标志是（1）髓角、（2）髓室顶、（3）髓室底、（4）根管口、（5）解剖根尖、（6）根分叉、（7）根尖孔、（8）副根尖孔以及副根管（C和D中箭头所示）。

髓室和牙周膜的副根管（Vertucci and Williams 1974）。副根管来源于隔膜部分融合时牙周血管的压迫，隔膜将发育成为髓室底（Cutright and Bhaskar 1969）。它们代表了髓腔和牙周组织之间的通道，并可能是多根牙根分叉区原发性牙髓病变的原因（Seltzer et al. 1967）。Vertucci 和 Williams观察到13%的下颌第一磨牙存在副根管（Vertucci and Williams1974）。在大多数情况下，副根管从髓室底的中心延伸，但也可从髓室底的近中和远中延伸。后来，Vertucci和Anthony观察到36%的上颌第一磨牙、12%的上颌第二磨牙、32%的下颌第一磨牙、24%的下颌第二磨牙的髓室底和根分叉面上都存在小孔（Vertucci and Anthony 1986）。最近，Micro-CT研究表明，在双根的下颌尖牙（图7-1C）（Versiani et al. 2011a）和三根的下颌前磨牙（图7-1D）中存在副根管（Ordinola-Zapata et al. 2013）。

遗漏的根管解剖结构是根管治疗失败的主要原因之一。因此，需要特别注意髓室的解剖结构，以便定位所有的根管口。在评估了500个离体牙的髓室后，Krasner与Rankow提出了一些有助于确定任何牙齿中髓室的位置以及根管的确切位置和数量的规律（Krasner and Rankow 2004）。他们证实了存在特定且一致的髓室底和髓室壁解剖结构，并提出了帮助临床医生识别根管形态的规律。这些规律是：

- 中心法则：髓室底始终位于釉牙骨质界（CEJ）水平的牙齿中心；
- 同心法则：在CEJ水平，髓室壁始终与牙冠外形同心，即牙根外表面解剖反映了髓室内部形态；
- 釉牙骨质界法则：在CEJ水平，从临床牙冠各处的轴壁到髓室壁的距离相等——CEJ是定位髓室的恒定解剖标志；
- 对称法则1：除上颌磨牙外，所有根管口到沿近远中方向绘制的穿过髓室底中央的直线的距离相等；
- 对称法则2：除了上颌磨牙外，根管口的连线与沿近远中方向绘制的穿过髓室底中央的直线垂直；

- 颜色变化法则：髓室底的颜色总是比髓室壁深；
- 根管口定位法则1：根管口始终位于髓室壁与髓室底的交界处；
- 根管口定位法则2：根管口位于髓室壁和髓室底交界的转角处；
- 根管口定位法则3：根管口位于牙根发育融合线的末端。

2.2　根管

根管是牙根内的髓腔部分，沿着牙根的外部轮廓向根尖逐渐变细。主根管通常呈漏斗状，横截面呈卵圆形，在根管口水平直径最大。一般来说，在纵向截面中，根管的颊舌径比近远中径更宽。如前所述，根管系统的解剖结构通常很复杂，锥形根管和单根尖孔的存在是例外，而不是常规（Vertucci 2005）。考虑到根管形态分类存在较大差异，避免各研究结果之间比较的困难，不同的根管分类系统已被提出（Weine et al. 1969；Vertucci et al. 1974；Weine 1996；Gulabivala et al. 2001；Ng et al. 2001；Gulabivala et al. 2002；Sert and Bayirli 2004；Al-Qudah and Awawdeh 2006；Peiris et al. 2008；Gu et al. 2011；Kim et al. 2013；Leoni et al. 2013）。这些分类系统是基于从髓室底开始、沿根管走向延伸并通过根尖孔开口的根管数量进行分类的（Vertucci 2005）。

2.3　根管系统形态

与诊断和治疗计划一起，了解常见的根管形态及其变异是根管治疗成功的基本要求

（Vertucci 2005）。研究表明，术前根管形态的变异（例如椭圆形根管或峡区的存在）对预备过程中发生的变化的影响比预备技术本身更大，这也突出了其重要性（Peters et al. 2001）。

Weine等首次对单个牙根中的多根管系统进行了临床分类（Weine et al. 1969）。他通过切片和放射学方法研究了离体上颌第一磨牙的近中颊根，并将根管形态分为4个种类：

- Ⅰ型：从髓室到根尖的单根管（1形）；
- Ⅱ型：从髓室发出两个独立的根管，但在靠近根尖处融合成一个根管（2-1形）；
- Ⅲ型：从髓室到根尖的两个独立的根管（2形）；
- Ⅳ型：从髓室发出的单根管，在靠近根尖处分为两个独立的根管（1-2形）

Vertucci等采用透明牙髓腔染色技术研究了200颗离体上颌第二前磨牙，发现了更复杂的根管系统，并将根管形态分为八个种类（Vertucci et al. 1974）：

- Ⅰ型：从髓室到根尖的单根管（1形）；
- Ⅱ型：从髓室发出两个独立的根管，但在靠近根尖处融合成一个根管（2-1形）；
- Ⅲ型：一个根管，分为两个独立的根管，随后融合成一个根管到达根尖开口（1-2-1形）；
- Ⅳ型：从髓室到根尖的两个独立的根管（2形）；
- Ⅴ型：从髓室发出的单根管，在靠近根尖处分为两个独立的根管（1-2形）；
- Ⅵ型：从髓室发出两个独立的根管，在牙根中融合成单根管，然后在靠近根尖处再次分为两个独立的根管（2-1-2形）；
- Ⅶ型：单根管，分为两个独立的根管，然后融合成单根管，在靠近根尖处又分为两个独立的根管（1-2-1-2形）；
- Ⅷ型：从髓室到根尖的三个独立的根管（3形）。

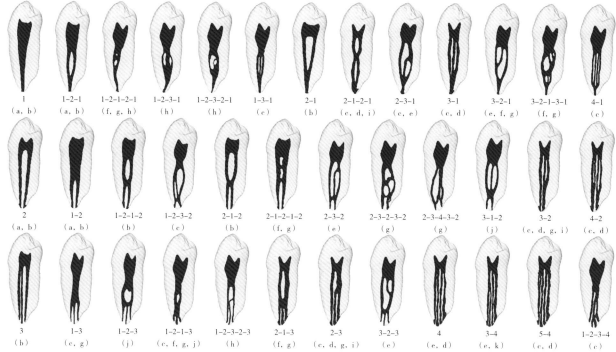

图7-2　根管形态示意图，根据根尖部的根管数量分类，由（a）Weine等（1969），（b）Vertucci等（1974），（c）Sert和Bayirli（2004），（d）Gulabivala等（2001），（e）Al-Qudah和Awawdeh（2006），（f）Gu等（2011），（g）Kim等，（2013），（h）Leoni等（2014），（i）Ng等（2001），（j）Peiris等（2008）和（k）Gulabivala等（2002）发现。

尽管努力将根管形态的多样性系统化，但研究不同种族的其他牙齿组的专家观察到了其他类型的根管形态（Gulabivala et al. 2001；Ng et al. 2001；Gulabivala et al. 2002；Sert and Bayirli 2004；Al-Qudah and Awawdeh 2006；Peiris et al. 2008；Gu et al. 2011；Kim et al. 2013；Leoni et al. 2013）。图7-2总结了不同研究人员发现的根管形态，根据根尖部的根管数量进行分类。

随着评估根管解剖的成像方法的发展，如Micro-CT技术和临床实践中的放大技术，复杂根管解剖的报道预计会增加。对临床医生而言，了解根管形态的可变性很重要，因为这会引起对它们的存在的关注，以便可以正确识别和处理复杂的解剖结构（Vertucci 2005）。

2.4　根管变异

虽然没有关于图7-2中描述的解剖结构的全部发生率的统计数据，但它可能包含所有变异的99%。然而，与现有报告的任何形态都不一致的异常的牙根和根管形态主要发生在后牙，且频率不一。牙齿变异是由于牙齿形态发生过程中的遗传干扰导致的发育性缺陷。变异可能发生在牙齿的发育阶段，一旦牙齿完全形成，就会在以后的生活中表现出来（Woelfel and Scheid 2002；Hargreaves and Cohen 2011；Nanci and Ten Cate 2013）。未能诊断出牙齿解剖变异可能会导致误诊和可能导致永久性损伤或牙齿丧失的治疗计划（Vertucci 2005）。因此，临床医生必须意识到一些解剖变异的存在，才能实施适当的治疗计划。影响根管治疗的最常见变异包括牛牙症、牙内陷/牙外突、远舌根、近颊根和C形根管。

2.4.1　牛牙症

牛牙症是一种牙齿形态变异，其中牙齿的体部变大，而根部变小。牛牙症患牙具有较大的髓室，髓室底和根分叉向根尖移位（图7-3A、B）（AAE 2012）。牛牙症的病因尚不清楚。它被认为是由于赫特维希上皮根鞘未能到达适当水平形成部位的内陷，导致患牙具有正常的牙本质、短根、细长的体部和扩大的髓室（Woelfel and Scheid 2002；Regezi et al. 2008；Nanci and Ten Cate 2013）。患病率较高的牙位是磨牙或前磨牙。这种情况可能在单侧或双侧对称发生，会影响单颗或多颗牙齿（Sert and Bayrl 2004）。根据其严重程度可将牛牙症分为三级：低度（hypotaurodontism）、中度（mesotaurodontism）和重度（hypertaurodontism）（Shaw 1928）。临床上，这些牙齿的牙冠正常；因此，通常由放射学检查诊断（Sert and Bayrl 2004）。因根管解剖结构的复杂性以及根管口靠近根尖孔，根管充填程序可能具有挑战性。由于牛牙症牙齿的牙髓通常很大，因此与正常解剖结构的牙齿相比牙髓炎治疗时在控制出血时可能需要一些时间和精力。

可采用其他方法如应用超声波结合次氯酸钠进行荡洗，以尽可能多地溶解有机物质（Tsesis et al. 2003；Sert and Bayrl 2004；Metgud et al. 2009）。

2.4.2　牙内陷/牙外突（畸形中央尖）

- 牙内陷是由于牙齿钙化发生之前牙冠表面内陷导致的发育缺陷。临床上，它可能表现为前牙舌侧窝的加深，更严重的在X线片上表现为深入其内陷部好似包含在牙中的一个小牙，因此称为"牙中牙"（AAE 2012）。该畸形的病因存在争议，目前尚不明确。牙内陷的X线片上显示牙釉质与牙本质的内陷，可能深入牙髓腔和牙根，有时甚至达到牙根尖（Hülsmann 1997）。最常见的临床表现是早期牙髓受累，其原因是存在一条从内陷延伸至牙髓的通路（Ridell et al. 2001）。内陷还允许刺激物进入仅由一薄层牙釉质和牙本质与牙髓组织隔开的区域，并具有龋病发生易感性（Hülsmann 1997）。因此，必须及早发现这种情况，并对牙齿进行预防性修复（Metgud et al. 2009）。其根管系统形态的变异具有无限可能。然而，在临床上，只能从X线片中推测出来（Rotstein et al. 1987）。通过这种方式，最常被提及的分类是由Oehlers（1957a）提出的，他将这种解剖变异分为3种类型：

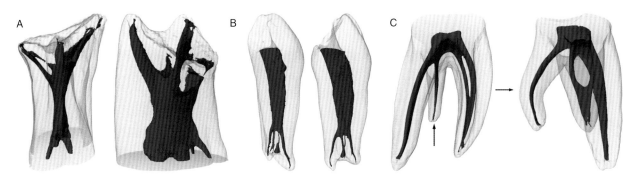

图7-3　牛牙症的磨牙（A）和前磨牙（B）的正面与侧面视图，呈现出较大的髓室，且髓室底和根分叉向根尖移位。（C）下颌第一磨牙牙根的正面和侧面视图，呈现弯曲的远舌根（箭头所示）。

- 1型：内陷仅限于牙冠，不超出釉牙骨质界；
- 2型：内陷超出釉牙骨质界，不累及根周组织，但可能与牙髓相通；
- 3型：内陷超出釉牙骨质界，可能出现第二个根尖孔，但与牙髓没有直接相通。

在文献中报告的牙内陷的发生率为0.25%（Poyton and Morgan 1966）~ 10%（Ruprecht et al. 1987），最常见于上颌侧切牙，也可偶发于其他任何牙齿上（Oehlers 1957b；Hülsmann 1997）。牙内陷的大范围发生率与研究设计、样本量和样本组成以及诊断标准相关（Hülsmann 1997；Ridell et al. 2001）。

牙外突（畸形中央尖），是由于内釉上皮层向星状网层折叠而形成的牙齿结构的发育异常，呈含牙釉质、牙本质和牙髓组织的凸出结构（AAE 2012）。常见于后牙（主要是前磨牙）的咬合面中央窝处及前牙的舌侧窝（Oehlers et al. 1967；Levitan and Himel 2006）。其病因尚不清楚；然而，它主要发生在亚裔人群中，据报道发病率为0.5%（Kocsis et al. 2002）~ 15%（Merrill 1964），取决于所研究的人群。牙髓在该中央尖内的存在具有重要的临床意义。由于该中央尖延伸到咬合面以上，与对颌牙的错殆接触可能导致牙齿的异常磨损或折断，这就是牙髓暴露的原因（Levitan and Himel 2006）。随后很可能发生牙髓炎症或感染。临床医生能够在中央尖萌出后立即识别并对其进行治疗非常重要，以避免病变的出现（Levitan and Himel 2006）。

2.4.3　下颌磨牙远舌根/近颊根

远舌根是指下颌磨牙远中舌侧的额外牙根，而近颊根则是位于近中颊侧的额外牙根（AAE2012）。这些解剖异常的存在已经与某些具有蒙古人种特征的群体相关（De Moor et al. 2004；Calberson et al. 2007）。近颊根是一种非常罕见的结构，其在下颌第一磨牙、第二磨牙和第三磨牙的发生率分别为0、0.5%和2%（Carlsen and Alexandersen 1991），而远舌根出现的频率更高，为研究样本的0.2%（Tratman 1938）~ 32%（Turner 1971）。在下颌磨牙远舌根/近颊根中，每个牙根通常包含一个根管。远舌根的根管口位于远中根的（主）根管的远中至近中舌侧；近颊根的根管口位于近中主根管的近中至远中颊侧（Calberson et al. 2007）。来自髓室底主根管的暗线或凹槽通向这些根管口（DeMoor et al. 2004）；然而，这些特征对其根管口的临床识别的实际帮助有限（Wang et al. 2011）。由于根管入口的倾斜和根管弯曲，这些解剖变异确实给治疗带来了一定的挑战（图4-3）。因此，术前需要拍摄不同水平角度的根尖片或者进行CBCT检查以识别该额外的牙根，进而调整髓腔入路的制备。准确诊断这些解剖变异对于避免遗漏根管很重要。

2.4.4　C形根管

C形根管最早由Cooke和Cox在牙髓病学文献中报道（Cooke and Cox 1979）；然而，这种根管形态早在20世纪初就已广为人知（Keith and Knowles，1911）。这种解剖变异是因其牙根和根管横截面形状像大写字母"C"而得名（Jafarzadeh and Wu 2007）。它的主要特征是存在一个或多个连接各个根管的峡区，它可以改变根管的横截面和三维形态（Melton et al. 1991；Jafarzadeh and Wu 2007；Fan et al. 2008）。C形根管通常出现于牙根颊侧或舌侧发生融合的牙齿，是牙齿发育阶段赫特维希上皮根鞘未能在分叉区发育或融合的结果（Woelfel and Scheid 2002；Nanci and Ten Cate 2013）。颊侧发育失败导致舌侧沟，相反地，舌侧融合失败导致颊侧沟有问题（Nanci and Ten Cate 2013）。在这种牙齿中，髓室底通常位于较深的位置，并可能呈现不寻常的解剖形态（Fan et al. 2008）。在根管口水平以下，C形根管牙齿的根部结构可能存在广泛的解剖变异（Jafarzadeh and Wu 2007），这给根管消毒带来了挑战（图7-4A）（Solomonov et al. 2012）。这种变异可能发生在不同类型的牙齿中（Boveda et al. 1999；Yilmaz et al. 2006；Cleghorn et al. 2008；Fan et al. 2008；Fan et al. 2012；Gu et al. 2013b）；然而，它最常见于下颌第二磨牙（图7-4B）（Yang et al. 1988b；Manning

1990；Min et al. 2006；Rahimi et al. 2008；Zheng et al. 2011），据报道其发生率为2.7%（Weine et al. 1988）～44.5%（Jin et al. 2006）。C形磨牙（图7-4C）的发生率存在显著的种族差异，在亚洲人中比在高加索人中更为常见（Vertucci 2005）。在亚洲人中，沙特阿拉伯人的发生率为10.6%（Al-Fouzan 2002），黎巴嫩人的为19.14%（Haddad et al. 1999），中国人的为31.5%（Yang et al. 1988b），韩国人的为44.5%（Jin et al. 2006）。迄今为止，只有少数研究探讨了不

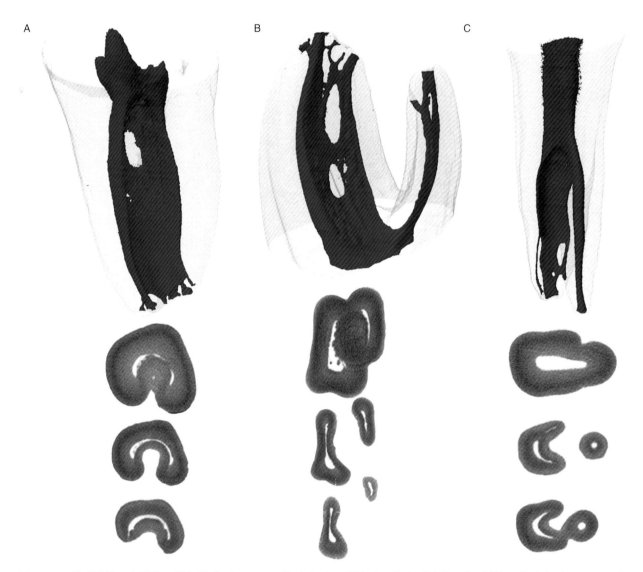

图7-4 C形下颌第二磨牙的三维与横截面Micro-CT模型（A），腭部和远颊根融合的C形上颌第一磨牙（B），以及C形下颌第一前磨牙（C）。

同器械系统在下颌磨牙C形根管预备中的效果，并表明根管面积的很大一部分无法被预备操作触及（Cheung and Cheung 2008；Solomonov et al. 2012）。

1991年，Melton等基于根管的横截面形态，提出了下颌第二磨牙C形根管的第一个分类系统：

- Ⅰ型：从髓室到根尖的连续C形根管；
- Ⅱ型：分号形根管口，其中牙本质将主要的C形根管与一个近中独立的根管分开；
- Ⅲ型：两个或多个离散和独立的根管，它们可以在根尖1/3（亚型Ⅰ）、根中1/3（亚型Ⅱ）或根冠1/3（亚型Ⅲ）融合在一起。

需要指出的是，C形下颌磨牙整个牙根的根管系统中可能存在不规则性，并且可能从髓室底到根尖的根管类型有所不同（Jin et al. 2006）。因此，Fan等改良了Melton分类法，并建议使用五个类别对同一牙齿的每个部分进行分类（Fan et al. 2004）：

- Ⅰ型：形状是不间断的C形，没有分离或分割；
- Ⅱ型：根管形状类似于分号，由于C形轮廓的不连续而产生；
- Ⅲ型：两个或三个独立的根管；
- Ⅳ型：横截面中只有一个圆形或椭圆形管（通常在根尖附近发现）；
- Ⅴ型：无根管腔（通常仅在根尖附近可见）。

Melton分类指出Ⅱ型和Ⅲ型有独立的根管，但没有描述如何区分它们（Melton et al. 1991）。在这个改良的分类中，Ⅱ型中的一个根管将呈现为弧形，并且更有可能延伸到牙本质壁可能非常薄的牙根融合区域（Fan et al. 2004）。基于根管内造影揭示的影像学特征，Gao等还描述了下颌第二磨牙C形根管系统的3种类型（Gao et al. 2006）：

- Ⅰ型（融合型）：所有根管到达根尖孔前融合

为一个主根管；部分牙本质融合区可能出现在牙根的冠或中1/3；

- Ⅱ型（对称型）：独立的近中根管与远中根管分别位于牙根的近中部分和远中部分。从颊舌面看，近中根管和远中根管沿牙根的纵轴对称；
- Ⅲ型（不对称型）：明显分离的近中和远中根管。从颊舌面看，远中根管可能在分叉区有一个较大的峡区，这通常使近中根管和远中根管不对称。

据报道，C形根管解剖结构也存在于第三磨牙（Sidow et al. 2000）、侧切牙（Boveda et al. 1999；Gu 2011）、下颌第一前磨牙（Cleghorn et al. 2008；Fan et al. 2008；Gu et al. 2013a，b；Ordinola-Zapata et al. 2013）、下颌第一磨牙（Rice and Gilbert 1987）以及上颌第一磨牙（Newton and McDonald 1984；De Moor 2002；Martins et al. 2013）和第二磨牙（Yang et al. 1988a）。在上颌磨牙中，C形根管是由牙根融合引起的罕见情况，其发生率低于1%（De Moor 2002；Cleghorn et al. 2006；Martins et al. 2013）。当牙根融合不涉及近中颊根时，该根中还可能存在一个额外的根管，即所谓的MB2（图7-4B）。最近的一篇综述基于牙根的融合确定了上颌磨牙的3种C形根管结构（Martins et al. 2013）：

- A型：腭侧根管和远颊根管融合；
- B型：近颊根管和远颊根管融合；
- C型：两个腭侧根管融合。

下颌第一前磨牙呈现出多种根管形态，包括C形根管系统（图7-4C）（Vertucci 1984；Ordinola-Zapata et al. 2013）。与下颌磨牙一样，下颌第一前磨牙C形根管系统在不同种族人群中有所不同，据报道其发生率为1%（Yu et al. 2012）～18%（Lu et al. 2006）。C形根管系统与根面沟及Vertucci分类的Ⅴ型根管（Fan et al.

2012）（即在根中1/3分叉的单个根管）高度相关（Fan et al. 2008；Ordinola-Zapata et al. 2013）。下颌第一前磨牙根面沟通常位于牙根中1/3的近中舌面，从CEJ 3mm处开始，并不总是延伸到根尖（Lu et al. 2006；Fan et al. 2008）。

C形根管的术前诊断很复杂，主要是因为这些独特的解剖特征在传统的二维根尖片上不易识别（Solomonov et al. 2012）。随着CBCT扫描使用的增加，临床医生能够在根管治疗前识别出C形根管。然而，即使被识别，因为峡区的存在，根管消毒仍然是一个挑战。C形根管的不规则区域可能容纳软组织残留物或感染的碎屑，无法彻底清洁，并可能导致出血和剧烈疼痛（Fan et al. 2009）。因此，牙科显微镜与声波或超声预备技术联合使用可以使治疗结果更可预测（Vertucci 2005）。C形根管具有挑战性的解剖形态，增加了根管治疗的难度，并可能导致根管治疗失败频繁发生（Lu et al. 2006）。

2.5　峡区

峡区是两个根管之间狭窄的带状通道，可能包含重要组织、坏死牙髓、生物膜或残留的填充材料（图7-5）（Weller et al. 1995；Vertucci 2005）。它也被报道为横向连接或横向吻合（Manning 1990）。任何包含两个或更多根管的牙根都有可能包含峡区（Vertucci 2005）。研究人员还考虑到"部分峡区"的存在，即在两个主根管之间有一个或多个开口的不完全连通（Weller et al. 1995）。对后牙的研究表明，机械化学预备后的根管峡区内仍存在坏死的牙髓组织和生物膜，这表明传统的消毒方法对这些难以触及区域的清理效果有限（Adcock et al. 2011；Endal et al. 2011）。如果需要进行手术，根管的自然解剖结构会发生改变，并且可能会暴露额外的解剖特征（例如未清创的峡区），需要加以解决（Leoni et al. 2013）。在这种情况下，手术显微镜和超声根尖倒预备将帮助临床医生更好地

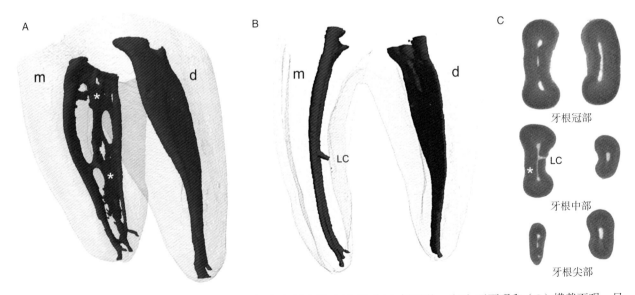

图7-5　下颌第一磨牙Micro-CT模型的近中根（m）与远中根（d）的（A）侧面观、（B）正面观和（C）横截面观，显示峡区（*）和侧支根管（LC）的存在。

观察根尖，将根管和峡区纳入根尖倒预备中，以确保根管系统的适当清创和封闭（Weller et al. 1995；Hsu and Kim 1997；Mauger et al. 1998；Adcock et al. 2011）。

关于后牙根管峡区的形态及患病率的认识与非手术和手术根管治疗相关（Hsu and Kim 1997）。使用横向切片与Micro-CT方法在实验室研究中发现的下颌和上颌磨牙峡区发生率总结如表7-1所示。

峡区可能呈现不同的形态，其发生率取决于牙齿类型、牙根水平和患者年龄。Hsu和Kim将峡区形态分为5种类型（Hsu and Kim 1997）：

- Ⅰ型：两个没有明显交通的根管；
- Ⅱ型：两主根管之间细如发丝的连接；
- Ⅲ型：与Ⅱ型不同，因为存在三个根管；
- Ⅳ型：有根管延伸到连接处的根管峡区；
- Ⅴ型：两个主根管之间有真正的连接或宽阔的组织通道。

Fan等使用Micro-CT技术将下颌磨牙近中根峡区的形态分为四类（Fan et al. 2010）：

- Ⅰ型（片状连接型）：从峡区的顶部到底部的两条根管之间存在狭窄且完整的片状连接。有时在峡区可看到一个或多个小的牙本质融合；
- Ⅱ型（分离型）：从峡区顶部至底部的两个根

表7-1　在下颌磨牙近中根管系统与上颌磨牙近颊（MB）根管系统中峡区发生率和位置的实验室研究总结

作者	方法	结论
Weller et al.（1995）	在外科手术显微镜下，检查50例上颌第一磨牙近颊根距根尖6mm的横向1mm厚的连续切片	距根尖1～6mm水平峡区的平均发生率为30%、65%、90%、100%、82%和81%
Teixeira et al.（2003）	通过光学显微镜检查50例上颌磨牙近颊根和50例下颌第一磨牙近中根距根尖6mm的横向1mm厚的连续切片	上颌磨牙：距根尖3～6mm的峡区平均发生率分别为11.4%、20%、31.5%和23.6%；下颌磨牙：距根尖1～6mm的峡区平均发生率为6.6%、11.9%、20.5%、30.3%、33.3%和32.4%
Mannocci et al.（2005）	使用Micro-CT技术对20例下颌第一磨牙近中根根尖5mm的800个横截面进行了研究	距根尖1～5mm峡区的平均发生率为17.2%、36.7%、50.2%、33%和34.7%
Jung et al.（2005）	通过显微镜检查从47例上颌第一磨牙近颊根和50例下颌第一磨牙近中根的根尖5mm的横向1mm厚的连续切片	上颌磨牙：距根尖2～5mm的峡区平均发生率分别为52.7%、52.6%、63.2%和44.7%；下颌磨牙：距根尖2～6mm峡区的平均发生率为60%、80%、82.5%和70%
Degerness和Bowles（2008）	通过体视显微镜检查153例上颌第一磨牙和第二磨牙近颊根根尖的横向0.44mm厚的连续切片	距根尖5mm的含峡区截面的平均百分比为：8.5%（0.64mm）、35.3%（1.62mm）、43.8%（2.15mm）、51.6%（3.12mm）、60.2%（3.64mm）、66.7%（4.58mm）和76.5%（5.1mm）
Fan et al.（2010）	通过Micro-CT技术分别研究了70例下颌第一磨牙和56例第二磨牙近中根距根尖5mm的横截面影像	近中根距根尖5mm的峡区发生率为85%。下颌第一磨牙的峡区多为分离型和混合型，而第二磨牙的峡区多位片状连接
Villas-Boas et al.（2011）	利用Micro-CT技术研究了60例下颌磨牙近中牙根根尖4mm的1.0mm增量横截面影像	距根尖1～4mm的峡区平均发生率分别为45%、55%、71%和68%
Harris et al.（2013）	采用Micro-CT技术研究了22例下颌磨牙近中根根尖6mm的0.5mm增量横截面影像	沿所有近中根的全长均可见峡区。平均而言，峡区起始于距根尖4mm处，终止于距根尖8.1mm处

管之间存在狭窄但不完整的连接；

- Ⅲ型（混合型）：存在于完整峡区之上和/或之下的不完整峡区；
- Ⅳ型（管状连接型）：两个根管之间狭窄的管状连接。

连接多个根管的峡区结构给临床根管冲洗带来了挑战，因为所有预备技术通常会在这些难以到达的区域留下堆积的软、硬组织残留物以及微生物。根管峡区的识别和处理可能是降低根管治疗失败率的一个因素（Hsu and Kim 1997）。通常，大部分峡区不受根管治疗操作的影响（Siqueira et al. 2013）。此外，在根管预备过程中产生的牙本质碎屑可能会影响冲洗液（如次氯酸钠或氯己定）的抗菌活性，因为它们对无机化合物没有明显效果。这些发现支持了以下临床观察，即失败病例的峡区没有被充分填充，可能是因为峡区内存在碎屑或有机组织（von Arx 2005）。目前，随着显微根管技术的出现，在手术和非手术根管治疗过程中，可以用细的超声工作尖对大部分峡区进行观察、识别和处理。

2.6 副根管和侧支根管

在这里，副根管是指主根管或髓室与牙根表面相通的任一分支，而侧支根管被定义为位于牙根冠1/3或中1/3处的副根管（图7-5B、C）（AAE2012）。它们是上皮根鞘发育时发生局部断裂后形成的小间隙，或当从牙囊穿过牙乳头的血管持续存在时形成的（Ricucci and Siqueira 2010；Nanci and Ten Cate 2013）。副根管构成坏死根管内的细菌和/或其产物从根管到达牙周膜并引起疾病的潜在途径，同样来自牙周袋的细菌也可能借此途径到达牙髓，在根管治疗期间难以触及、清理、消毒和充填（Ricucci and Siqueira 2010）。De Deus（1975）应用透明牙技术研究

了1140颗牙齿中副根管的发生率、位置、方向，发现27.4%的样本（n1/4 330）有副根管，主要位于根尖区（17%）、根中（8.8%）和根冠1/3（1.6%）较少。Vertucci（1984）研究了2400颗牙齿后发现，与根尖区（73.5%）相比，根中（11.4%）和冠1/3（6.3%）的分支发生率较低。另一方面，Ricucci和Siqueira使用组织切片法观察到根管分支的总体发生率要高得多（75%）（Ricucci and Siqueira 2010）。这可能是由于样品来源和研究方法的差异。然而，在所有这些研究中（De Deus 1975；Vertucci 1984；Ricucci and Siqueira 2010），前磨牙和磨牙的副根管发生率最高。近来，对下颌前牙根管解剖结构的Micro-CT研究表明，侧支根管很少见，仅在4%的尖牙中观察到（Leoni et al. 2013；Versiani et al. 2013a）。

侧支根管在术前X线片中通常不可见，但当牙周韧带局部增厚或牙根侧方有病变时，可怀疑侧支根管的存在。形态学研究证明，在上颌和下颌恒磨牙中，报告的主根尖孔的平均直径是副根尖孔的最大直径（10~200μm）的3倍（Dammaschke et al. 2004）。虽然这种差异可以解释为什么根尖周炎比根侧病变更常见（Ricucci and Siqueira 2010），但大直径副根尖孔的存在可能意味着炎症过程可以从牙髓扩散到牙周组织，反之亦然（Dammaschke et al. 2004）。大而开放的侧根尖孔可允许更多的细菌到达并接触侧方牙周韧带的大区域以引起疾病，而小根尖分歧中的细菌刺激物的数量可能不足以引起X线片上可辨别的明显疾病（Ricucci and Siqueira 2010）。

Weine（1996）依据根侧病变在放射学上的表现将其分为3类：

- Ⅰ型：无根尖周病变的根侧病变：随着根管感染向根尖部发展，它可能会到达足够大的侧支根管，以使大量细菌及其产物到达侧方的牙周

组织引起炎症；

- Ⅱ型：独立的根侧和根尖周病变：如果病理过程在没有专业干预的情况下发展，也可以看到根尖周病变形成；
- Ⅲ型：根侧和根尖周病变融合：在某些情况下，Ⅱ型病变可以发展为所谓的"环绕"形病变。

实际上，一旦侧支根管和根尖分歧内的组织状况反映了主根管中牙髓的状况，这些侧方病变类型可能代表了根管空间内疾病进展的不同阶段（Ricucci and Siqueira 2010）。在临床上，侧支根管无法被机械预备也是有现实意义的。所以，只能通过使用合适的抗菌液进行有效冲洗或使用根管内封药物来清理侧支根管。

2.7 根管尖部

根尖区的一个特点是其可变性与不可预测性，这引起了有关根管治疗止点和根尖扩大器械的最终尺寸的相当大的争议（Bergenholtz and Spångberg 2004；Vertucci 2005）。主根管终止于根尖孔（大孔），其通常在距解剖根尖0.2~3.8mm的根面上侧向开口（Gutierrez and Aguayo 1995）。根尖孔是牙根结构中与牙髓相通的主要根尖开口，通常包含神经、血管和结缔组织成分，而解剖根尖是从形态学上确定的根尖或末端（AAE 2012）。根尖孔与解剖根尖重合的频率为6.7%~46%（Green 1956；Burch and Hulen 1972；Pineda and Kuttler 1972；Vertucci 1984；Mizutani et al. 1992）；根尖孔的平均尺寸为0.21~0.39mm（Morfis et al. 1994）；其形状可以是不对称的（Blašković-Šubat et al. 1992）。下颌磨牙近中根、上颌前磨牙牙根和上颌磨牙近中颊根出现多个根尖孔的频率最高（Morfis et al. 1994）。此前对所有恒牙组根尖的研究也表明，

每个牙根上的孔数可能为1~16（Gutierrez and Aguayo 1995）。

根管尖部直径最窄处称为根尖狭窄（小孔）（AAE 2012）。从根尖狭窄开始，根管随着接近根尖孔而变宽（图7-6A）。根尖狭窄的位置不是恒定的（Dummer et al. 1984；Versiani et al. 2013a），若存在，通常位于距根尖孔中心0.5~1.5mm处（Vertucci 2005）。牙骨质牙本质界（CDJ）是牙骨质表面终止于或接近牙齿根尖并与牙本质相交的点（AAE 2012）。在这个通常与根尖狭窄不一致且高度可变的组织学标志处，牙髓组织终止而牙周组织开始（Ponce and Vilar Fernandez 2003）。尽管同一颗牙齿的根管横截面在牙根的不同水平上呈现出不同的形状，但与根中和根颈1/3处相比，根尖1/3的根管形态更圆或略呈椭圆形（Wu et al. 2000；Versiani et al. 2013a）。

根管尖部的另一个重要结构是根尖三角区，即主根管分成多个副根管的形态（图7-6B）（AAE 2012）。在上颌牙齿中，根尖三角区的发生率为1%（中切牙）~15.1%（第二前磨牙），而在下颌牙齿中，为5%（中切牙）~14%（第一磨牙远中根）（Vertucci 1984）。从临床上讲，根尖三角的解剖结构复杂，有几个出口，可能含有生物膜和感染的牙本质小管，这使得根管消毒更具挑战性。

了解根管的曲率也是测试新开发的器械与选择合适的根管清理和根管成形方案的重要因素。使用不同的器械预备弯曲根管后出现的意外事件包括根管拉直、器械分离、台阶形成和穿孔，它们会大大降低根尖清理效果。因此，术前明确根管弯曲度至关重要。几乎所有的根管在根尖1/3处都是弯曲的，特别是颊舌向弯曲，这在标准X线片上并不明显（Vertucci 2005）。根管弯曲可以是整个根管的逐渐弯曲（图7-6C）或靠近根

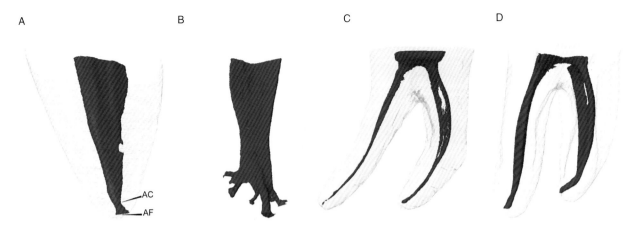

图7-6　不同组牙的牙根和根管的三维Micro-CT模型显示：（A）根尖狭窄（AC）、根尖孔（AF）；（B）根尖三角；以及根管尖部逐渐弯曲（C）和突然弯曲（D）。

尖的突然弯曲（图7-6D）。现已经提出了许多方法来确定、测量和分类根管曲率（Backman et al. 1992；Cunningham and Senia 1992；Luiten et al. 1995；Nagy et al. 1995；Shearer et al. 1996；Weine 1996；Sert and Bayirli 2004），但Schneider应用最广泛。Schneider根据牙根的弯曲程度对单根恒牙进行分类，其确定方法是首先画一条平行于根管长轴的线，然后再画一条连接根尖孔与根管开始离开牙体长轴的点的连线（Schneider 1971）。这两条线形成的夹角为曲率角，其度数分为直（5°）、中等（10°～20°）或重度（25°～70°）。后来，Pruett等指出，采用Schneider法测量的两个具有相似夹角的根管可能具有非常不同的弯曲突变，即在曲率相同的情况下，根管弯曲部分的长度越短，偏差越大，即曲率半径越小（Pruett et al. 1997）。因此，该文献作者提出描述根管弯曲更精确的方法是应同时考虑曲率和曲率半径。

临床上，需要不同角度的影像来确定根管弯曲的存在、方向和严重程度。Schäfer等对所有牙齿组的1163个根管的弯曲度和曲率半径进行了放射学评估（Schäfer et al. 2002）。在临床和邻面

视角中，弯曲度分别为0°～75°和0°～69°。在上颌磨牙的近颊根管和下颌磨牙的近中根管的临床视角中观察到最高的中位弯曲度。在上颌第一磨牙腭根临床视角和下颌第一前磨牙邻面视角中观察到最小中位曲率半径分别为2.1mm和1.3mm。在一些病例中，近中视角弯曲角度的中位数大于临床视角的中位数。此外，在上、下颌牙齿中分别观察到12.3%和23.3%的二次弯曲（S形根管）。

3　根管系统的显微解剖

牙本质是构成牙冠和牙根大部分的矿化组织，其成分约为67%的无机物、20%的有机物和13%的水。它包绕着冠髓和根髓，形成髓室壁和根管壁，呈现出被称为牙本质小管的多孔不规则结构。牙本质小管是牙本质基质中的圆形导管，其中包含成牙本质细胞突和液体。典型的牙本质小管在其近髓端直径为3～4μm，在釉牙本质界或牙本质牙骨质界处的直径约为1μm。从根尖到牙冠部的牙本质小管数量分别为每平方毫米牙本质20000到75000个（AAE 2012；Nanci and Ten

Cate 2013）。

牙本质通常因龋齿或牙折而暴露于口腔。这些情况使牙本质暴露于口腔微生物，而后者可能在牙本质表面黏附、定植并侵入牙本质小管（图7-7和图7-8）。一些因素会影响牙本质的感染；基本上，定植受到牙本质渗透性和细菌黏附于牙本质基质上的能力的限制（Love and Jenkinson 2002）。对根尖区牙本质小管的形态学分析表明，细（直径300～700nm）和微小（直径25～200nm）的小管分支也经常出现，它们分别与主牙本质小管成45°和90°角。另外，在某些区域没有观察到牙本质小管（Mjor 2009）。此

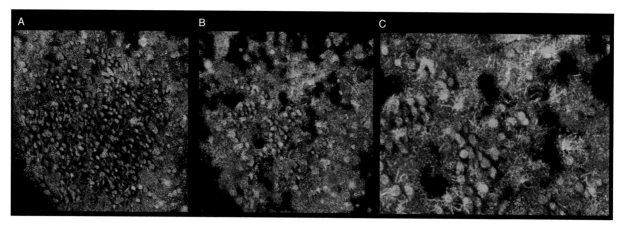

图7-7　生物膜感染牙本质的共聚焦激光扫描显微镜观察。图像显示了几种形态类型的细菌对牙本质小管和管周牙本质的黏附。用Live/Dead荧光试剂盒标记感染牙本质：绿色代表活细胞，红色代表死细胞。（A，B）附着的生物膜的深层和表层（扫描面积：275μm×275μm）。（C）为感染牙本质的放大图，显示了在不同形态的菌落组织中的密集的细菌感染。

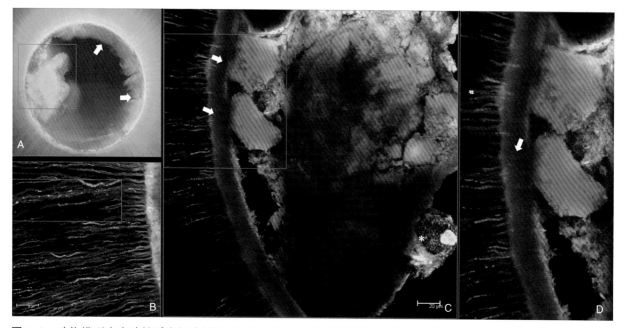

图7-8　动物模型中实验性诱发根尖周炎的坏死牙齿。样品用吖啶橙染料染色；微生物RNA通常被染成红色/橙色。（A）根管内容物的全景图，显示大量坏死组织和附着在根管壁上的有机结构（箭头）。（B）放大的牙本质图像显示牙本质小管内的密集感染。（C）生物膜/牙本质界面。附着在根管壁上被严重染色的复杂微生物无定形结构（方框内）。（D）牙本质/生物膜界面的放大图（如图B所示）显示微生物细胞侵入前期牙本质和几个牙本质小管（箭头所示）。

外，在存在根尖周炎的情况下，由于根尖外吸收的进展，可能会暴露根尖区的牙本质小管，这可能有利于微生物的传播，从而使得该区域的消毒程序复杂化（Vertucci 2005）。

4 结语

复杂根管解剖结构的变异对非手术和手术根管治疗的结果有很大影响。同一牙根内根管之间鳍部和交通支的发生率很高，这使得任何机械或化学技术几乎不可能对根管系统进行彻底消毒。一些因素，如增龄变化、病变、咬合磨耗和钙化物的二次沉积，可能会增加上述变异，因此治疗的目的必须是尽可能减少感染，并包埋剩余的微生物。仔细解读偏角投照的X线片、恰当的髓腔入路预备以及对牙齿的详细探查（最好是在放大镜或显微镜下）是治疗取得成功的必要先决条件。

将冲洗液在整个根管空间内扩散和冲洗在根管治疗中起着关键作用，因为它对残留的坏死牙髓组织与微生物生物膜产生机械和化学作用。为了规避由不可预测的根管解剖结构产生的限制，使清理和消毒程序更加有效，已经开发了几种器械和技术手段。理想情况下，需要有效的冲洗液和方案来保证液体的渗透性，从而在复杂的根管解剖结构中实现微循环流动。

在实验室研究中，几个实验模型已被用来了解不同冲洗方案下冲洗液的根管内效应。它包括人工建立的沟槽、横向组织学切片、计算流体动力学和阻射性液体的体内使用。这些方法论提供了有关根管清理和成形质量的宝贵信息（否则，无法获得这些信息），但它们无法显示一些关键因素，例如溶液的体积或冲洗液有效接触的根管区域。

理想的实验模型应该能够对根管空间进行可靠的原位体积定量评估，从而对不同冲洗方案的效力与局限性有更深入和全面的了解。最近，一种无损的实验模型被提出，该模型允许对复杂根管空间中与冲洗相关的几个结果参数进行二维和三维原位定量。这无疑为研究冲洗程序清除微生物生物膜感染的效率开启了一个新的方法。

第三部分

治疗结果和策略

Outcome and Strategies of Treatment

第8章
根管生物膜相关感染：治疗与结果
Biofilm–Associated Infections in Root Canals: Treatment and Outcomes

Kishor Gulabivala, Yuan-Ling Ng

摘要 根管感染的主要特征是微生物生物膜附着在根管牙本质上并延伸到根尖孔，在某些情况下甚至超出根尖孔。根管治疗的主要目标是通过机械化学治疗操作清除这些生物膜并防止再感染。有效治疗的理想结果是停止宿主免疫反应的破坏性，并实现根尖愈合。本章回顾了不同的治疗因素及其对根管生物膜相关感染的治疗结果的影响。

1　生物学问题的性质

根管内微生物群的画像正在通过新的科学见解不断被回顾和改进，但它仍然相对粗糙。目前，这张图画是从各种数据源合成的，这些数据源可分为两个主要的知识流：显微镜（有时使用原位杂交）和多样性测定（通过依赖培养和不依赖培养或分子技术）。根管系统与牙本质内微生物群的分布和多样性对于单颗牙齿来说是独特的，并且变异很大。任何给定时间的状态都可能代表细菌生物膜的感染阶段，细菌生物膜延伸至根管尖部末端，有时甚至超出。细菌可能会扩散

到根尖孔之外并进入根尖周病变，但这似乎很少见。进入牙本质的深度也是可变的，但仅限于靠近根管腔的区域。

假设所有根管感染都源于牙齿结构的冠部裂口或自然交通（如侧支根管）的暴露，根尖周病变的形成似乎取决于牙本质表面（根管壁和牙本质小管）的初始微生物污染、成功的初始定植（导致微生物种群的建立）、通过产生胞外聚合物来繁殖和巩固其多微生物性质，以及随着厌氧特性的建立生物膜群落中细菌种类的演替导致严重的定植，并最终作为"感染"存活下来。这种进展可以在时间上（Möller et al. 1981；Fabricius et al. 1982；Tani–Ishii et al. 1994）和空间上（Fabricius et al. 1982）进行追踪。虽然对根尖区生物膜的性质和进程尚缺乏深入的了解，但可以从微生物群分布和组成研究中得出推论。在根管尖部复杂解剖中微生物群的建立与微生物群和宿主之间出现不平衡的机会有关，从而导致根尖周病变。然而，并非未知的是，在根管尖部解剖结构中仍有濒死的、活的，有时甚至是健康的牙髓组织时，根尖周宿主反应可能早

K. Gulabivala (✉) • Y.-L. Ng
Unit of Endodontology, UCL Eastman Dental Institute, University College London, London, UK
e-mail: k.gulabivala@ucl.ac.uk

© Springer-Verlag Berlin Heidelberg 2015
L.E. Chávez de Paz et al. (eds.), *The Root Canal Biofilm*, Springer Series on Biofilms 9, DOI 10.1007/978-3-662-47415-0_8

已开始（Moore 1967；Jordan et al. 1978；Byers et al. 1990；Caliskan 1995）。在这种情况下，根尖周组织的状态可能从明显的透射影到致密性骨炎不等。

随着微生物生物膜进一步成熟并压倒宿主机制，据说生物负载对于感染状态的存在至关重要。生物负载是指身体组织界面处存在的细菌，微生物在此竞争有限的氧气和营养供应，对慢性炎症过程中的愈合尝试造成负担。生物负载不仅仅是细菌的数量，还包括微生物的多样性、毒力和相互作用（Daeschlein 2013）。细菌生物膜在根管系统中从冠部到根尖末端的渐进过程受到根管系统中不确定的生态因素的影响。关于该过程固有机制的推测性假设比比皆是。它们基于生态学理论，看似合理，而且可能是真实的，但迄今为止仍难以找到正面的证据。因此，研究的重点是菌群内部及其环境中微生物相互作用的性质。微生物与其生物（活体）和非生物（非活体）环境之间的相互作用对它们的生存至关重要。根管微生物群内菌种数量相对有限的属性表明存在选择压力（Fabricius et al. 1982）。正相关性与负相关性被认为是由于营养相互作用、局部生理条件（Eh、pH）、细菌素和细菌共聚集或物理吸引结合。上文描述为污染、定植、严重定植和感染的经典"感染连续体"可能无法反映基于微生物/宿主关系的全貌。另一种描述可能是污染、附着、增殖和信号分子的临界浓度，而不是细菌计数，随后自然形成生物膜表型，有机会的话会逐渐变为多微生物生物膜（Jones and Kennedy 2012）。

群落内的微生物相互作用使它们能够根据局部的环境变化而进化，就像龈上牙菌斑和龈下牙菌斑之间的差异一样，它们仅相隔几毫米，分别根据唾液和血清的营养来源而发展成大不相同的牙菌斑。对根管微生物群提出了类似的模型：冠部渗漏可能允许唾液进入和兼性厌氧菌在根管

冠部生长，而来自根管尖部的血清可能有利于蛋白水解细菌在根尖区的生长。根管系统的不同之处在于，营养源之间的距离相对而言要大得多，相距15~25mm。因此，这也提出了一个问题，即是什么在根管中部维持生物膜的发育。根管系统中发现的不同细菌生长模式的证据来自形态学和多样性研究（Richardson et al. 2009；Ozok et al. 2012）。

从人体内细菌营养来源的角度来看，根管环境具有独特的自然历史，尽管从生态学角度来看，根管环境的坏死、感染状态尚未得到充分的表征。在牙髓炎症阶段，牙髓可以提供非常丰富的活体组织和血清渗出物，而一旦坏死，营养供应可能会迅速耗尽，因其环境被牙本质外壳所隔离。唾液、血清、血液和牙髓组织的炎性渗出物等关键的液体营养资源可能会减少。即使是以冠部唾液渗漏和根尖炎性渗出物的形式获得最少量的营养流，细菌群落也可能会建立并成熟。当初始栖息地被最初的定植者改变时，次生的侵入者加入并可能取代它们。根据经典的生态学理论，当达到一个相对稳定的种群集合（称为顶极群落）时，演替就结束了。这一概念很难应用于一般环境中的微生物群落，因为随机干扰会阻止群落达到平衡，尽管这很可能在慢性感染病例的隐蔽根管环境中实现。因此，在封闭的根管系统感染后期（或整个过程），细菌可能会进入某种饥饿或休眠阶段，但很少有关于根管内这方面的文献发表。虽然通过在牙髓腔内直接接种细菌可在相对较短的时间内在动物模型中诱导根尖周病变（Gulabivala 2004），但考虑到牙髓从临床证据中消失所需的时间，实际所需的时间可能会有很大差异。处于饥饿和休眠状态的生物膜感染的"进程缓慢"性质可能在慢性根尖周病的维持中发挥重要作用（Costerton et al. 2003）。

根管系统的整体生态图画是一个复杂的多

微生物群落，它可能作为一个整体对其环境和可能的治疗做出响应。生物膜在整个根管系统中分布不均且多变。 根据感染阶段，定植可在根管的冠部、尖部或中部占优势（图8-1）。生物膜的厚度可能从几个细胞到数百个细胞不等（图8-2）；每个生态位内的生物群可能会有所不同，当然，每颗牙齿都会有其独特的多样性特征。重度龋坏的牙齿可能会表现出根管壁几乎完全被生物膜覆盖，且有较大的厚度（图8-3）。虽然人们很容易推测出封闭的根管系统可能会表现出有限的微生物群，且多样性最低，而髓腔开放的牙齿则具有广泛的微生物多样性，但事实是，这种相关性尚未得到证实。

根管系统内生物膜胞外基质（ECM）的相对数量和组成（图8-4）可能取决于细菌多样性与微生物群的营养来源。然而，目前对根管生物膜中的ECM尚缺乏了解。确定这些特性很重要，因为它们可能在生物膜清除中发挥重要作用。

当感染传播到根管尖部末端并有根尖周化脓的迹象时，多形核嗜中性粒细胞（PMN）很可能

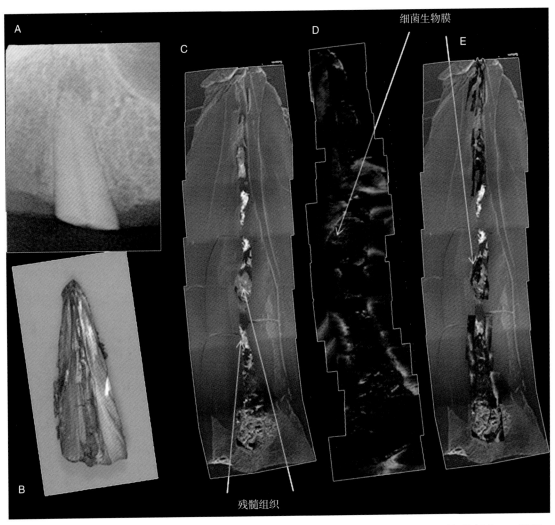

图8-1 根管生物膜的斑片状分布：（A）牙根的X线片，（B）离体的劈开的牙根，（C）牙根的复合SEM图像，（D）使用细菌探针进行荧光原位杂交的根管的复合CLSM图像，（E）SEM和CLSM叠加图像。

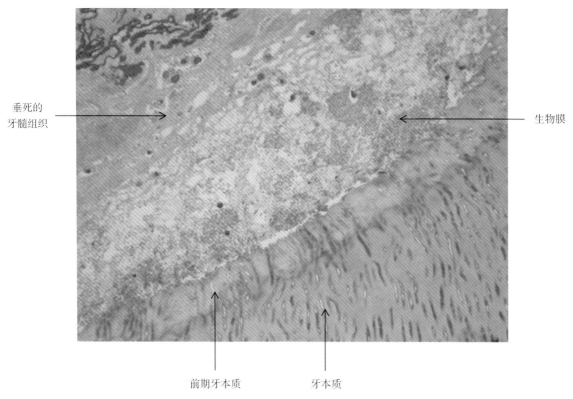

垂死的
牙髓组织

生物膜

前期牙本质　　牙本质

图8-2 附着在根管前期牙本质上的不同厚度的生物膜，垂死的牙髓组织朝向根管腔。

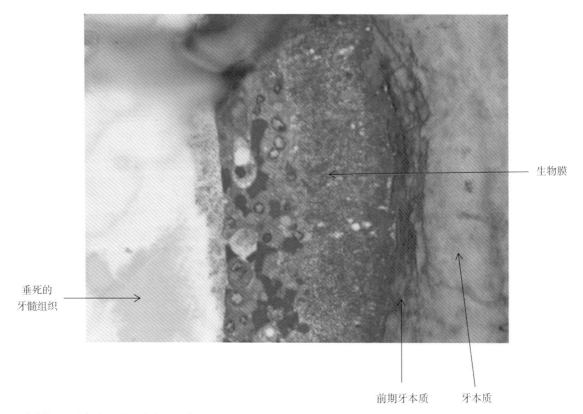

生物膜

垂死的
牙髓组织

前期牙本质　　牙本质

图8-3 在龋坏的牙齿中，厚而丰富的生物膜层覆盖在根管壁上，多形核嗜中性粒细胞（PMN）层覆盖在朝根管腔方向
的生物膜上。

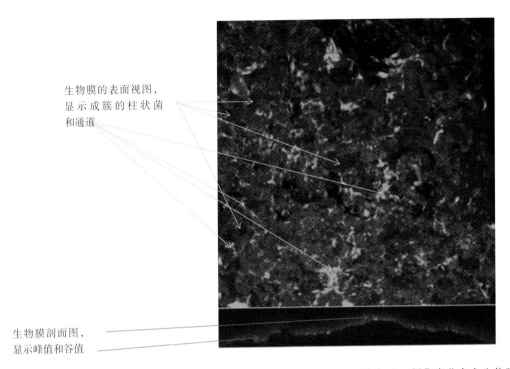

生物膜的表面视图，显示成簇的柱状菌和通道

生物膜剖面图，显示峰值和谷值

图8-4 临床菌株生物膜胞外基质（ECM）结构的表面和横截面图像，采用双重染色法，凝集素分布在生物膜细胞表面，景深63μm。

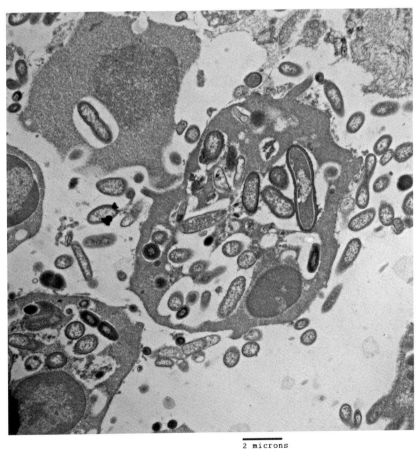

2 microns
Direct Mag: 4400x

图8-5 多形核嗜中性粒细胞（PMN）原位吞噬根管细菌。

会出现在根管系统中，其通常排列在细菌生物膜上（图8-3），并试图吞噬细菌细胞（图8-5）。这些细胞的血管外寿命被认为是2~3天，这意味着一个非常动态和营养丰富的环境，与具有最小变化和干扰的稳定生态系统的概念形成鲜明对比（Richardson et al. 2009）。

当生物膜前端延伸到根管尖部的界限之外时，所涉及的细菌通常主要是厌氧菌，可能与异物或死亡的（细胞或牙本质）物质有关，防御细胞无法或仅有限地接触这些物质。鉴于该位置的营养来源更丰富，生物膜可能表现出更丰富和更厚的胞外基质，覆盖并延伸到牙根的外表面。此类牙菌斑中的细菌主要是球菌和杆菌，但也可能存在纤维结构。与根尖周组织侵袭有关的细菌包括放线菌属和丙酸杆菌。根管微生物群的许多其他微生物也受到牵连，但由于难以获得未污染的样本，它们作为根尖周组织侵入者的真实存在仍然有争议。根据定义，没有化脓的慢性根尖周病变不含细菌，而化脓性病变必定表现为细菌侵入根尖周组织。这种临床分类固有的问题在于难以在两种状态之间进行临床区分。虽然化脓可能在组织水平上很明显，但可能尚未在临床上表现出来。

根管内和根管外感染性质的差异，以及宿主反应的差异，可能导致根尖周炎的不同临床表现。鉴于感染与根管治疗结果之间的关联，临床表现（疼痛、肿胀和窦道）可以预测治疗结果（Ng et al. 2011）。

2　临床挑战的性质

上一节应用了现有的生物膜概念来描绘根管系统内生物膜的生理学及其分布的图画。根管感染本质上是一种细菌生物膜，覆盖牙本质表面（包括牙本质小管）至不同深度，并延伸到根尖

孔，有时甚至更远。生物膜通常是斑片状和且不连续的；不同的细菌种群可以通过分子信使媒介的流体膜或柱相互交流。该群落内的单个细胞可以通过打开或关闭相关基因以生存或启动毒力基因表达来对其周围环境和"邻居"做出反应。营养耗尽可能会减缓它们的新陈代谢，让一些细胞进入休眠状态。这也可能会使它们更能抵抗杀灭作用，且（若进行取样）无法培养。因此，细菌种群在菌种和表型方面可能是多种多样的（包括生物膜和浮游微生物——尽管真正的平衡尚不清楚）。这种细菌种类的相互依赖在治疗上是有用的，但也有潜在的问题。

根管系统的形态复杂性与微生物感染的性质与现代根管预备和冲洗技术的局限性形成鲜明对比，这体现了临床挑战的严重性。根管系统的形态复杂性是由根管壁形状和结构的变化来定义的，根管壁具有狭窄的通道状空间及其盲端、表面或空间连接的分支（Gulabivala et al. 2001）。其小尺寸和体积也对驻留流体动力学施加了物理限制（Gulabivala et al. 2010）。之前描述的生物膜生理学对清除感染的干预能力施加了生物学限制（Abdullah et al. 2005；Bryce et al. 2009），具体取决于所使用的药剂。

在概念上，理想的生物膜清除与创面封药模型中，流体制剂将被精确地输送到根管系统的尖部末端，而不需要任何根管扩大，以消除生物膜的毒力，并分解/剥离和清除生物膜。然后，以流体形式的药物对彻底清创的根管表面进行处理，以实现完美的适应性，并防止任何重复/后续的微生物附着或污染。可以用（可去除的）凝胶–溶胶沉淀物填充根管空间，以防止流体或微生物大量流动、进入/流出。这种治疗概念是一种遥远的可能性，有待通过多学科的努力来发展。相比之下，现代根管治疗技术与这些理想化的目标只有微弱的相似性。目前，如果不通过切削成形对根

管进行一定程度的扩大，则无法可预测和受控地将液体输送至根尖末端，尽管非器械根管治疗技术（non-instrumentation technique）确实试图满足该方法的基本原理（Lussi et al. 1995）。此外，可用冲洗液的化学活性在效力或活性方面受到限制，因此以浓度、扩散和混合所决定的速率消耗在接触上。根管空间的黏性支配影响了整个空间内液体的输送、流动和混合。因此，新鲜的未反应液体需要不断地循环进入根管系统，而用过的反应液体必须在根管壁边界处、没有停滞的情况下被移出系统，这是一项技术上具有挑战性的技巧。

因此，根管系统机械化学预备的总效果取决于根管系统成形、冲洗液性质（类型、浓度）、冲洗方案（输送方法和速率、体积和浓度、搅动方法和频率）和根管系统封药（类型、活性、活性离子/分子种类的释放曲线、置入效率和化学平衡）。即使在公认的标准化机械化学预备方案的范围内，操作者内部或操作者之间的变化也很可能会导致结果的变化，即使在解剖和感染可以标准化的受控实验室测试中也是如此。因此，有关根管治疗的临床/微生物学研究的结果将反映这种复杂性和变化。此类研究可能反映了尚未解决的关键挑战，并指出了可行的优化途径。根管治疗的疗效已通过体外、离体和体内研究模型进行了评估。测试的结果中指标多种多样，包括成形效果和效率以及根管中心定位能力、根管残留碎屑的存在、前期牙本质去除的程度、玷污层的存在、残留生物膜的存在、细菌负载的减少、细菌多样性改变、根尖周愈合（放射学或组织学）、牙齿存活率和患者报告的结果。这些措施可能单独或共同表明治疗操作的潜在有效性和可变性，以及可能存在的任何上限。

3 根管治疗的基本原理、实践概念与原则

3.1 基本原理

根尖周病变是细菌（及其产物）与宿主防御系统相互作用的结果，因此根尖周病变的预防或解决显然取决于防止或终止这种相互作用。鉴于根管治疗的历史相对长，生物学原理的确立相对晚（Gulabivala and Ng 2009），几十年和几百年来，人们使用了一系列不同的概念框架来证明所使用的方法是正确的。奇怪的是，这种方法的原理在很长一段时间内都没有改变（Hall 1928），而技术的进步使得这种方法更加有效，并且更适合于成形和充填根管系统的技术实现。

对于没有根尖周炎临床证据的牙齿和伴有根尖周炎的牙齿，其在生物学上的治疗原理是不同的。在前一种情况下，根据治疗的确切临床原因（选择性、修复性、牙髓性），主要目标是防止微生物感染从环境或根管系统的冠部进入根尖部。因此，重点是防止微生物污染/感染传播。总体而言，在这种情况下，根管治疗的技术和生物学挑战可能略有不同，并且有证据表明，现有各种各样的治疗方案可能就足够了，至少从临床上持续没有根尖周炎来看，其成功率较高（范围相对狭窄）（图8-6）。

患牙一旦形成根尖周病变，其机械化学预备方案的技术方面的变化似乎对结果有更大的影响（图8-7）。总体而言，挑战是不同的，因为在这些情况下，目标不仅是防止新的污染/感染，而且是根除已经形成的细菌生物膜，有效关闭宿主免疫反应，同时加速病变愈合。如果根尖周病变更大，则挑战似乎更大，因为它与更多样化的微生物群有关。许多方案和概念模型（Gulabivala and Ng 2009）已被用于实现这一总体目标，与没

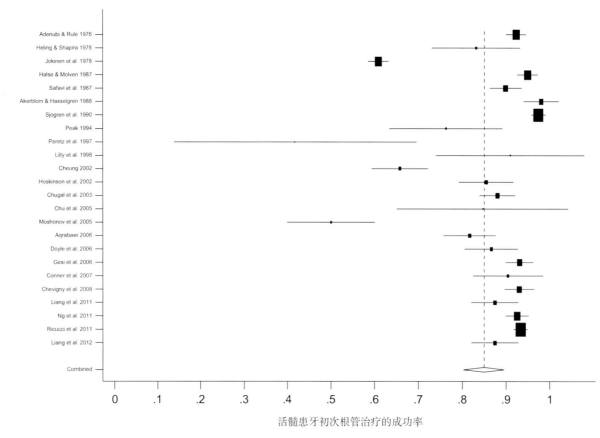

图8-6 治疗未患根尖周炎的牙齿后根尖射线可透性存在/不存在的临床结果数据的森林图。

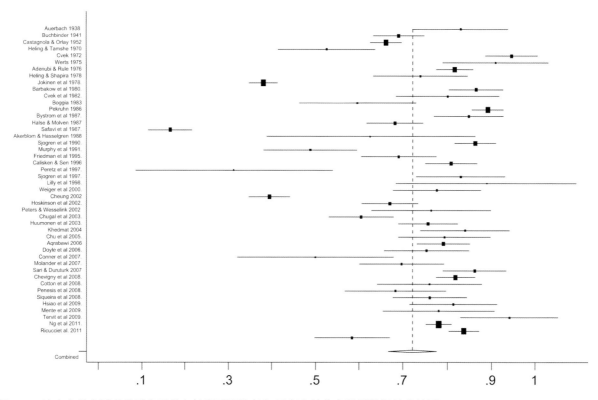

图8-7 治疗有根尖周炎的牙齿后根尖射线可透性存在/不存在的临床结果数据的森林图。

有根尖周炎的牙齿相比，其总体成功率更低，且范围更广。

3.2　实践概念与原则

根管治疗是一个多步骤的过程，其中每个后续步骤都取决于前一步骤的有效性。根管治疗实际上包括以下步骤：

根管机械预备：

在此之前进行开髓和确定工作长度。

根管化学预备：

约诊内用药（根管冲洗）；

约预间用药（根管封药）；

根管系统充填。

3.2.1　根管机械预备的原则

第一步是通过钻一个从咬合面到根管系统的窝洞来建立进入根管系统的通道：冠部髓腔入路。历史上，对根管系统整个根管壁的机械预备一直被认为是去除细菌生物膜的最重要手段。然而，现在对这一阶段的看法已经发生了范式转移，因为它现在被认为只不过是冠部髓腔入路向牙根的延伸，即根部髓腔入路（Gulabivala and Stock 1995）。这主要是因为，多达50%的根管系统表面未被器械预备到，需要通过除金属器械切削之外的其他方式清除生物膜。

传统观点认为，应通过控制牙本质切削来预备根管，以便形成在根尖缩窄处或根管末端具有最小直径而在根管冠部具有最大直径的规则锥形。无论弯曲程度如何，根管的中心轴都应保持不变，而锥度应尽可能与冲洗液和根管充填材料的输送相适应，从而保持牙根的强度和完整性。

最佳的根尖直径尺寸和锥度一直是颇具争议的话题。这种选择通常基于个人偏好和个人临床经验，而不是基于可靠的科学依据。宽锥度根

管可能允许更好地冲洗液渗透、清理和封闭，但这些好处是以牺牲牙根强度和可能的牙齿长期存活为代价的。狭窄根管预备的拥护者认为，允许使用狭窄针头进行冲洗的锥度足以进行清理，并且使用热塑牙胶技术可以令人满意地实现此类根管充填。如果能够进行充分的清理和充填，则窄锥形根管预备更可取，因为它们不会损害牙根强度。根据根管系统的冲洗要求，牙齿可分为具有简单的根管系统或复杂的根管系统两种。

简单的根管系统（A型、B型和C型）

在具有窄圆形横截面的简单根管系统（A型）中，预备成规则锥形的根管腔可能完全包含原始的根管系统（图8-8）。在这种情况下，生

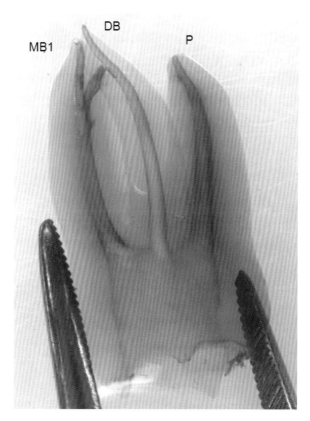

图8-8　简单的A型根管系统，尽管根管如此狭窄和圆形，但仅通过机械预备即可完成根管壁的彻底清创，不依赖冲洗液的化学作用。

物膜的清除几乎完全可以通过机械预备来实现，基本不依赖冲洗液。

相比之下，在具有宽的非圆形但规则横截面（B型）的简单根管系统中，例如尖牙、一些前磨牙、磨牙的远中根和腭根以及具有C形根管的牙齿，即便预备到常规锥形的根部髓腔入路也可能无法仅通过机械准备完成生物膜的清除（图8-9）。在这类牙齿中，冲洗通路非常好，通过切削来扩大根管是多余的。

与此形成进一步对比的是，在具有窄圆形横截面和鳍部及其分支的简单根管系统中（C型），机械预备会从可触及的根管壁上去除生物膜，但不会从未被器械预备的副根管系统中去除（图8-10）。这种解剖结构的例子可以从所有牙齿类型中找到。

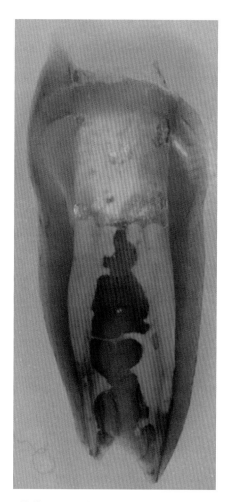

图8-10 简单的C型根管系统，主根管狭窄，连通空间盲端以不同角度延伸主根管，允许对主根管进行完整的根管壁清创（如A型），但无法在没有化学方法的情况下对根管延伸部分进行清创。

复杂的根管系统

在形态更复杂和不规则根管系统的牙齿中，预备好的根部髓腔入路或多或少地被原始不规则根管系统包围，并且可能仅部分可识别或根本不可识别。这些例子可能来自下颌或上颌磨牙的近中根、下颌切牙和一些前磨牙，但通常仅在邻面观察（图8-11）。

3.2.2 根管化学预备（根管冲洗）的原则

为了使化学流体制剂到达根管系统的所有表

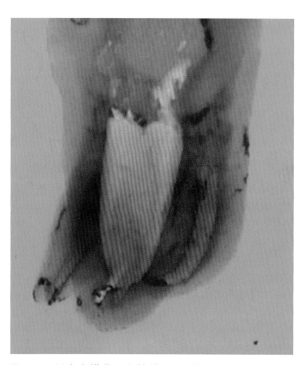

图8-9 具有宽横截面的简单B型根管系统，仅靠机械手段无法完成根管壁清创，需要依赖冲洗液的化学作用。

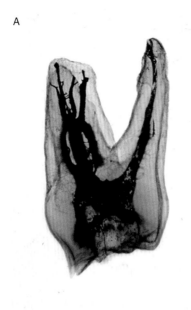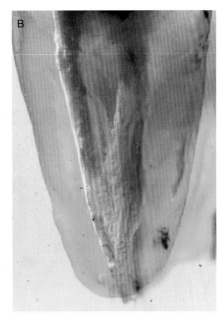

图8-11 复杂的根管系统，其整个根管壁几何形状主要不会被机械预备改变，并且在没有化学冲洗手段的情况下会排除大部分根管壁表面的清创：两个单独的例子，（A）未预备和（B）根管充填后。

面，必须有足够的通路，并且必须促进液体冲洗液的流动。这要求必须清除通路中的阻塞物例如牙髓组织、营养不良性牙髓钙化、髓石和细菌生物膜。机械成形过程可能会破坏和置换这些内容物；在成形过程中产生的任何牙本质碎屑都会为根管内容物添加更多元素。理想情况下，这种不均匀的有机和无机组织应该被冲洗出根管系统。

纯冲洗动作受到根管系统黏性主导环境的限制，因此必须了解流体动力学（Gulabivala et al. 2010）。输送、混合和更换冲洗液的策略必须有效。此外，纯冲洗动作只对松散的碎屑有效；大多数内容物可能会附着或黏附，因此必须通过搅动或化学溶解作用使其松动。因此，冲洗动作必须施加壁面剪应力，且应持续或重复，最好在机械预备期间进行，尽管机械预备后的冲洗也被认为是有益的。

通过抗菌液体破坏细菌生物膜的过程很复杂，因为需要将冲洗液输送到狭窄、受限和远端

的根尖解剖结构以及具有胞外多糖基质保护的多微生物生物膜的最深层。克服第一个问题的方法是充分扩大和成形根部髓腔入路，以便使用适当尺寸、窄规格根管冲洗针头以及某种形式的搅动将冲洗液输送到根尖解剖结构。第二个问题是通过持续补充足够高浓度和/或足够体积的冲洗液来克服，以提供持续的化学效力。在去除生物膜方面，机械和化学清理的联合作用比单独使用任何一种方法更有效。

机械成形完成后，最后一步是到达所有已预备的，以及是未预备的表面，以便对整个根管壁进行化学"擦洗"，去除未预备表面的生物膜和已预备表面的任何受污染的玷污层（图8-12）。近年来，随着人们对这一需求的进一步理解，将冲洗液从预备好的根部入口输送、搅动和混合到复杂解剖结构中的策略增加了数倍。这些方法可分为（Gulabivala et al. 2010）：

- 手动搅动：将手用锉或牙胶尖以提拉动作上下

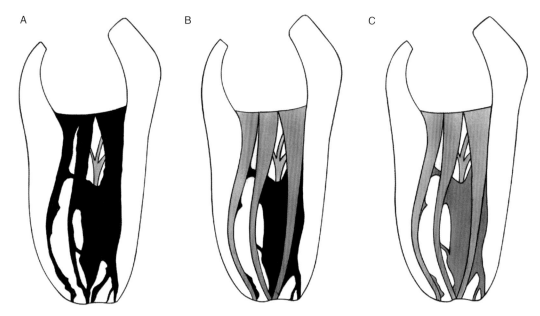

图8-12　（A）未预备的复杂根管系统，（B）显示未使用器械表面的器械化根管系统，（C）绿色未使用器械区域需要通过根管预备递送的化学冲洗液进行清创

移动；

- 声波搅动：使用Sonic Aire活化器械、Endo-Activator和Vibringe（连接在注射器的振荡针头上）；
- 超声波搅动：使用Irrisafe锉、ProUltra注射器（荡洗针头）和超声波活化的普通锉；
- 压力/真空搅动：EndoVac、RinsEndo和NIT系统；
- 激光引起的搅动。

　　最简单的方法是使用牙胶尖在根管内来回搅动冲洗液。使用这种方法，冲洗液通过根尖孔超出的风险增加。将根管壁剪应力最大化并减少根尖超出的最佳方法是使用根尖适合但冠部略松的牙胶尖。

　　使用声波或超声波设备活化冲洗液涉及搅动经注射器输送至根管中的液体，或同时输送（通过定制储液器）和搅动。可用于冲洗搅动的声波设备包括Sonic Air Endo手机（Micromega 1500，Besancon，France），它由气压驱动，产生1500～3000Hz的振动频率，驱动不锈钢锉，以帮助同时进行根管预备。EndoActivator系统（Advanced Endodontics，Santa Barbara，CA，USA）采用电力驱动，工作频率低得多，分别为33Hz、100Hz和167Hz。它旨在使用各种尺寸（ISO尺寸15、25、35）和锥度（0.02、0.04）的聚合物工作尖来搅动冲洗液，以避免金属锉的器械分离、台阶形成和根管偏移等潜在风险。Vibringe由一个连接在注射器上的声波活化装置组成，该装置在输送冲洗液时产生搅动。

　　使用磁致伸缩或压电设备可以实现工作尖端更高频率的振动（在超声波范围内，20～40kHz）。磁致伸缩换能器在工作端产生椭圆运动，而压电换能器产生纵向或横向线性运动。在任何一种情况下，振动都会因器械与管壁的接触而减弱，同时也会减少微声流。更高的功率输出和更大的器械灵活性可增强微声流；因此小尺寸器械更好。为了最大限度地提高微声流，最好在不接触管壁的情况下使用超声荡洗锉；这可通过预弯器械并在机械预备完成后再进行超声荡洗来实现，即所谓的但被贴错标签的"被动超声冲洗"。

EndoVac是一种简单但巧妙的装置，它将冲洗液输送到冠部髓室内，但通过放置在根管尖部的套管将冲洗液吸入根管中。有两种尺寸的套管；如果不遵照厂商的说明操作，较小的套管容易堵塞。到目前为止，研究表明该装置是有效的。另一种装置，NIT，仅通过一根针头同时输送和抽吸，允许液体在内部和外部套管中单独流动。

RinsEndo是一种通过连接到机头联轴器进行操作的自动装置。它使用交替的正压和负压变化将冲洗液推入根管系统。它在一定程度上是有效的。

除了搅动之外，冲洗液的交换依赖于从主根管通路沿浓度梯度的扩散，在那里，剂量向周围解剖方向沉积。这种方法还需要更高的输送浓度，这可能会损害根部预备中的牙本质。如果抗菌剂以亚抑制剂量接触细菌，则很有可能诱导对它们产生耐药性。这不仅在抗生素中得到证实，而且在上述消毒剂中也得到证实。

在大多数情况下，这些努力足以从根管冠部彻底清除微生物群，并从根管系统的中部清除大部分的微生物群。然而，挑战在于根尖部微生物群的彻底清除，在根尖解剖结构中，细菌生物膜通常完好无损（Nair et al. 2005）。因此，使用额外的抗菌措施是必要的，这些措施在约诊间继续有效（Vera et al. 2012）。过度用力将冲洗液输送到根尖解剖结构可能会导致冲洗液超出。其后果可能从轻微的刺激加剧到严重的次氯酸钠意外事件和组织破坏。

3.2.3　根管化学预备（根管封药）的原理

在约诊间进行根管内封药的基本原理是帮助完成根管系统准备的目标，即降解残留的微生物

生物膜和有机组织，并杀灭已逃脱初次就诊时清创的剩余细菌。因此，该药物还应防止根管预备后留下的那些细菌和/或通过侧支根管或冠部入口进入的新侵入者对根管系统的再次定植。

3.2.4　根管系统充填的原理

在对根管系统进行清理和封药后，通过充填根管空间和永久性封闭开髓窝洞，以防止微生物及其产物从口腔或根管系统迁移到根周组织。因此，根管充填的目的是"封闭"整个根管系统，包括冠部入口，同时促进慢性根尖周病变的愈合。

3.3　根尖周愈合过程的概念化

根管治疗后的愈合过程尚未得到深入研究，但可以使用慢性根尖周炎症病灶的"Fish分区"（坏死感染区、污染区、刺激区、促进区）来概念化（Fish 1939）。去除细菌及其产物，即使不能（理想情况下）清除，也会减少感染和污染区。这使得刺激区（zone of irritation）内的巨噬细胞侵入先前被感染区和污染区占据的区域，以清除死细胞和碎片。这一过程也为成骨细胞与成纤维细胞以及来自最外层和最活跃促进区（zone of stimulation）的新生血管及神经纤维增生到刺激区创造了条件。通过这种方式，可以从病变的边界向内逐渐愈合，直到建立正常的牙周膜。特别是，如果牙周组织中的多潜能细胞没有受到不可逆的损伤，理想的愈合最终将导致根尖端的再生和牙骨质形成，将根管系统与根尖周完全隔离，但这并不是必然发生的最终结果。不完全清除感染会减少但不能消除炎症区域，从而抑制病损愈合的动力。

4　根管治疗效果的证据

数十年来的研究为根管治疗操作的各个方面或步骤的相对有效性提供了一些见解。

4.1　机械化学操作对根管内微生物群的影响

根管治疗的不同阶段对根管内微生物群的影响已得到了定性和定量评估。一些研究仅报告了阳性培养试验，而其他研究则在不同治疗阶段前、后鉴定并量化了根管内微生物群，主要使用培养依赖性方法，一些研究使用不依赖培养的方法（表8-1）。

仅使用水或盐水作为冲洗液，测试了包括根管"机械预备"在内的步骤对微生物群的影响。总的来说，研究表明，平均25%的病例（范围4.6%～53%）的培养结果为阴性。当使用次氯酸钠（浓度范围0.5%～5.0%）冲洗补充"机械预备"步骤时，清创后立即阴性培养的发生率增加到平均75%（范围25%～98%）。

大多数研究表明，当约诊间根管系统内未使用活性抗菌药物时，约诊间的细菌培养结果发生了逆转。逆转是由于残留细菌的再生或开髓窝洞暂封材料周围的细菌渗漏造成的再污染。

经典且对照良好的研究（Bystrom and Sundqvist 1981、1983、1985）从定性和定量两方面评估了各种根管治疗操作对微生物群的影响。他们测试了机械预备、盐水或次氯酸钠冲洗（0.5%、5.0%、5.0%与EDTA）、在冲洗中添加超声波活化和氢氧化钙封药的效果；每次加入化学根管预备都能提高抗菌效果，进一步减少残留细菌。他们发现，这种抗菌作用可以将细菌数量从最初的$10^2 \sim 10^8$个细胞减少到初始清创后的$10^2 \sim 10^3$个细胞，在使用氢氧化钙进行约诊间封药后，进一步减少到没有可恢复的细胞（来自根管系统已预备

的部分）。值得注意的是，当初始感染的多样性更大时，即菌种越多、越丰富，感染越难控制。在机械预备和用水冲洗后，氢氧化钙封药也有效。最近，由于新的研究显示氢氧化钙封药的效果有限，因此引起了争议。

根管治疗期间的集体抗菌作用尚未被证明会导致任何特定菌种的持续存在。因此，在初次（第一次尝试）根管治疗期间，特定细菌与持续感染无关。相比之下，再次（第二次尝试）根管治疗的数据（表8-2）显示，某些菌种在生物力学操作后比其他菌种更普遍，这表明它们可能对治疗方案更具抵抗力，这与之前的观点相反。持续性菌种通常包括粪肠球菌、链球菌属、葡萄球菌属、乳杆菌属、丙酸杆菌属、放线菌属、酵母菌和其他革兰阳性菌。

尽管对根管微生物群的大多数纵向研究并不能明确显示特定菌种的耐药性，但其他研究表明，在治疗后的培养物中，革兰阳性菌的检出率出人意料地高。在Möller小组的进一步猴子模型实验中，发现兼性厌氧菌比来自4株感染的厌氧菌（米勒链球菌、厌氧消化链球菌、口腔普雷沃菌、具核梭杆菌）更能抵抗机械化学治疗（Möller et al. 2004）。此外，包含粪肠球菌在内的5株感染的存活率更高。

4.2　充填操作对根管内微生物群的影响

根管充填的作用似乎是辅助控制残留的感染，因为没有根管充填对愈合没有明显的影响（Klevant and Eggink 1983；Sabeti et al. 2006）。充填受感染但已经预备好的根管对控制剩余感染有一定程度的影响，可能是通过封闭残留的微生物群（Katebzadeh et al. 1999、2000）导致的。除了有助于减少生物负载外，根管充填物还有助于控制根尖周病变的愈合和牙周韧带正常解剖结构的再生。

表8-1　评估根管治疗操作对微生物群影响的研究总结

研究及年度	治疗类型 机械预备/冲洗/封药	样本大小	橡皮障	消毒	治疗结果			持续存在的菌种（频率）
					有细菌存在的样本所占百分比/平均细菌负载			
					基线	预备和/或冲洗后	复诊时（封药或未封药后）	
培养试验								
Auerbach (1953)	机械预备/冲洗	60颗牙	√	—	93%（56/60）	含氯苏打（双倍强度）：22%（12/56）	—	未分析
Stewart (1955)	机械预备/冲洗	50颗牙	√	√	—	3%H_2O_2和0.5%NaClO：6%（3/50）	未封药：24%（12/50）	未分析
Ingle and Zeldow (1958)	机械预备	89颗牙	√	√	73%（65/89）	H_2O：70%（62/89）；一些最初培养无细菌生长的样本，在治疗后培养时出现细菌生长	—	未分析
Stewart et al. (1961)	机械预备/冲洗	77颗牙	√	√	100%（77/77）	0.5%NaClO+乙二醛：2%（1/44）；0.5%NaClO+3%H_2O_2：9%（3/33）	未封药：0.5%NaClO+乙二醛：34%（15/44），0.5%NaClO+3%H_2O_2：39%（17/33）	未分析
Melville and Slack (1961)	机械预备/封药	392个根管	√	√	—	—	丁香酚山毛榉杂酚油、三甲酚、樟脑对氯酚（CMCP）或抗生素封药：无数据	来自601个样本的695个纯培养分离物：链球菌（36%），乳杆菌（2%），葡萄球菌（27%），微球菌（11%），奈瑟菌（6%），革兰阴性菌（4%），酵母菌（7%）
Nicholls (1962)	机械预备/冲洗	155个根管	√	√	100%（155/155）	碱性氯胺：53%（39/74）H_2O_2和2%NaClO：50%（30/60）H_2O和2%NaClO：71%（15/21）	—	未分析
Grahmen and Krasse (1963)	机械预备/冲洗	97颗牙	√	√	77%（75/97）	NaCl：72%（23/32）西吡氯铵：66%（21/32）Nebacin：36%（12/33）一些最初培养无细菌生长的样本，在治疗后培养时出现细菌生长	未封药：NaCl：47%（15/32）西吡氯铵：47%（15/32）Nebacin：18%（6/33）	未分析

续表

研究及年度	治疗类型 机械预备/冲洗/封药	样本大小	橡皮障	消毒	治疗结果 有细菌存在的样本所占百分比/平均细菌负载			持续存在的菌种（频率）
					基线	预备和/或冲洗后	复诊时（封药或未封药后）	
Engström（1964）	机械预备/冲洗/封药	223颗牙	√	√	60%（134/223）；14.9%（20/134）培养后有肠球菌生长（21%的再治疗患牙，12%的未治疗患牙）	西吡氯铵或碘状，以及乙醇，氯仿和0.5%NaClO：无数据		在每次就诊时，肠球菌都持续存在于根管中，其频率高于其他微生物。任存在肠球菌的牙齿中，肠球菌在根管壁的近、远中壁更常见，分别为67%和31%
Engström and Frostell（1964）	机械预备/冲洗/封药	1170个样本	√	√	—	西吡氯铵，乙醇，氯仿和0.5%NaClO：无数据	5%碘的10%碘钾化物（IKI）封药：25%（332/1170）未治疗的无根尖周病变的患牙：31%（91/297）未治疗的有根尖周病变的患牙：37%（97/261）；已治疗的无根尖周病变的患牙：21%（80/377）；已治疗的有根尖周病变的患牙：23%（54/235）。	在根系填充之前，存活的菌种包括：链球菌，葡萄球菌，肠球菌，酵母菌，需氧革兰阳性芽孢杆菌，微球菌，类白喉，典型的革兰阳性菌
Olgart（1969）	机械预备/冲洗/封药	207颗牙	未知	√	72%（149/207）	43%（88/207）；H₂O₂+0.5%NaClO与H₂O₂+1%NaClO之间无差异	未封药：34%（70/207）	链球菌，乳酸杆菌，消化球菌，韦荣球菌，梭杆菌，消化链球菌，棒状杆菌，真杆菌，纤毛菌；所有类型都是持续存在的，只是依赖于初始类型

续表

研究及年度	治疗类型 机械预备/冲洗封药	样本大小	橡皮障	消毒	治疗结果			持续存在的菌种（频率）
					有细菌存在的样本所占百分比/平均细菌负载			
					基线	预备和/或冲洗后	复诊时（封药或未封药后）	
Goldman and Pearson（1969）	机械预备/冲洗	563个患者	未知	未知	—	NaClO：24%（133/563）	—	鉴定出242种微生物：肠球菌（最常见），链球菌（64%），葡萄球菌（17%），奈瑟菌、乳酸杆菌、微球菌、棒状杆菌、厌氧革兰阳性菌
Myers et al.（1969）	未知	214颗治疗后的患牙	未知	未知	—	—	根管充填前的培养测试：经历1次培养后无细菌生长：26%（28/108）；经历2次培养后无细菌生长：13%（14/106）；1次培养后无细菌生长的逆转率：26%，2次培养后无细菌生长的逆转率：13%	粪链球菌（21%），链球菌（52%），葡萄球菌（8%），棒状杆菌（4%），未分类的革兰阳性杆菌（8%）
Bence et al.（1973）	机械预备/冲洗	33颗牙	√	√	100%（33/33）	—	未封药：冲洗后，8%的患牙样本质取样后培养阴性，12%纸尖取样阴性	未分析
Tsatsas et al.（1974）	机械预备/冲洗封药	205颗牙，治疗后的培养试验结果无细菌生长**	未知	未知	—	—	甲基酚蜡脂、樟脑对氯酚（CMCP）或多抗生素糊剂封药：第二次培养：24%（49/205）；第三次培养：80%（39/49）	链球菌（82%），芽孢杆菌（8%），葡萄球菌（33%），念珠菌（3%），绿脓菌（3%）
Mejàre（1975）	NA	612个在根管充填时的培养，之前培养时无细菌生长	√	√	—	—	根管充填前培养测试：15%（92/612），27/92产生29株肠球菌	粪肠球菌（10），发酵菌（3），液化菌（8），非典型病原菌（6），尿肠型病原菌（1），坚韧球菌（1）

续表

研究及年度	治疗类型 机械预备/冲洗封药	样本大小	橡皮障	消毒	治疗结果 有细菌存在的样本所占百分比/平均细菌负载			持续存在的菌种（频率）
					基线	预备和或冲洗后	复诊时（封药或未封药后）	
Akpata（1976）	M/D	20颗离体牙	NA	√	100%（20/20）	NaCl：65%（13/20）细菌负载：200CFUs/牙	38%樟脑对氯酚（CMCP）封药：20%（2/10），细菌负载＝50CFUs/牙；当纸尖取样培养无细菌生长时，牙本质碎片培养有细菌也是阴性；当纸尖取样培养有细菌生长时，牙本质碎片培养有或没有细菌生长	未分析
Cvek et al.（1976）	机械预备/冲洗	108颗牙	√	√	NaCl组：53%（18/34）0.5%NaClO组：63%（29/46）5%NaClO组：79%（22/28）	NaCl：83%（15/18）0.5%NaClO：59%（17/29）5%NaClO：68%（15/22）	—	葡萄球菌、粪链球菌、消化链球菌、微球菌、棒状杆菌、丙酸杆菌、放线菌、韦荣球菌、拟杆菌属、解乳真杆菌、梭杆菌、纤毛菌属、嗜血杆菌、枯草芽孢杆菌
Bystrom and Sundqvist（1981）	机械预备/冲洗	15颗牙	√	√	100%（15/15），细菌负载：10^5（$10^2 \sim 10^7$），共89株。1～10株/根管	生理盐水：100%（15/15）	未封药：47%（7/15）（第5次就诊），其中初始细菌负荷高，难以消除	没有特定菌种是持续存在的。链球菌、消化链球菌、真杆菌（Arachnia）、乳酸杆菌（Eubacterium）、乳酸杆菌、放线菌属、梭杆菌、拟杆菌、直肠弯曲菌［直肠沃林菌（Wolinella recta）］、二氧化碳噬纤维菌（Capnocytophaga）、集聚肠杆菌（Enterobacter agglomerans）、小韦荣氏球菌（Veillonella parvula）、生痰月单胞菌（Selenomonas sputigena）、侵蚀艾肯菌（Eikenella corrodens）

续表

研究及年度	治疗类型 机械预备/冲洗/封药	样本大小	橡皮障	消毒	治疗结果			持续存在的菌种（频率）
					有细菌存在的样本所占百分比/平均细菌负载			
					基线	预备和/或冲洗后	复诊时（封药或未封药后）	
Bystrom and Sundqvist（1983）	机械预备/冲洗	15颗牙	√	√	100%（15/15）；分离到169株；1~11株/根管；若根管内含10^5个细菌细胞，则为2株/根管；若根管内含有更多细菌细胞，则为8株/根管	0.5%NaClO：87%（13/15）	未封药：20%（3/15）（第5次就诊）	没有一个菌种对治疗更具耐药性：链球菌、消化链球菌、蛛菌（Arachnia）、真杆菌（Eubacterium）、乳酸杆菌、放线菌属、梭杆菌、拟杆菌、直肠弯曲菌[直肠沃林菌（Wolinella recta）]、二氧化碳噬纤维菌（Capnocytophaga）、集聚肠杆菌（Enterobacter agglomerans）、小韦荣氏球菌（Veillonella parvula）
Bystrom and Sundqvist（1985）	机械预备/冲洗	60颗牙	√	√	100%（60/60）细菌负载=10^5	0.5%NaClO：无数据 5%NaClO：无数据 5%NaClO+15%EDTA：无数据	未封药0.5%NaClO：12/20（第2次就诊）；8/20细菌负载=10^5（第3次就诊）5%NaClO：10/20（第2次就诊）；6/20，细菌负载=10^6（第3次就诊）；5%NaClO+15%EDTA：11/20（第2次就诊）；3/20，细菌负载=10^5（第3次就诊）	
Byström et al.（1985）	机械预备/冲洗/封药	65颗牙	√	√	100%（65/65）细菌负载：氢氧化钙gp：10^2~10^7 CP/CMCPgp：10^3~10^7	0.5%NaClO：无数据 5.0%NaClO：无数据	氢氧化钙封药：0/35（1个月），1/35（2~4天）；CP/CMCP封药（2周）：10/30，细菌负载=10^5	大多数厌氧革兰阳性菌：拟杆菌、梭杆菌、丙酸杆菌、消化链球菌、真杆菌（Eubacterium）、链球菌、放线菌属、乳酸杆菌、双歧杆菌（Bifidobacterium）、肠球菌属

续表

研究及年度	治疗类型 机械预备/冲洗/封药	样本大小	橡皮障	消毒	治疗结果			
					有细菌存在的样本所占百分比/平均细菌负载			持续存在的菌种（频率）
					基线	预备和/或冲洗后	复诊时（封药或未封药后）	
Sjögren and Sundqvist (1987)	机械预备/冲洗	31颗牙	∨	∨	100%（31/31）细菌负载=10^4	0.5%NaClO及超声清创：无数据	未封药：29%（9/31）（第2次就诊）；23%（7/31）（第3次就诊）	具核梭杆菌，丙酸蛛菌（Arachnia propionica），放线菌属，中间链球菌，消化链球菌，米勒链球菌（Streptococcus milleri）
Koontongkaew et al. (1988)	机械预备/冲洗/封药	15颗牙	∨	∨	100%（15/15）	3%H_2O_2/5.25% NaClO：无数据	CMCP封药：封药1天：40%（2/5）封药3天：20%（1/5）封药7天：10%（1/10）不封药：1天后，60%（3/5），3或7天后，20%（1/5）	未分析
Reit and Dahlén (1988)	机械预备/冲洗/封药	35颗牙	∨	∨	91%（32/35）1~7株/根管	0.5%NaClO：无数据	氢氧化钙封药：14天后：23%（8/35）21天后：26%（9/35）	21天的氢氧化钙封药后，从9个根管中分离到12株菌株，菌种包括革兰阴性厌氧菌，肠球菌，乳酸杆菌
Cavalleri et al. (1989)	机械预备/冲洗	10颗牙	∨	未知	—	5%NaClO：无数据	—	持续性菌种：表皮链球菌（40%），气球菌（30%），脆弱拟杆菌（20%）新菌种：鼻硬化克雷伯氏菌（20%），粪链球菌（20%），醋酸钙不动杆菌（20%），溶齿放线菌（10%）
Molander et al. (1990)	机械预备/冲洗/封药	25颗牙	∨	∨	96%（24/25）81个分离株	0.04%碘：无数据	克林霉素封药：14天后：16%（4/25）21天后：24%（6/25）	治疗前菌群中只有2株肠球菌，但治疗后菌群以肠球菌为主

续表

研究及年度	治疗类型 机械预备/冲洗/封药	样本大小	橡皮障	消毒	治疗结果			
					有细菌存在的样本所占百分比/平均细菌负载			持续存在的菌种（频率）
					基线	预备和或冲洗后	复诊时（封药或未封药后）	
Sjögren et al.（1991）	机械预备/冲洗/封药	30颗牙	√	√	100%（30/30）细菌负载：10分钟样本，10^3（$10^2 \sim 10^8$）；7天样本，10^4（$10^2 \sim 10^6$）	0.5%NaClO：50%（15/30）细菌负载=$10^2 \sim 10^3$	氢氧化钙封药：10分钟：50%（6/12）（在1周后）；7天：0%（0/18）（1~5周后无一例含细菌，未封药）	梭杆菌、拟杆菌、粪肠球菌、放线菌、消化链球菌、真杆菌（Eubacterium）、乳酸杆菌、直肠弯曲菌[直肠沃林菌（Wolinella recta）]
Ørstavik et al.（1991）	机械预备/冲洗/封药	23颗牙	√	√	96%（22/23）	NaCl冲洗并扩大至#20~25：87%（20/23）；细菌负载=10^4，进一步扩大至#35~80，无数据	氢氧化钙封药：34%（8/23）；细菌负载=10^4：#35/40：40%（6/15）；#>40：25%（2/8）	未分析
Yared and Bou Dagher（1994）	机械预备/冲洗/封药	60颗牙	√	√	100%（60/60）	1%NaClO冲洗，扩大至#25，73%（22/30）；扩大至#40，23%（7/30）	氢氧化钙：0（0/60）	未分析Φ
Gomes et al.（1996）	机械预备/冲洗	42个根管 初次治疗（n=15） 再治疗（n=27）	√	√	95%（40/42）；1~9株/牙	2.5%NaClO冲洗：无数据	空管（7~10天）：73%（29/40）；1~8菌株/牙	在预备和封药之后，发现兼性厌氧菌（52%）、绝对厌氧菌（64%）；革兰阳性菌（74%）；革兰阴性菌（26%）。在初次感染的病例中，微生物群无明显的性质变化；在再次感染的病例中：与初次取样相比，发生率减少的为：消化链球菌、肠球菌、卟啉单胞菌、丙酸杆菌、拟杆菌；相同的为：梭杆菌；增加的为：韦荣球菌；葡萄球菌

续表

研究及年度	治疗类型 机械预备/冲洗/封药	样本大小	橡皮障	消毒	治疗结果 有细菌存在的样本所占百分比/平均细菌负载			持续存在的菌种（频率）
					基线	预备和/或冲洗后	复诊时（封药或未封药后）	
Sjögren et al.（1997）	机械预备/冲洗	55颗牙（单根管）	√	√	100%（55/55）	0.5%NaClO：40%（22/55）	—	在根管预备后，每个根管内发现1~6个菌种。幸存菌种包括：肠球菌，链球菌，消化链球菌，真杆菌，放线菌，丙酸杆菌，拟杆菌，普雷沃菌，梭杆菌，弯曲杆菌（Campylobacter）
Sïren et al.（1997）	未知	80个培养后有细菌生长的根管（40为肠道菌群，40为非肠道菌群）	√	√	—	—	—	
Wallimo et al.（1997）	未知	967个根管样本（耐药病例）	√	√	—	—	2天未封药 取样前：72%（692/967），其中7%（47/692）的样本培养后有酵母菌生长	
Dalton et al.（1998）	机械预备/冲洗	46颗牙	√	√	100%（46/46）细菌负载=10^5	NaCl+镍钛锉，68%（15/22）；NaCl+K锉，75%（18/24）细菌负载=10^2	—	未分析

续表

研究及年度	治疗类型 机械预备/冲洗/封药	样本大小	橡皮障	消毒	治疗结果 有细菌存在的样本所占百分比/平均细菌负载			持续存在的菌种（频率）
					基线	预备和或冲洗后	复诊时（封药或未封药后）	
Reit et al. (1999)	机械预备/冲洗/封药	50颗牙	√	√	84%（42/50）	扩大至#35（弯曲根管）或#50（直根管），并以0.5%NaClO冲洗：无数据	5%IKI（5~7天）：44%（22/50）空管（7天）：44%（22/50）	在预备和封药后，58%的持续性细菌属于兼性厌氧菌。存活的菌种包括普雷沃菌，小啉单胞菌，二氧化碳嗜纤维菌（Capnocytophaga），真杆菌，韦荣球菌，消化链球菌，乳酸杆菌，链球菌，肠球菌，葡萄球菌
Peciuliene et al. (2000)	机械预备/冲洗/封药	25颗牙		√	80%（20/25）；70%（14/20）培养后有粪肠球菌生长	2.5%NaClO和17%EDTA：无数据	药物未知：28%（7/25）的样本有细菌生长；其中71%（5/7）为粪肠球菌	所有残留的粪肠球菌均存在于纯培养物中
Shuping et al. (2000)	机械预备/冲洗/封药	42颗牙	√	√	98%（41/42）细菌负载=10^5	1.25%NaClO：38%（16/42）细菌负载=10	氢氧化钙封药：8%（3/40）细菌负载≤10	未分析
Lana et al. (2001)	机械预备/冲洗/封药	31颗牙	√	√	87%（27/31）	2.5%NaClO：无数据	氢氧化钙封药：13%（4/31）空管（7天）：23%（7/31）	酵母菌，乳酸杆菌，链球菌，兼性厌氧革兰阴性菌。仅在一根管中发现孪生球菌（Gemella）和假单胞菌
Peciuliene et al. (2001)	机械预备/冲洗/封药	40颗牙	√	√	83%（33/40）	2.5%NaClO和17%EDTA：30%（10/33）	50%的样本：氢氧化钙封药（10~14天）：50%的样本：2%碘的10%碘化钾化物（IKI）封药（10分钟）：5%（1/20）	在预备和冲洗后，6颗牙齿中存在类肠球菌（5颗为纯培养），其他菌种包括奇异变形杆菌；兼性或厌氧革兰阳性菌

续表

研究及年度	治疗类型 机械预备/冲洗/封药	样本大小	橡皮障	消毒	治疗结果 有细菌存在的样本所占百分比/平均细菌负载			持续存在的菌种（频率）
					基线	预备和/或冲洗后	复诊时（封药或未封药后）	
Peters and Wesselink (2002)	机械预备/冲洗/封药	42颗牙齿	√	√	预备#20：100%（42/42）；细菌负载=10^6，4.6种细菌/根管	扩大至#35，并以2%NaClO冲洗：23%（10/42）；细菌负载=10^3，2.8种细菌/根管	氢氧化钙封药（4周）：71%（15/21）；细菌负载=10^3，2.1种细菌/根管；进一步冲洗：43%（9/21）；细菌负载=10^2	预备和封药后幸存的菌种为：梭杆菌属，普雷沃菌属，拟杆菌属，嗜二氧化碳菌属，真杆菌属，放线菌属，双歧杆菌属，痤疮丙酸杆菌，韦荣菌属，消化链球菌属，麻疹孪生球菌（Gemella morbillorum），链球菌属，葡萄球菌属 最终灌溉后的存活物种：梭杆菌属，普氏菌属，二氧化碳噬纤维菌（Capnocytophaga），放线菌，痤疮丙酸杆菌，韦荣氏菌，消化链球菌
Card et al. (2002)	机械预备/冲洗	40颗下颌牙齿/根管	√	√	95%（38/40）	以1%NaClO冲洗，ProFile预备（0.04锥度）：0/13的尖牙和前磨牙有细菌，5/27的近中颊根管有细菌；进一步的LightSpeed预备，尺寸为57.5~65：3/27的磨牙近中颊侧根管有细菌；在使用ProFile器械进行第一次预备后，只有1/16的近中舌根管（与近中颊通支）在交通之间存在培养后有细菌生长	无数据	未分析

续表

研究及年度	治疗类型 机械预备/冲洗/封药	样本大小	橡皮障	消毒	治疗结果			持续存在的菌种（频率）
					有细菌存在的样本所占百分比/平均细菌负载			
					基线	预备和/或冲洗后	复诊时（封药或未封药后）	
Chávez de Paz et al. (2003)	机械预备/冲洗/封药	200颗牙	√	√	未进行初次取样	类型：未知，无数据	氢氧化钙或碘化钾碘化物（IKI）封药：54%（107/200）牙齿类型、牙冠和牙髓状态没有显著相关性；病变大小、持续性疼痛、药物类型有显著相关性	在预备和封药之后，共有235株，每例2株。存活菌种包括：非突变或突变变组链球菌、肠球菌、凝固酶阴性葡萄球菌、消化链球菌、乳酸杆菌、双歧杆菌、丙酸杆菌、放线菌、真杆菌、梭菌、韦荣球菌、普雷沃菌、梭杆菌、肠杆菌（乳糖阳性）、卟啉单胞菌
Kvist et al. (2004)	机械预备/冲洗/封药	96颗牙	√	√	98%（94/96）	0.5%NaClO：63%（60/96）	氢氧化钙封药（7天）：36%（16/44）IPI（10分钟）：29%（15/52）就诊次数、细菌负载、初次取样中的菌株数量均无显著影响	预备和封药后，分离出59株。存活的菌种包括：梭形杆菌、普雷沃菌、放线菌、其他革兰阴性厌氧菌、消化链球菌、变形杆菌、乳酸杆菌、革兰阳性需氧芽孢杆菌、链球菌、肠球菌、葡萄球菌
Chu et al. (2006)	机械预备/冲洗/封药	88个根管	√	√	99%（87/88）	0.5%NaClO：无数据	氢氧化钙，强效西托米辛或Ledermix糊剂封药：36%（32/88）；所有根管的细菌负载均显著减少；牙髓暴露、牙齿类型、急性与慢性疾病、病变的大小和根管类型对根管内细菌的存在没有显著影响	预备和封药之后，分离出88株。存活的菌种包括：弯曲菌（Campylobacter）、梭杆菌、卟啉单胞菌、弯曲菌（Wolinella）、二氧化碳嗜纤维菌（Capnocytophaga）、金氏菌属（Kingella）、产吲哚萨顿菌属（Suttonella indologenes）、放线菌、双歧杆菌、近端梭状芽孢杆菌（Clostridium subterminale）、放线杆菌、棒状杆菌、乳酸杆菌、韦荣球菌、奈瑟菌、消化链球菌、孪生球菌（Gemella）、明串珠菌（Leuconostoc）、葡萄球菌、链球菌

研究及年度	治疗类型 机械预备/冲洗/封药	样本大小	橡皮障	消毒	治疗结果			持续存在的菌种（频率）
					有细菌存在的样本所占百分比/平均细菌负载			
					基线	预备和或冲洗后	复诊时（封药或未封药后）	
Paquette et al. (2007)	机械预备/冲洗/封药	22颗牙（单根管）	√	√	100%（22/22）细菌负载=10^5	2.5%NaClO: 68%（15/22）细菌负载≤10	2%氯己定: 45%（10/22）细菌负载=10	未分析
Siqueira et al. (2007a)	机械预备/冲洗/封药	11颗牙（单根牙）	√	√	100%（11/11）细菌负载=$10^4 \sim 10^7$	2.5%NaClO: 55%（6/11）细菌负载=$1 \sim 10^4$	氢氧化钙/CPMC: 9%（1/11）细菌负载=$1 \sim 10^2$	预备和冲洗后：11株分离株；最常见的为链球菌。在预备和封药后，仅分离到1株（痤疮丙酸杆菌）
Siqueira et al. (2007b)	机械预备/冲洗/封药	11颗牙（单根牙）	√	√	100%（11/11）细菌负载=$10^3 \sim 10^8$	2.5%NaClO: 45%（5/11）细菌负载=$1 \sim 10^7$	氢氧化钙: 18%（2/11）细菌负载=$1 \sim 10^5$	预备和冲洗后：7株分离株（其中包括链球菌和葡萄球菌）。在预备和封药后，仅分离到2株菌株（具核梭杆菌，格氏乳球菌（Lactococcus garvieae））
Vianna et al. (2007)	机械预备/冲洗/封药	24颗牙（单根牙）	√	√	100%（24/24）细菌负载=10^5	生理盐水+2%氯己定凝胶: 33%（8/24），细菌负载=10^2（在阳性病例中）	2%氯己定、氢氧化钙或混合物：54%（13/24）细菌负载=10^2（在阳性病例中）封药类型无显著影响	预备和封药后，分离出30株菌株。存活的菌种包括：气球菌（Aerococcus），孪生球菌（Gemella），消化链球菌，奈瑟菌，韦荣球菌，二氧化碳嗜纤维菌（Capnocytophaga），放线菌，双歧杆菌，梭状芽孢杆菌（Clostridium），乳酸杆菌，丙酸杆菌（Propionibacterium）
Wang et al. (2007)	机械预备/冲洗/封药	43个根管	√	√	91%（39/43）细菌负载=10^5	生理盐水+2%氯己定凝胶: 8%（4/39），细菌负载<10	2%氯己定+氢氧化钙: 8%（3/36），细菌负载≤10，根尖预备的大小（40# vs 60#）没有显著影响	未分析

续表

研究及年度	治疗类型 机械预备/冲洗/封药	样本大小	橡皮障	消毒	治疗结果			持续存在的菌种（频率）
					有细菌存在的样本所占百分比/平均细菌负载			
					基线	预备和/或冲洗后	复诊时（封药或未封药后）	
Markvart et al.（2012）	机械预备/冲洗	24颗牙	√	√	88%（21/24）	2.5%NaClO: 63%（15/24）	进一步的17%EDTA冲洗和10分钟的5%碘化钾碘化物（IKI）封药: 50%（12/24）；盒形准备（#60）: 67%（8/12）；锥形准备（#25~30）: 33%（4/12）；没有显著差异	在预备和封药后，存活的菌种包括：梭杆菌、普雷沃菌、革兰阳性厌氧菌、乳酸杆菌、链球菌、肠球菌、葡萄球菌
Xavier et al.（2013）	机械预备/冲洗/封药	48颗牙（单根管）	√	√	100%（40/40）	1%NaClO: 75%（9/12）；2%氯己定：75%（9/12）；NaClO与氯己定之间无显著差异	氢氧化钙: 75%（18/24）	未分析
分子技术								
Rolph et al.（2001）	机械预备/冲洗/封药	41颗牙齿（15颗未做治疗）26颗已做（再治疗）	√	√	未治疗的患牙: 75%（6/8）培养物/PCR；再治疗的患牙: 45%（5/11）培养物，91%（10/11）PCR	4%NaClO和15%EDTA: 无数据	氢氧化钙: 未治疗的患牙: 43%（3/7）的培养物，71%（5/7）的PCR；再治疗的患牙: 27%（4/15）的培养物，47%（7/15）的PCR	未分析
Sakamoto et al.（2007）	机械预备/冲洗/封药	15颗牙	√	√	100%（15/15）qPCR细菌负载=10^7	2.5%NaClO和17%EDTA: 67%（10/15）细菌负载=10^4	氢氧化钙/CMCP: 67%（10/15）细菌负载=10^4	在根管预备和封药后，存活的菌种包括：链球菌、梭杆菌、普雷沃菌、丙酸杆菌、奈瑟菌、罗氏菌（Rothia）、韦荣球菌、未培养的劳特普罗菌（uncultured Lautropia）

续表

研究及年度	治疗类型			治疗结果			持续存在的菌种（频率）
	机械预备/冲洗/封药	样本大小	橡皮障	消毒	有细菌存在的样本所占百分比/平均细菌负载		
					基线	预备和/或冲洗后	复诊时（封药或未封药后）	

研究及年度	机械预备/冲洗/封药	样本大小	橡皮障	消毒	基线	预备和/或冲洗后	复诊时（封药或未封药后）	持续存在的菌种（频率）
Rocas and Siqueira (2011)	机械预备/冲洗/封药	24颗牙	√	√	100%（24/24）qPCR	2.5%NaClO：54%（13/24）	氢氧化钙或氢氧化钙+CMCP：38%（9/24）氢氧化钙与氢氧化钙+CMCP之间无显著差异	
Paiva et al.（2013）	机械预备/冲洗/封药	14颗牙齿进行PCR，12颗牙齿进行qPCR	√	√	100%（12/12）qPCR细菌负载=10⁶	2.5%NaClO，17%EDTA/2%氯已定：50%（6/12）细菌负载=10⁴	氢氧化钙/氯已定：42%（5/12）细菌负载=10³（包括培养后无细菌生长的样本）	在预备和封药后，分离出13个分类菌群。存活的菌种包括：真杆菌、梭杆菌、弯曲杆菌、普雷沃菌、棒状杆菌、梭菌、嗜氢菌（Hydrogenophilus）、马赛菌（Massilia）、未培养的放线菌（actinobacterium）和2种未培养细菌
Provenzano et al.（2013）	机械预备/冲洗	12颗牙	√	√	100%（12/12）PCR	2.5%NaClO：67%（4/6）2%氯已定：83%（5/6）	—	未报道

NaClO，次氯酸钠；CFU，菌落形成单位

续表

研究及年度	治疗类型 机械预备/冲洗/封药	样本大小	橡皮障	消毒	治疗结果			持续存在的菌种（频率）
					有细菌存在的样本所占百分比/平均细菌负载			
					基线	预备和/或冲洗后	复诊时（封药或未封药后）	
Rocas and Siqueira (2011)	机械预备/冲洗/封药	24颗牙	√	√	100%（24/24）qPCR	2.5%NaClO：54%（13/24）	氢氧化钙或氢氧化钙+CMCP：38%（9/24）氢氧化钙与氢氧化钙+CMCP之间无显著差异	
Paiva et al. (2013)	机械预备/冲洗/封药	14颗牙齿进行PCR，12颗牙齿进行qPCR	√	√	100%（12/12）qPCR细菌负载=10^6	2.5%NaClO，17%EDTA/2%氯己定：50%（6/12）细菌负载=10^4	氢氧化钙/氯己定：42%（5/12）细菌负载=10^3（包括培养后无细菌生长的样本）	在预备和封药后，分离出13个分类的菌种。存活的菌群：真杆菌、梭杆菌、弯曲杆菌、普雷沃菌、棒状杆菌、梭菌、嗜氢菌（Hydrogenophilus），马赛菌（Massilia），未培养的放线菌（actinobacterium）和2种未培养细菌
Provenzano et al. (2013)	机械预备/冲洗	12颗牙	√	√	100%（12/12）PCR	2.5%NaClO：67%（4/6）2%氯己定：83%（5/6）	—	未报道

NaClO，次氯酸钠；CFU，菌落形成单位

表8-2　评估根管治疗后的根尖周病患牙中微生物群的研究总结

研究及年度	样本 大小/根尖周变/疼痛/根管充填质量与暴露	以前的治疗细节 冲洗/封药 到再治疗的时间	获得方法 根管充填物去除 机械方法	获得方法 根管充填物去除 溶剂	根管内取样	微生物发现 培养后有细菌生长的样本	细菌负载，从2个以上样本中分离出的菌种以及其他发现
培养试验							
Engström (1964)	113颗牙齿/54颗有根尖周变/疼痛/根充质量未知	冲洗/封药：没有给出　到再治疗的时间：未知	√	在某些情况下使用氯仿	扩锉至根尖部，NaCl和纸尖取样	43/113（38%）	粪肠球菌在所有样本中的检出率为8%（含根尖周病变的牙齿为39%，不含根尖周病变的牙齿为37%），在阳性样本中的检出率为20.9%（含根尖周病变的牙齿为24%，不含根尖周病变的牙齿为18%）。主要肠球菌为粪肠球菌
Moller (1966)	264颗牙齿/261颗有根尖周病变/疼痛情况未知，质量未知，且未暴露于口腔	冲洗/封药：没有给出　到再治疗的时间：未知	未知	√	水、水+肉汤、或VMG1，纸尖取样	120/264（45%）	兼性厌氧菌：包含肠球菌（19%为粪肠球菌）的链球菌、乳酸杆菌、微球菌、葡萄球菌、奈瑟菌、假单胞菌、变形杆菌、大肠埃希菌、芽孢杆菌。厌氧菌：消化链球菌、韦荣球菌、拟杆菌、梭杆菌、乳酸杆菌、放线菌、纤毛菌（Leptotrichia）、念珠菌
Gomes et al. (1996)	21颗牙齿/12颗根尖周病变/13颗有疼痛/根充质量未知	冲洗/封药：没有给出　到再治疗的时间：未知	未知	用水冲洗	以NaCl润湿，纸尖取样	—	兼性厌氧菌：丙酸杆菌（最常见），链球菌、乳酸杆菌、放线菌。厌氧菌：普雷沃菌、消化链球菌、真细菌
Molander et al. (1998)	120颗牙齿/100颗根尖周病变/无疼痛（根尖4mm内的根管充填	冲洗/封药：没有给出　到再治疗的时间：超过4年	G钻和H锉	21例中使用氯仿	以工作长度扩锉至#25	68/100（有根尖周病）	有根尖周病变组：117株：大多数病例中有1～2株；革兰阳性的细菌生长旺盛：革兰阴性兼性厌氧菌占优势（85%）：20颗牙齿的细菌生长旺盛：菌占优势：菌种包括：肠球菌（69%）、肠球菌（32株）、链球菌（14株）、乳酸杆菌（11株）、大肠埃希菌（8株）、革兰阴性厌氧菌（8株）、葡萄球菌（7株）、梭杆菌（5株）、普雷沃菌（5株）、消化链球菌（4株）、丙酸杆菌（4株）、乳酸杆菌（3株）、念珠菌（3株）、放线菌（2株）、肠杆菌（2株）、克雷伯氏菌（2株）、氯仿对根管内分离细菌有重大负面影响
		到再治疗的时间：超过4年			VMGA I和纸尖取样	09/20（无根尖周病）	无根尖周病变组：13株：8株稀疏生长（已列出）：根管充填物的长度、桩的存在、病变的大小和牙齿类型不影响从根管内分离细菌

研究及年度	样本	以前的治疗细节	获得方法			微生物发现	
	大小/根尖周病变/疼痛/根管充填质量与暴露	冲洗/封药到再治疗的时间	根管充填物去除		根管内取样	培养后有细菌生长的样本	细菌负载，从2个以上样本中分离出的菌种以及其他发现
			机械方法	溶剂			
Sundqvist et al.（1998）	54颗牙/根尖周病变/无疼痛、根管充填均良好	冲洗/封药：没有给出	钻和锉	×	扩锉，NaCl，纸尖取样（第1次取样）	24/54	在19个样本中，存在单一菌种：当粪肠球菌出现时（9），它是唯一的微生物；种类包括类肠球菌（9），链球菌属（6），微小小隐单胞菌（2），放线菌（3），丙酸杆菌（2），类杆菌（3），白色念珠菌（2）
		到再治疗的时间：超过4年			根管中的密封再封纸尖取样（第2次取样）	（44%）	
						20/54（第1次和2次取样）	
Peculiene et al.（2000）	25颗牙/根尖周病变/无疼痛/根充质量未知	冲洗/封药：未知/未使用氢氧化钙	√	×	同Molander et al.（1998）	20/25	14个样本中存在粪肠球菌；其中5个是纯培养的；其他的其他细菌种
		到再治疗的时间：未知					
Peculiene et al.（2001）	40颗牙/根尖周病变/无疼痛/根管充填满意	冲洗/封药：没有给出	√	×	疏通至根尖距根尖1mm	33/40	细菌负载：10～10⁷CFUs
		到再治疗的时间：超过5年					微生物检查主要针对酵母菌、革兰阴性大肠埃希菌和粪肠球菌
							根管内细菌的检出：粪肠球菌（21），白色念珠菌（6），肠球菌（3），其他细菌（17）
							酵母：50%含粪肠球菌；50%的粪肠菌；50%与其他细菌有关；粪肠球菌，52%为纯培养物；48%其他细菌混合，但在除一个样本外的所有样本中均为优势菌为优势菌；不同细菌分离菌。不同细菌组的病变大小没有差异

续表

研究及年度	样本	以前的治疗细节	获得方法		微生物发现	
	大小/根尖周病变/疼痛/根管充填质量与暴露	冲洗/封药到再治疗的时间	根管充填物去除	根管内取样	培养后有细菌生长的样本	细菌负载，从2个以上样本中分离出的菌种以及其他发现
			机械方法 / 溶剂			
Hancock et al.（2001）	54颗牙/根尖周病变/疼痛情况未知/根尖4mm内的根管充填：21颗良好，28颗欠充，5颗有不良修复体	冲洗/封药：?/4例使用氢氧化钙	G钻和H锉 / ×	扩至#35，距根尖0.2~2mm；液体牙科转化培养基（LDTM），纸尖取样+最后3~5支锉的4mm取样	34/54	纸尖取样：平均1.69种细菌/牙（14例为1种细菌，14例2种，2例3种，1例有4种），57株菌株中分离到丁类肠球菌（10株，其中6株为纯培养物），消化链球菌（9），放线菌（8），链球菌（7），普雷沃菌（4），葡萄球菌（3），棒状杆菌（3），梭杆菌（3），乳杆菌（2），真杆菌（2），卟啉单胞菌（2）
					33/54，纸尖取样	扩锉取样：平均1.5种细菌/牙（17例为1种，8例2种；3例3种），42株以革兰阳性厌氧菌为主的菌株（88%）：粪肠球菌（9株，纯培养6株），链球菌（9），放线菌（9），乳酸杆菌（6），棒状杆菌（3），葡萄球菌（2），真杆菌（2），普雷沃菌（2），消化链球菌（2），卟啉单胞菌（2）
					28/54，扩锉取样	根管充填止点距根尖>2mm；根尖周病变大小超过5mm与根管内分离出的细菌增加显著相关
Cheung and Ho（2001）	24颗牙/根尖周病变/无疼痛/根管充填质量和暴露于口腔不标准	冲洗/封药：未给出；到再治疗的时间：超过4年	G钻和H锉 / ×	扩至#25，距根尖0.5~1mm，还原转移液、纸尖取样	12/18（6例不包括在内）	细菌负载：$1\sim10^5$（中位数10^3 CFU/mL）分离出22种细菌（$1\sim3$种/牙）：链球菌（6），假单胞菌（6），凝固酶阴性葡萄球菌（4），麻疹孪生球菌（4），奈瑟菌（2），消化链球菌（3），白色念珠菌（2），韦荣菌（2）根充不良与最高计数（$10^3\sim10^5$）和每根管内的菌种数（$3\sim6$）相关

研究及年度	样本	以前的治疗细节 冲洗/封药到再治疗的时间	获得方法			微生物发现	
			根管充填物去除		根管内取样	培养后有细菌生长的样本	
			机械方法	溶剂			
Egan et al.（2002）	25颗牙/根尖周病变/疼痛情况未知/根管充填质量和暴露于口腔不标准	冲洗/封药：未给出；到再治疗的时间：未知	H锉	3例中使用氯仿	扩至工作长度，NaCl，纸尖取样	4/25培养后有酵母菌生长	若已经存在于唾液中，那么酵母菌在根管中存在的概率是前者的14倍
Pinheiro et al.（2003）	60颗牙/根尖周病变/6颗有疼痛/38颗根充不良，60颗有不良修复体	冲洗/封药：未给出；到再治疗的时间：未知	G钻和锉	×	NaCl，纸尖取样	51/60	1~9种细菌/根管（28例为1种细菌，8例2种，15例为3种及以上）118株，隶属于37种细菌：57%为兼性厌氧菌，43%为专性厌氧菌；革兰阴性菌（83%）占优势 细菌种类包括肠球菌（27种，纯培养18种），链球菌（17），消化链球菌（13），放线菌（10），普雷沃菌（10），丙酸杆菌（5），孪生球菌（4），韦荣球菌（4），梭杆菌（3），乳杆菌（2），葡萄球菌（2），念珠菌（2） 疼痛史，多菌种感染和厌氧菌（普雷沃菌，梭杆菌）之间存在显著相关性；自发性疼痛和消化链球菌；叩痛和中间普雷沃菌/产黑素普雷沃菌；鼻窦，链球菌和放线菌；根充不佳和念珠菌；冠部未密封，链球菌和多微生物感染

分子技术/培养试验

研究及年度	样本	以前的治疗细节 冲洗/封药到再治疗的时间	获得方法			微生物发现	
Kalfas et al.（2001）	2颗牙（前牙）/其中1例有根尖周病变/疼痛其中1例未行根管充填(但用氢氧化钙封药7天)	冲洗/封药：未给出；到再治疗的时间：未知	未使用	未使用	扩锉，NaCl，纸尖取样	2例持续性感染报告	经16S基因测序鉴定，彼此相似的菌株为齿根放线菌；细胞呈球形

续表

研究及年度	样本	以前的治疗细节		获得方法			微生物发现	
		冲洗/封药到再治疗的时间		根管充填物去除		根管内取样	培养后有细菌生长的样本	
				机械方法	溶剂			细菌负载，从2个以上样本中分离出的菌种以及其他发现
Hashimura et al. (2001)	12颗牙/6颗有根尖周病变/3颗有疼痛/根充质量未知	冲洗封药：未给出		未知	未知	扩锉取样产生的碎屑	7/12（特定菌种）	菌种特异性PCR：斯莱克氏菌（Slackia exigua）（3）、假莫氏杆菌（Mogibacterium timidum）（3）、隐真杆菌（Eubacterium saphenum）（2）
		到再治疗的时间：未知						
Rolph et al. (2001)	26颗牙/有根尖周病变/无疼痛/根充质量未知	冲洗封药：未给出		ISO 35# 开口锉	×	扩锉至工作长度，NaCl，纸尖取样	11/26	培养与PCR+培养的比较
	被判定为失败的治疗	到再治疗的时间：未知					5/26（培养物）	来自9例难治性病例的分离物：衣氏放线菌、真杆菌、嗜酸乳杆菌、消化链球菌属、卟啉单胞菌、韦荣球菌、丙酸杆菌；没有粪肠球菌
							10/26（PCR）	来自5例病例的细菌克隆：轻链球菌、中间链球菌、唾液链球菌、戈登链球菌、口腔普雷沃菌、产黑素普雷沃菌；损伤新月形单胞菌、牙龈二氧化碳嗜纤维菌、嗜细胞菌；短真杆菌、尤里优真杆菌；溶血孪生球菌（Gemella haemolysins）；小韦荣球菌、消化链球菌、核梭杆菌、优杆菌属、痤疮丙酸杆菌、莫雷杆菌（Solobacterium moorei）；微球菌；龋齿罗氏菌（Rothia dentocariosa）

续表

研究及年度	样本	以前的治疗细节 冲洗/封药到再治疗的时间	获得方法		根管内取样	微生物发现	
	大小/根尖周病变/疼痛与根管充填质量与暴露		根管充填物去除 机械方法	溶剂		培养后有细菌生长的样本	细菌负载，从2个以上样本中分离出的菌种以及其他发现
Sakamoto et al.（2008）	9颗牙/根尖周病变/疼痛或无疼痛/根尖2mm内的根管充填且没有直接暴露于口腔	冲洗/封药：没有给出	G钻和锉	×	扩至#15，距根尖1mm	9/9（分类群）	确定了74个分类群（平均10个分类群/根管）；最主要的分类群：拟杆菌门，互养菌属，腐螺旋菌科，半乳糖假单胞菌科*，铜绿假单胞菌*，产黑素假分枝杆菌，棒状杆菌，乳杆菌。在多个病例中仅发现了11个类群*，即上述带*的菌群和口腔：普雷沃菌和口腔：普雷沃菌，保氏普雷沃菌，变异链球菌，互养菌属，戴阿利斯特菌，类肠球菌，黄杆菌科，消化链球菌
		到再治疗的时间：超过5年			NaCl和纸尖取样＋#15锉＋取出的根充物		
Rocas and Siqueira（2008）	42颗牙/根尖周病变/疼痛或无疼痛/根尖4mm内的根管充填且末直接暴露于口腔	冲洗/封药：没有给出	同Sakamoto et al.（2008）			34/34（分类群）	24/28个目标分类群的分离结果是每个样本中含1~12个分类群；只有5个病例包含5个目标分类群；最常检测到的分类群包括：痤疮丙酸杆菌（22），具核梭杆菌亚种（10），链球菌（7），产酸丙酸菌（6），半乳糖假分枝杆菌（6），福赛斯坦纳菌（5），类肠球菌（5）
		到再治疗的时间：超过2年					
Anderson et al.（2012）	21颗牙/根尖周病变/疼痛或无疼痛/根尖4mm内的根管充填且末直接暴露于口腔	冲洗/封药：没有给出	G钻，镍钛锉和K锉	×	以#35锉扩大至距根尖0.5~2mm	7/21（培养物）	培养：14种（每个样本1~7种）［肠球菌，类肠球菌，微小微单胞菌（Parvimonas micra），家氏/普通变形杆菌*，口腔链球菌，唾液链球菌，发酵乳杆菌，口炎沙门氏菌，长链杂惹菌，隐形链球菌，变形链球菌，副溶血链球菌，嗜齿罗氏菌，痤疮丙酸杆菌*，细棒状杆菌，稳定乳杆菌］，带*的菌种为在2个样本中获得
		到再治疗的时间：超过2年			NaCl、纸尖取样	7/21（DNA）不同的子集	克隆：14个分类群［剪鸡肠球菌/铝黄肠球菌，近平滑念珠菌（Candida parapsilosis），格氏乳杆菌，变形链球菌，消化链球菌，口炎门氏菌属，晒单胞菌属，深奥塞纳菌属，德尔夫提菌属，金黄色小杆菌属，泛球菌凝集菌属，未培养奈密菌属兑隆，福卡菌脓肿］，2个样本中未发现任何分类群
							大多数厚壁菌（14个类群），其次是放线菌，变形菌和拟杆菌

续表

研究及年度	样本	以前的治疗细节 冲洗/封药到再治疗的时间	获得方法 根管充填物去除 机械方法	溶剂	根管内取样	微生物发现 培养后有细菌生长的样本	微生物发现
	大小/根尖周病变/疼痛/根管充填质量与暴露					培养后有细菌生长的样本	细菌负载，从2个以上样本中分离出的菌种以及其他发现
Wang et al.（2012）	58颗牙/根尖周病变/6颗病变有疼痛/根管充填质量和暴露于口腔不标准	冲洗/封药：没有给出 到再治疗的时间：未知	镍钛锉	×	根管已疏通 氯化钠、纸尖取样	54\55（培养物）	培养：每根管内均有类肠球菌，以及其他1～4种细菌，且在根管充填质量差的情况下，细菌种类会增加 菌种特异性PCR：38%的根管内的类肠球菌与牙位，临床症状，修复体类型和状态，根管充填数目，根管充填质量没有显著相关性
Anderson et al.（2013）	50颗牙/根尖周病变/25颗有疼痛/根尖4mm内的根管充填未目未填且未直接暴露于口腔	冲洗/封药：没有给出 到再治疗的时间：超过2年	G钻和镍钛锉	×	扩锉至距根尖头0.5～2mm 氯化钠和纸尖取样	40\50 17未自有症状的患牙 23未自无症状的患牙	450+个序列/样本，鉴定出14门277属；741个菌种级OTU通过焦磷酸测序分配 按等级顺序排列最丰富的门：厚壁菌、变形菌、放线菌、拟杆菌 最丰富的属：链球菌、普雷沃菌、乳酸杆菌、库克菌（Kocuria）、奈瑟菌、不动杆菌、奇异菌属（Atopobium）、罗斯氏菌（Rothia）、假单胞菌、丙酸菌、施莱盖拉菌（Schlegelella）、肠球菌、绿藻（Phocaeicola）、纤毛菌、梭杆菌、肠杆菌、韦荣球菌、TM7属基地丁菌、嗜血杆菌、假分枝杆菌、鞘氨醇单胞菌、副球菌、未分类巴氏氏菌科、催体杆菌、纤维菌属
离体试验							
Fukushima et al.（1990）	21颗离体牙/未知/未知/根管充填质量未知/未知但未直接暴露于口腔	冲洗/封药：给出 处理距拔牙的时间：未知	在厌氧条件下储存在还原转移液（Reduced transport fluid, RTF）中 切除根尖5mm，冷冻，纵向切片，一部分粉碎后放入还原转移液中				谨慎解释，因为（a）牙肉冻结（b）去污未经验证；62%培养后有细菌生长（52%混合培养）；除一个细菌外，其他所有细菌均为厌氧菌；兼性厌氧菌占38%；革兰阳性杆菌和球菌为主；革兰阴性菌：乳酸杆菌、丙酸杆菌、放线菌、消化链球菌、链球菌、革兰阴性菌：拟杆菌、梭杆菌、月单胞菌、韦荣球菌

续表

研究及年度	样本	以前的治疗细节	获得方法			微生物发现	
	大小/根尖周病变/疼痛/根管充填质量与暴露	沖洗/封药到再治疗的时间	根管充填物去除		根管内取样	培养后有细菌生长的样本	
			机械方法	溶剂			
Adib et al.（2004）	8颗离体牙根尖周病变质量未知/根充质量可变但未知病变可变但未知者失败的概率证据露于口腔	沖洗/封药：没有给出　处理距拔牙的时间：超过4年，或者失败的概率证据	截冠（或在修复体水平），牙根纵向劈开			8/8	细菌负载，从2个以上样本中分离出的菌种以及其他发现　每颗牙齿6~41个菌种和7~77个分离株　主要是兼性厌氧菌（75%），其次是厌氧菌（17%），需氧菌（5.6%），念珠菌（2.4%）　革兰阳性菌（82%）比革兰阴性菌（15%）更普遍　兼性厌氧菌：葡萄球菌（6），链球菌（6），肠球菌（5），放线菌（8）　厌氧菌：消化链球菌（7），假单胞菌（7）

所有研究均采用橡皮障隔离；所有研究均采用各种方案对取样视野进行消毒，除 Hashimura et al.（2001）未提供此类信息外。
？无信息，√适用，×不适用

表8–3 评估根管充填前培养试验对根管治疗结果（成功）影响的研究总结

研究及年度	样本大小	橡皮障	消毒	治疗细节	成功，培养之后无细菌生长	成功，培养之后有细菌生长	质量评估和其他发现
Rhein et al. (1926)	340个样本培养无细菌生长；152个样本培养有细菌生长	未知	未知	电解药物	94%	85%	来自Zeldow and Ingle的研究数据
Buchbinder (1941)	1930—1936年：从94颗患牙根管内取样后培养无细菌生长；1936—1940：从76颗患牙根管内取样后培养无细菌生长 所有患牙均有根尖周病变	√	未知	机械预备；达金溶液、杂酚油—碘和丁香酚；1930—1936年，根管临床标准封闭；1936—1940年通过文化测试封闭	1930—1936年：63% 1936—1940年：78%		严格标准；整体成功率69%；报告结果为培养后无细菌生长（−ve）和未做（？）培养试验；最初要求单次培养后无细菌生长（−ve），然后要求2次培养后无细菌生长（2−ve）
Morse and Yates (1941)	从265颗患牙根管内取样后培养无细菌生长；237颗有根尖周病变	√	碘酊	机械预备；含氯苏打达金溶液；2~3次就诊	93%	—	所有病例均在培养测试结果阴性的情况下进行根管充填；遵循宽松的标准；阳性培养物内含有单一或混合菌群：链球菌（α、β、γ）、葡萄球菌、乳杆菌、枯草芽孢杆菌、酵母菌
Abramson (1961)	97个样本培养无细菌生长；38个样本培养有细菌生长	未知	未知	未知	97%	84%	来自Zeldow and Ingle的研究数据
Ingle (1961)	162个样本培养无细菌生长	未知	未知	未知	95%	—	来自Zeldow and Ingle的研究数据
Oliet (1962)	31个样本培养无细菌生长；67个样本培养有细菌生长。	√	间苯二胺	没有细节；根管充填；单尖法或侧方加压充填；一些银尖	84%	55%	宽松标准
Click –	819个样本培养无细菌生长	未知	未知	未知	96%	—	来自Zeldow and Ingle的研究数据

续表

研究及年度	样本大小	橡皮障	消毒	治疗细节	成功，培养之后无细菌生长	成功，培养之后有细菌生长	质量评估和其他发现
Zeldow and Ingle（1963）	14个样本培养无细菌生长；42个样本培养有细菌生长；单根管	?	无菌术	机械预备和无菌水冲洗；第二次就诊行根管充填；如果没有临床症状/体征，则不考虑培养试验；没有厌氧菌	93%	83%	宽松标准；随访2年以上；培养后有细菌生长使成功率降低了10%
Seltzer et al.（1963）	1835个样本培养无细菌生长；500个样本培养有细菌生长	?	?	机械预备和冲洗？单尖法或侧方加压充填	总体上84%，无根尖周病变93%；有根尖周病变76%	总体上82%无根尖周病变92%；有根尖周病变75%	宽松标准和6个月随访。培养后有细菌生长（+ve）的患牙根管内微生物包括：枯草芽孢杆菌、大肠埃希菌、酵母菌、类白喉杆菌、奈瑟菌、变形杆菌、微球菌、铜绿假单胞菌、葡萄球菌、链球菌
Frostell（1963）	138个样本培养无细菌生长；114个样本培养有细菌生长；252颗根管充填后的患牙	√	30% H_2O_2 10%碘酊	扩锉和1%氯化十六烷基吡啶冲洗；如果根管渗容，使用EDTA；以H锉将根管扩大2~3十号；氯仿冲洗；乙醇、达金溶液；在10%碘化钾中加入5%碘；每次就诊都要取样	85%	69%	严格标准：4~5年随访；残留细菌种类的失败率（1年结果）：葡萄球菌（6/22，28%）；肠球菌（6/11，55%）；链球菌（18/20，90%）。残留细菌包括：葡萄球菌、链球菌（α、β、γ）、肠球菌、韦荣氏菌、乳杆菌、类白喉菌、大肠菌群、酵母菌
Bender et al.（1964）	493个样本培养无细菌生长；213个样本培养有细菌生长	?	?	机械预备和冲洗；单尖法/侧方加压充填；没有微生物操作的细节	@6米6个月84%无根尖周病变，93%；有根尖周病变76% @2年82%无根尖周病变88%；有根尖周病变77%	@6个月82%无根尖周病变92%；有根尖周病变75% @2年82%，无根尖周病变91%；有根尖周病变77%	宽松标准。6个月和2年的随访；数据子集显示，在6个月随访与侧方加压充填的条件下，培养后有细菌生长（73%）和培养后无细菌生长（83%）病例的成功率之间存在显著差异；但2年后随访时却没有区别；表明这是由于愈合较慢所致

续表

研究及年度	样本大小	橡皮障	消毒	治疗细节	成功，培养之后无细菌生长	成功，培养之后有细菌生长	质量评估和其他发现
Engstrom (1964)	169个样本培养无细菌生长；137个样本培养有细菌生长；由学生进行的治疗；1956—1959年	?	?	未提供细节	总体上83%，无根尖周病变95%；有根尖周病变73%	总体上69%，无根尖周病变81%；有根尖周病变59%	严格标准，4～5年随访残留细菌：葡萄球菌、链球菌（α、β、γ）、肠球菌、韦荣球菌、乳酸杆菌、类白喉菌、大肠菌群、酵母菌、假单胞菌、肠球菌、细脉球菌、与链球菌相关的失败，与链球菌、肠球菌、酵母菌相关的不确定愈合
Engstrom and Lundberg (1965)	80个样本培养无细菌生长；49个样本培养有细菌生长；无根尖周病变	√	无菌术	用H锉摘除牙髓；用Biosept或碘伏冲洗；（0.02%碘）冲洗；在10%碘化钾中加入2%碘；第二次就诊时进行根管充填；根充前取样培养	@4年85%	@4年61%	严格标准，3.5～4年随访；未鉴定的细菌
Oliet and Sorin (1969)	195个样本培养无细菌生长；165个样本培养有细菌生长	√	美他芬消毒剂	机械预备、冲洗、封药；无症状和无S症状体征；在上一次就诊时取样后培养有细菌生长，并用牙胶尖和银尖两者或银尖牙胶共同填充根管	总体上94%，无根尖周病变：95%；有根尖周病变91%	总体上81%，无根尖周病变：83%；有根尖周病变：80%	标准：愈合或退行性变；随访6个月至1年；按牙齿类型、年龄、根充材料和随访时间分析结果；分析表明，诊断、牙齿类型、年龄、根充材料、治疗后持续时间对愈合的差异没有影响；培养试验是最显著的因素
Heling and Shapira (1978)	60个样本培养无细菌生长；20个样本培养有细菌生长；118颗牙	√	2.5%碘酊	用15%EDTA进行机械预备，以化学预备，以5%NaClO和3%H_2O_2冲洗，CPC封药，牙胶尖和AH26充填根管，根充前、2个样本培养无细菌生长，在根充前取样	总体上80%，@1～3年74%；@4～5年，86%；无根尖周病变82%；有根尖周病变，78%	总体上70%；@1～3年73%；@4～5年60%；无根尖周病变80%；有根尖周病变，67%	严格标准，1～5年随访其他结果：超充；按培养结果无/有细菌生长：超充60%/50%；欠充90%/80%；超填（flush filled）89%/60%；有修复体83%/75%；无修复体71%/67%

续表

研究及年度	样本大小	橡皮障	消毒	治疗细节	成功，培养之后无细菌生长	成功，培养之后有细菌生长	质量评估和其他发现
Eggink (1982)	1007个样本培养无细菌生长；144个样本培养有细菌生长；以前未做治疗和再治疗的牙齿；按根尖周病变大小分类	√	二甲苯 6%碘酊	拔除牙髓或根管充填；到达WL进行初次培养；CPC封药治疗；第二次就诊：扩大根管，并用盐水冲洗；没有培养并做根管充填，未做培养后无细菌生长的情况；随访1年、2年、3年	40%	36%	严格标准，1~3年随访；评估初始培养（细菌数量）与根尖周病变大小之间的关系；再治疗牙齿的模式不太规则；发现初始感染与愈合之间存在关系，但未发现根充前培养与愈合之间存在关系；提示细菌数量可能与预后有关
Sjogren et al. (1997)	33个样本培养无细菌生长；22个样本培养有细菌生长；所有患牙均有根尖周病变；53颗患牙进行了回访	√	Moller方案	狭窄的根管扩大到20直至WL；冠部用0.5% $NaClO$ 进行声波荡洗，随后以 $Na_2S_2O_3$ 冲洗根管并做培养试验；然后在根管充填前进行取样	94%	68%	严格标准，5年随访；持续性细菌的数量：1~6；93%的细菌为厌氧菌；细菌数量低 $10^2 \sim 10^3$；剩余细菌细胞的数量和多样性；没有迹象表明某些菌种对治疗有抗性；最常见的持续性细菌：梭杆菌、消化链球菌、真杆菌、普雷沃菌、放线菌
Peters and Wesselink (2002)	30个样本培养无细菌生长；8个样本培养有细菌生长；所有患牙均有根尖周病变；	√	80%乙醇	化学机械预备至根尖大小为35~60#，2% $NaClO$ 冲洗；在根管扩大前，清创木后，去除封药材料后和根管充填前进行取样	@4~5年，74%；单次就诊，79%；多次就诊，69%	@4~5年，88%；单次就诊，86%；多次就诊，100%	严格标准，4~5年随访；残留菌量：$<10^2 \sim 10^4$

续表

研究及年度	样本大小	橡皮障	消毒	治疗细节	成功，培养之后无细菌生长	成功，培养之后有细菌生长	质量评估和其他发现
Waltimo et al.（2005）	44个样本培养无细菌生长；6个样本培养有细菌生长；所有患牙均有根尖周病变	√	0.12%氯己定	化学机械预备，2%NaClO冲洗，氢氧化钙封药；导管扩大清创后以及去除封药材料后和根管充填前进行取样	@1年：根尖周指数变化1.53	@1年：根尖周指数变化0.79	在完成治疗时，单次就诊组的4/20（20%），两次就诊（使用氢氧化钙进行约诊间封药）组的0/18（0）和两次就诊（未进行封药）组的2/12（17%）的样本仍有有细菌。革兰阳性兼性杆状菌占优势；鉴定出的细菌：链球菌、韦荣球菌、普雷沃菌、粪肠球菌、拟杆菌
Molander et al.（2007）	61个样本培养无细菌生长；27个样本培养有细菌生长 所有患牙均伴有无症状的根尖周病变	√	Moller方案	化学机械预备，0.5%NaClO冲洗，5%IKI封药10分钟或氢氧化钙封药1周。根管充填前，封药后进行取样	@2年80%	@2年44%	严格标准，2年随访，培养结合愈合无显著相关性
Tervit et al.（2009）	7个样本培养无细菌生长；10个样本培养有细菌生长；所有患牙均有根尖周病变	√	Moller方案	化学机械预备，2.5%NaClO冲洗，2%氯己定封药1~2周。在根管扩大前、后，根管充填前、封药后进行取样	@2年86%	@2年100%	严格标准，2年随访；根充前的残余细菌负载：$10^3 \sim 10^4$

NaClO，次氯酸钠；?，未知；NaS₂O₃，硫代硫酸钠。宽松标准：根尖周病变变缩小为成功；严格标准：完全愈合才为成功。

4.3　持留菌对根管治疗结果的影响

许多研究（表8-3）（大部分是历史上的研究）分析了根管充填前的培养试验对根管治疗结果的影响。该试验的最初原理是在20世纪初由于病灶感染争论导致根管治疗程序终止后确立的（Gulabivala and Ng 2009）。本质上，考虑到潜在的全身并发症可能是由于残留的根管感染而引起的，因此引入培养试验是为了让临床医生和患者都放心，这种治疗已经以某种可证明的方式消除了感染。事实证明，这对于该时期治疗的抗菌方面来说是一种足够有效的质量控制措施，并获得了认可。

该试验是在完成根管治疗的化学机械阶段后进行的。它涉及将采样液沉积到根管中并注满牙本质表面以释放牙本质碎屑。使用纸尖吸收根管液以及任何牙本质屑和细菌生物膜。纸尖立即转移到装有细菌培养液的无菌瓶中，在37℃下培养。根管系统将用抗菌剂密封，直到下次就诊时，如果培养结果为阴性，则表明已准备好进行充填。若是阳性结果，则进行进一步清创与再一次培养试验。由于测试的技术路线以及取样步骤的不同，此类试验的数据多种多样，但出现了一些有趣的发现。

总体而言，根管充填前的阴性培养结果可将治疗成功率平均提高12%（范围0% ~ 26%）（根据根尖周病变的影像学缩小／消除来判断）。尽管如此，许多因素导致在临床实践中逐渐放弃培养试验。也有一些质疑表示许多因素可能潜在地解释了治疗结果，但在这些研究中并未全部考虑。一项大型研究尤其促成了培养试验的终结，但即使是他们的研究也表明，当存在根尖周疾病时，培养试验阴性的成功率也有10%的差异（Seltzer et al. 1963）。当阳性培养结果与根尖周病变相结合时，结果会更糟（图8-13）。

根管充填前培养物中的细菌包括肠球菌属、链球菌属、葡萄球菌属、乳杆菌属、韦荣氏菌属、假单胞菌属和梭杆菌属以及酵母菌等。一些

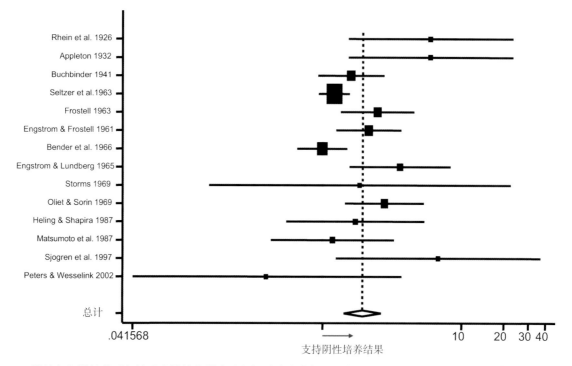

图8-13　阴性与阳性培养对根管治疗结果的影响（包括再治疗病例的研究）（优势比1.9，95%置信区间1.4、2.6）。

研究发现个别菌种与治疗失败之间没有关系，但其他研究则有。虽然培养阳性病例的总体失败率为31%，但肠球菌属的患牙为55%，链球菌属的患牙为90%（Frostell 1963）。在另一项研究中，对54颗无症状根尖周病患牙进行高质量根管治疗的总体成功率为74%，但粪肠球菌阳性患牙的成功率为66%（Sundqvist et al. 1998）。这些关联不能被视为因果关系，还应寻找细菌数量与治疗结果之间的关系。没有细菌的患牙的成功率为80%，而充填前根管中有细菌的患牙的成功率为33%。

最近的一项猴子模型研究（Fabricius et al. 2006）使用4株或5株感染模型来测试预备和充填操作对治疗结果的影响。当化学机械清创后有细菌残留时，79%的根管与未愈合的根尖周病变相关，而未发现细菌残留时则为28%。与单一菌株相比，几种残留细菌种类的组合更常与未愈合的病变相关。当化学机械清创结束时没有细菌残留时，愈合的发生与根管充填质量无关。相比之下，当细菌仍然存在时，质量差的根管充填物与不愈合的相关性大于技术上良好的填充物。在去除根管充填物后发现细菌的根管中，97%未愈合，而在去除根填充物后未检测到细菌的根管中，这一比例为18%。该研究强调了在永久根管充填之前将细菌减少到检测限以下（至少从可用于采样的根管系统部分）的重要性，以实现根尖周组织的最佳愈合条件。它还强化了这样一种观点，即当存在残留感染时，根管充填确实发挥了作用。妥当封闭仍被生物膜覆盖的根管表面的能力必须受到质疑，但即使是这种封闭行为似乎也会对微生物群造成一定的抑制。

不管获得培养物的技术如何，使用阴性培养物来告知治疗进展对治疗结果有积极影响。特定菌种与治疗失败的关联尚未完全确定，但从阳性培养物中分离出的一小群菌种的身份相对稳定，

可能与治疗抗性和失败有关。然而，重要的是要考虑影响根管治疗结果的其他因素。仅根管系统可取样部分的细菌负载减少有时可能与根尖周愈合没有明显的相关性（Bystrom et al. 1987）。还可能需要考虑其他因素。

4.4 影响根管治疗效果的因素

治疗结果的临床判断是基于没有感染和炎症的迹象，例如疼痛、叩痛、软组织压痛、没有肿胀和窦道以及放射学证明根尖周病变已愈合（如果已经随访观察了足够的时间），完全正常的牙周韧带空间再生。

没有根尖周疾病的体征和症状，但根尖周透射区持续存在可能表明通过纤维修复愈合或持续性慢性炎症。只有依靠时间和急性加重可以识别出后者，而前者应该会保持无症状。

对影响根管治疗结果的因素进行的系统回顾和Meta分析（Ng et al. 2007，2008）显示：由于没有确定的感染，进行活髓切除术的平均成功率为83%；当根管治疗操作旨在根除与根尖周病变相关的感染时，这一比例降至72%。

对根管治疗效果有重要影响的因素是：

- 术前根尖周病变的存在和大小；
- 根管治疗（根管预备和充填）的根尖止点与X线片上的根尖相关；
- 充填前的培养试验结果；
- 根管治疗质量通过根管充填的X线影像来判断；
- 最终冠部修复的质量。

对根管治疗结果影响最小的因素是：

- 患者年龄；
- 患者性别；
- 患者的一般健康状况；
- 除长度控制以外的治疗技术的类型（预备、冲洗、充填材料和技术）。

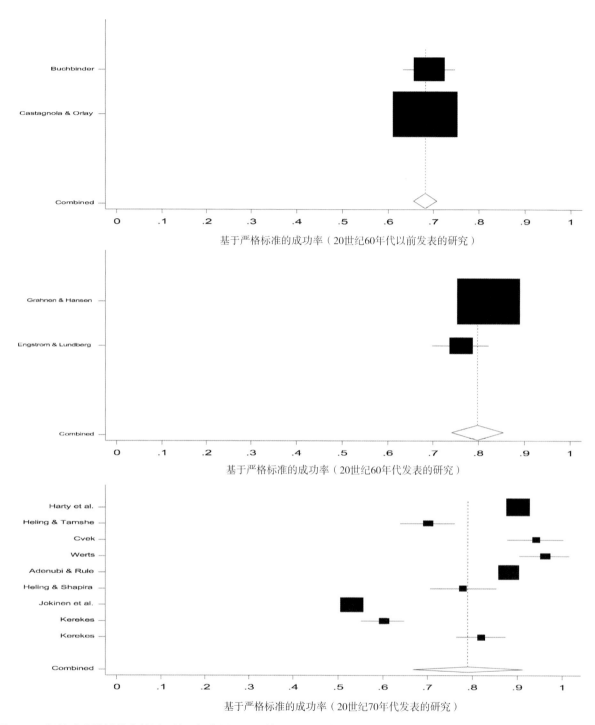

图8-14 根管治疗结果的森林图，按10年分层，显示结果没有改善。

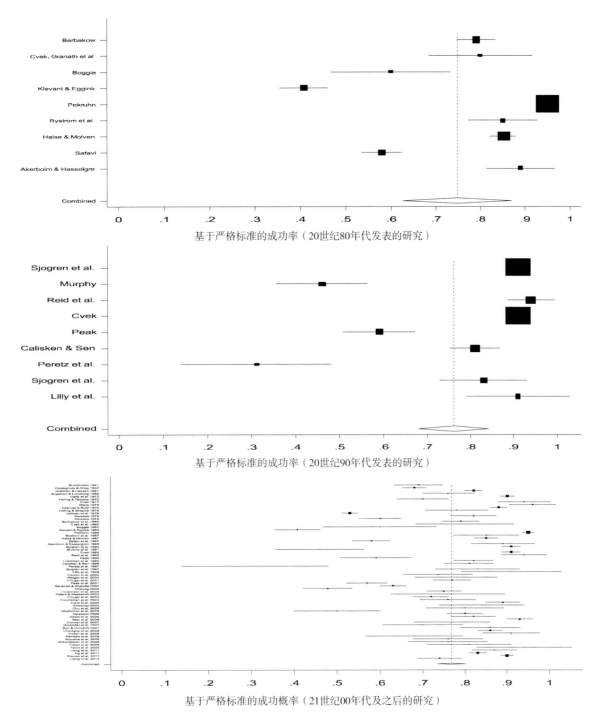

图8-14（续）

在20世纪，根管机械和化学预备技术的改进并未提高成功率（图8-14）。值得注意的是，所有对治疗结果有强烈影响的因素都可能在某种程度上与根管感染有关。因此，通过了解根管感染的性质（尤其是在复杂的根尖解剖结构中）以及治疗改变微生物群的方式，可以进一步改善根管治疗结果。

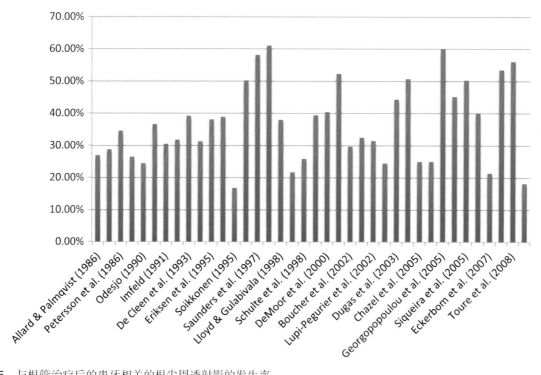

图8-15　与根管治疗后的患牙相关的根尖周透射影的发生率。

5　根管治疗失败和持续性感染

当按照标准的根管治疗指南进行治疗时，失败率为17%～28%。当治疗在技术上低于标准指南时，正如在世界各地全科牙医诊所中进行的大部分根管治疗那样（图8-15），成功率较低。根据 Nair（2004）的说法，根管治疗失败（持续性根尖周炎）的原因可归纳如下：

微生物
- 根管内感染（持续或新发感染）；
- 根管外感染（预先存在或治疗后沉积的）。

非微生物（持续性根尖周炎症/病变或新发炎症/病变）
- 真性囊肿；
- 异物反应；
- 纤维愈合；
- 最初的误诊。

5.1　与根管治疗失败相关的根管内微生物群

与未经治疗的牙齿相比，从根管治疗后的患有持续性根尖周疾病的牙齿中分离的微生物种类显示出不同的谱系。其微生物群以革兰阳性菌为主，其中许多是兼性厌氧球菌。从封闭的根管系统中提取细菌样本受到首先需要去除根管充填材料的影响，这可能会杀死存在的细菌。最常见的菌种是粪肠球菌、丙酸杆菌属、链球菌属、乳杆菌属、消化链球菌属和酵母菌。

从根管治疗后患牙中分离的菌种存在于副管、牙本质小管或沿着根充材料的主根管中。它们是未治疗患牙中发现的一部分，尽管多样性和负载有所减少。与未经治疗的牙齿不同，治疗后的患牙似乎含有很少的混合培养物。通常只发现三个、两个或一个可培养菌种，平均每颗牙齿只有1.7个菌种。根管充填不良的牙齿细菌数量最多

（$10^3 \sim 10^5$），每个根管最多有3~6个可培养菌种，其多样性类似于未经治疗的牙齿，这可能从生物学角度反映了治疗技术不佳。粪肠球菌是最常见的菌种，当它在原发感染中少量存在时，很容易被清除，但如果大量感染，则难以根除。

尽管在纵向研究中并未暗示特定的细菌种类对治疗具有抵抗力，但根管治疗后患牙中特定菌群的存在表明，除了作为先前感染的幸存者之

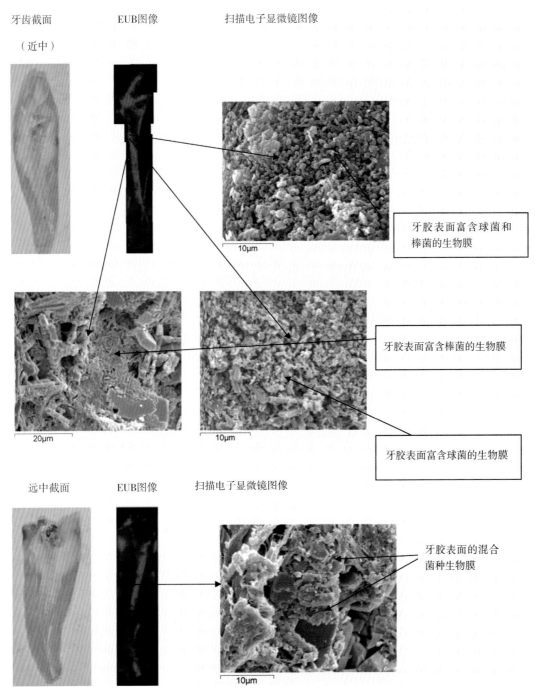

图8-16　伴持续性病变的根管治疗后患牙的相关图像（劈裂牙图像），以EUB探针对细菌的存在进行原位杂交，以SEM图像确认细菌的形态类型。

外，它们可能是治疗过程中引入的污染物。这可能是由于牙齿隔离不充分、无菌性差、开髓窝洞封药渗漏或开髓腔为引流而敞开。也可能是粪肠球菌在初次感染中的存在使得整个感染更难根除（Fabricius et al. 2006）。如果特别顽固的菌株在封闭不良的情况下存活下来，它可能会定植并污染根管系统的主要部分和根充材料表面（图8-16）。

5.2　与根管治疗失败相关的根管外微生物群

从根尖周组织中获取无污染的样本是格外的困难。方法包括通过根管或直接通过软组织取样，这两种方法都容易受到污染。许多获得根尖周组织的研究都采用了刮屑法，其中可能包括来自根管尖部的微生物。

细菌前沿可能超出根尖孔并进入根尖周病变。有可能在该位点形成的感染导致其改变以适应新位点。这种根尖周感染可能会在根管系统中散播新的感染并成为治疗抗性的来源。这一直是研究兴趣和争议的热点领域。这项研究的问题更加复杂，因为有人断言拔牙会引起泵送运动，这种运动可能会移动细菌前沿，并人为地改变体内存在的形态关系（Dahlen and Möller 1992）。因此，不仅根尖周组织会被根管污染，根管也可能被根尖周组织污染。这种由压力变化引起的大量流体流动引起的细菌运动确实可能发生，但当牙齿的冠部完好无损时，这种可能性较小（Kapalas et al. 2011）。

与未经治疗的患牙相关的根尖周脓肿似乎以链球菌、消化链球菌和拟杆菌属菌种为主，这一发现与这些菌群存在于与症状相关的患牙根管中是一致的。在"根管外感染"的情况下，在根尖周组织中发现的细菌分布有所不同。除上述菌组外，还包括放线菌属、丙酸杆菌属、梭杆菌属、普雷沃菌属和葡萄球菌属；这些菌组与在有症状的患牙中观察到的菌组有很大重叠。一些人认为涉及根管外感染的两大类细菌仅限于放线菌属和丙酸杆菌属（Sundqvist and Reuterving 1980；Nair and Schroeder 1984；Nair et al 1990a，b）。

衣氏放线菌（A. israelii）是耐药病例中反复出现的罪魁祸首，也是迄今为止最常见的放线菌病菌种。衣氏放线菌是从人类脓肿中分离出来的最普遍的放线菌；然而，根丝状放线菌（Actinomyces gerencseriae，以前称为A. israelii 血清型Ⅱ）也很普遍，两者在人类脓肿的检出率分别为56%和25%。使用棋盘DNA-DNA杂交分析来自诊断为根尖周脓肿的牙齿的根管样本，据报道，衣氏放线菌和根丝状放线菌在样本中的检出率分别为14.8%和7.4%；然而，根丝状放线菌在根管充填后持续感染中的作用尚不清楚。最近，发现一种新的放线菌种，即放射放线菌，与治疗后疾病有关。使用基于PCR的检测，它已被证明存在于未经治疗的根管感染和患有慢性根尖周炎的根管充填后的牙齿中，尽管其在两种感染类型中的检出率都很低（Figdor and Gulabivala 2008）。

6　根管治疗的工作原理

总而言之，根管治疗只不过是对感染创面的杀菌控制，尽管创面隐藏在黑暗的深处，并延伸至牙齿中体积和空间受限的根管系统。到达感染，特别是感染的创面，需要一些技术技能。事实上，治疗的技术标准和生物学结果之间存在一定的相关性。但是，这种关系不是绝对的。这一定是因为技术操作对改变常驻微生物感染的性质没有直接和唯一的影响。常驻微生物种群的生存或消亡可能取决于生物膜生理学的基本规律。它是一个细胞群落，其组成成员之间相互依赖和相互依存。对环境的干扰，即使是以非特定的方式，也可能因此促进更挑剔的菌种的消亡，引发类似于"多米诺骨牌效应"的连锁反应，通过从邻近的伙伴菌种中剥夺营养和刺激物（如群体感应），可以产生更全面的杀灭效果。因此，根管治疗可能通过直接和间接杀灭效果的组合起作用。在现代根管治疗中，间接杀灭的重要性被低估了，这就是为什么生物膜生理学知识可能在治疗上非常有利的原因。

相反，生物膜的存在也赋予了一系列防御性生存策略。如果没有进行足够有效的尝试来根除生物膜，那么它的先天趋势将是检测变化并适应以促进生存。认识到根管感染是胞外基质包被的细菌的集合，这些细菌以"智能"、多细胞生物（生物膜）的方式表现，这对于制订治疗策略很重要，因为生物膜中的细菌更能抵抗杀伤。这归因于不同的因素，包括以下观察结果：

- 包被细菌的胞外多糖可能会限制抗菌剂向细胞的扩散。
- 不同层的细胞可能同样充当扩散的屏障。
- 生长较慢的细菌细胞、持留细胞、代谢不活跃的细胞或休眠的细胞更能抵抗杀伤。
- 细胞可能表现出特定的抗性机制。
- 生物膜表型可能天生就具有更强的抵抗力。

众所周知，不同细菌种类与其环境之间的相互依赖关系一定是根管治疗成功的关键。治疗步骤（机械和化学预备）基本上会干扰环境，杀死一些细菌，并通过多米诺骨牌效应，改变营养、生理和毒性平衡间接杀死其他菌种。幸存的细菌通常是那些生理上"耐寒"的细菌，足以抵抗或适应治疗引起的环境变化，并且能够在独特的营养枯竭条件下独立于其他菌种生存。由于它们的适应能力，这些生物被描述为"耐寒"。这意味着对根管治疗的一次不够严谨的尝试可能会导致在下一次尝试治疗中需要根除更顽固的感染。因此，在第一次尝试时就发起最全面的努力来根除感染在生物学上是最明智的。

6.1 微生物生物膜的降解

微生物生物膜包含微生物和细胞外多糖基质（ECPM）的聚集体，它们都高度黏附在根管壁上。额外厚度的胞外多糖基质（ECPM）包被的多细菌细胞层（ECPM的体积超过细菌细胞的体积），使得生物膜的清除成为一项艰巨的任务。有机溶剂（如次氯酸钠）和螯合剂（如EDTA）无疑有助于其清除。EDTA有助于螯合和隔离重金属离子，这些重金属离子通常充当桥梁，将生物膜中的细菌结合在一起。EDTA常用于微生物实验室，以清洗细菌细胞，使其不含细胞外多糖，并将其分离。EDTA可能在降解根管系统未预备的根管壁上的生物膜方面发挥重要作用；因此，这是一个比去除玷污层更重要的功能。

表8-4 根管冲洗液不同性质的相对功效

作用/原动力	次氯酸钠	碘	氯己定	EDTA
杀菌作用	+++++	+++++	+++	+
溶解能力	+++++	+	–	–
生物膜渗透性	+++++	++++	++	++
生物膜瓦解能力	+++++	–	–	++++

+ 相对效力程度，– 没有效力

6.2　对根管微生物群的抗菌作用

也许冲洗液最重要的作用一定是它能够杀死根管微生物群的所有成分。已经使用了许多不同的抗菌剂，它们对各种细菌表现出一系列作用（表8-4）。

一种观点认为，由于生物膜表现出多种耐药或存活机制，因此需要使用多种攻击途径来促进其最佳根除（Wolcott et al. 2009），即多种并行疗法。然而，对根管分离菌株使用多种化学试剂的方法尚未被证明有效。应避免使用多种药剂的诱惑，因为它们可能会相互增强（尽管文献目前不支持这一建议），或者最坏的情况它们可能会相互抵消。后者的一个例子是通过将氯己定与次氯酸钠混合形成的沉淀物。后一种组合已被证明会降低根管治疗的成功率。这个概念方法是有道理的，但需要找到正确的治疗组合。

6.3　指南的推导

尽可能基于现有的最佳证据的根管治疗的最佳条件，已被各个组织归类为根管治疗指南（欧洲牙髓病学会，2006年；加拿大牙髓学会，2006年）。在这样的操作条件下，可以说使用适当的器械并结合适当的操作技巧，可以扩大根管并按可预测的方式成形，保持其原始曲率和根尖末端的通畅。使用适当的同步冲洗方案，根管系统的冠部与中部可以进行相对有效和可预测的清创，而向周边延伸的鳍部和复杂的解剖结构可能会受到不同程度的污染。同样，根尖和更复杂的解剖结构是最难以可预测地清创。在不太理想的清创条件下（非指导标准），根管系统的冠部和中部可能至少部分受到污染，而根尖部分将保持可预见的污染。尽管生物膜会造成这种残留的根尖污染（Nair et al. 2005），但通过X线检测残留根尖周病变来衡量的临床成功率仍然相对较高（Ng et al. 2007，2011）。幸运的是，在大多数情况下，清除根尖解剖结构中的全部细菌是不必要的。

7　未来挑战的性质

Nair等（2005）和Vera等（2012）的研究证实了现代根管治疗过程中残留根尖感染的趋势。这意味着根尖解剖结构中的残留感染是根管治疗完成后的常态，并且在治疗结束后，残留感染、根管充填材料和宿主防御之间的持续相互作用在确定最终生物学结果方面起着决定性的作用。这解释了一些关于根尖周愈合结果的临床观察结果。它解释了为什么尽管机械化学治疗方案的技术方面有所变化，但根管治疗的成功率在过去一个世纪没有提高（图8-14）。这解释了为什么成功率对根管清创的根尖长度如此敏感（图8-17）。也进一步解释了为什么治疗过程结束后根尖周病变需要很长时间才能愈合（图8-18）。

Matsumiya和Kitamura（1960）从一项动物研究中获得了非常有趣的观察结果，其中人工感染的根管系统被化学机械清创并用氢氧化钙封药。随着时间的推移，他们观察到根尖周愈合与细菌的减少同时发生。他们的解释不是逐渐的细菌消亡促进了根尖周愈合，而是由根尖周愈合促进了细菌消亡。这个有见地的陈述可能表明了部分事实。感染的性质及其活性（表达的基因）、宿主反应的性质及其活性（表达的基因）以及根管充填（和之前的化学机械治疗）的任何持续影响共同并交互地决定了最终结果。因此，每颗牙齿的结果是不可预测的，除非我们知道70%～80%最终会导致不同程度的再生。因此，提高成功率的未来挑战取决于残留生物膜生理学、宿主反应和遗传学、对微生物群和宿主的治疗效果以及流体动力学物理学的有效研究。

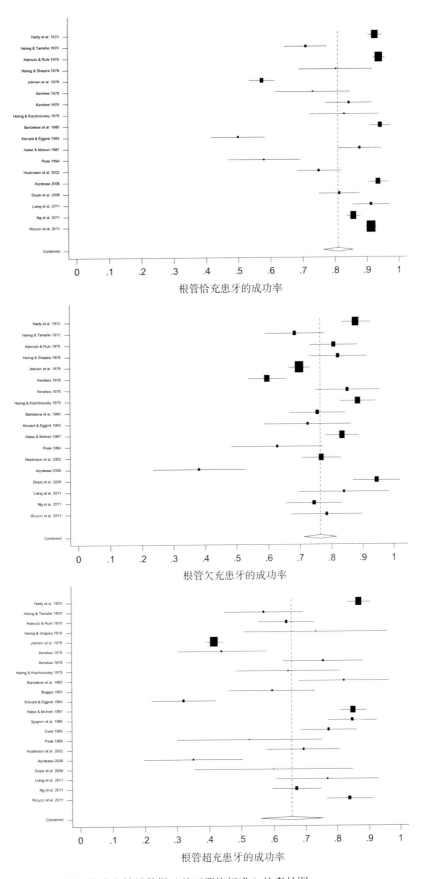

图8-17 按根尖充填程度划分的根管治疗结果数据（基于严格标准）的森林图。

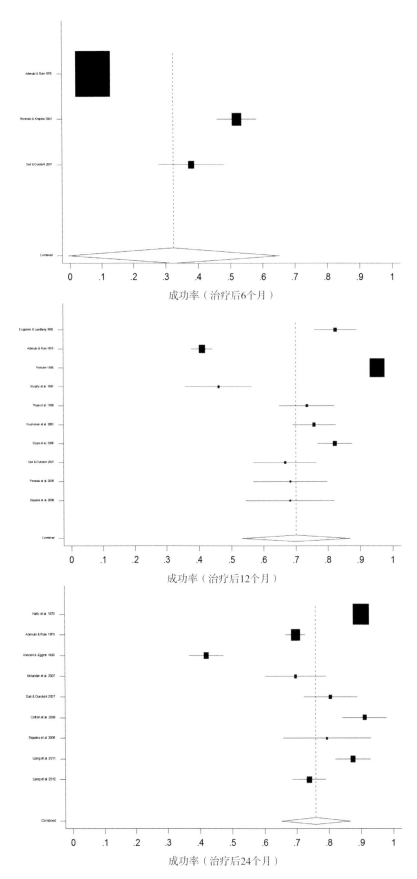

图8-18 按治疗后持续时间划分的根管治疗结果森林图。

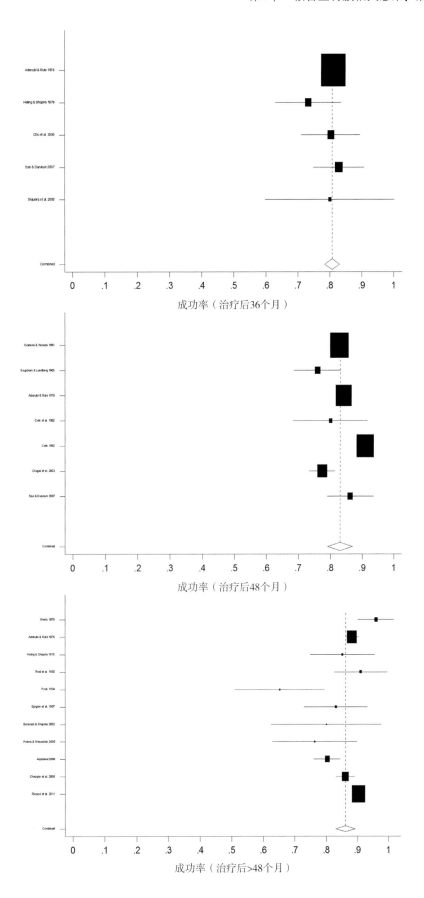

图8-18（续）

第9章
根管冲洗
Root Canal Irrigation

Luc van der Sluis, Christos Boutsioukis, Lei-Meng Jiang, Ricardo Macedo,

Bram Verhaagen, Michel Versluis

摘要 根管冲洗的目的是化学溶解或破坏以及机械剥脱根管壁上的牙髓组织、牙本质碎屑和玷污层（机械预备的产物）、微生物（浮游态或生物膜态）及其产物，并将其从根管系统中清除。每个根管冲洗系统都有自己的冲洗液流动特性，从而达到上述目的。如果没有流动（对流），冲洗液将不得不通过扩散来分配。这个过程很慢，并且取决于其温度和浓度梯度。另外，对流是一种更快、更有效的输送机制。在冲洗液流动过程中，会产生摩擦力，例如在冲洗液和根管壁之间（壁剪应力）。本章将阐述不同冲洗系统产生的冲洗液流动和壁剪应力。此外，还将讨论液体流动对生物膜的作用以及冲洗液对生物膜的化学作用。

1 导言

根管冲洗是指在根管机械预备之前、期间和之后向根管系统中输送液体或者冲洗液的过程。其目的是化学溶解或破坏以及机械剥脱根管壁上的牙髓组织、牙本质碎屑和玷污层（机械预备的产物）、微生物（浮游态或生物膜态）及其产物（以下统称为底物），并将它们从根管系统中清除。冲洗的目标是诱导冲洗液的流动：

- 确保冲洗液在整个根管系统中的充分输送并与底物紧密接触；
- 实现冲洗液的不断更新和混合，以保持活性化学成分的有效浓度并补偿其快速失活；
- 带走底物并为器械提供润滑；

L. van der Sluis (✉)
Center for Dentistry and Oral Hygiene, University Medical Center Groningen, Groningen,
The Netherlands
e-mail: l.w.m.van.der.sluis@umcg.nl

C. Boutsioukis • L.-M. Jiang • R. Macedo
Department of Endodontology, Academic Centre for Dentistry Amsterdam (ACTA),
Amsterdam, The Netherlands

B. Verhaagen • M. Versluis
Physics of Fluids group, MIRA Institute for Biomedical Technology and Technical Medicine,
MESA+ Institute for Nanotechnology, University of Twente, The Netherlands

© Springer-Verlag Berlin Heidelberg 2015
L.E. Chávez de Paz et al. (eds.), *The Root Canal Biofilm*, Springer Series on
Biofilms 9, DOI 10.1007/978-3-662-47415-0_9

- 在根管壁上施加应力（壁剪应力），以剥脱/瓦解底物；
- 将冲洗液限制在根管狭窄范围内，以防其超出根尖孔进入根尖周组织。

　　每个冲洗系统都有自己的流动特性，从而达到上述目的。如果没有流动（也称为对流），冲洗液将不得不通过扩散输送到整个根管系统中，扩散是流体中单个粒子（分子/离子）随机运动的结果。这个过程很慢，并取决于温度和浓度梯度。另外，对流是一种更快、更有效的输送机制，其分子通过流体的运动进行输送（Incropera and de Witt 1990），这有助于有效的输送、更新和混合冲洗液。冲洗液的流动也受其物理特性的影响，这将在本章5.2节中讨论。

　　冲洗过程可以分为两个阶段：流动阶段，在此期间冲洗液被输送并流入和流出根管；静止阶段，冲洗液静止在根管内。冲洗液活化系统引入了额外的活化阶段，以使能量能够增强冲洗液的流动。流动与活化阶段通过冲洗液分子/离子的对流和扩散来辅助机械活动及化学活动，而静止阶段则主要通过扩散发挥作用。

　　由于机械和化学作用都由冲洗液流动决定，本章的主要目标是详细阐述不同冲洗系统〔注射器、负压、手动动态活化（MDA）、（超）声波、激光〕引发的液体流动及其化学或机械效应（图9-1）。最近，一种新的冲洗系统——多声波超洁净系统（GentleWave，Sonendo公司，美国）已投放市场（Haapasalo et al. 2014）。尽管

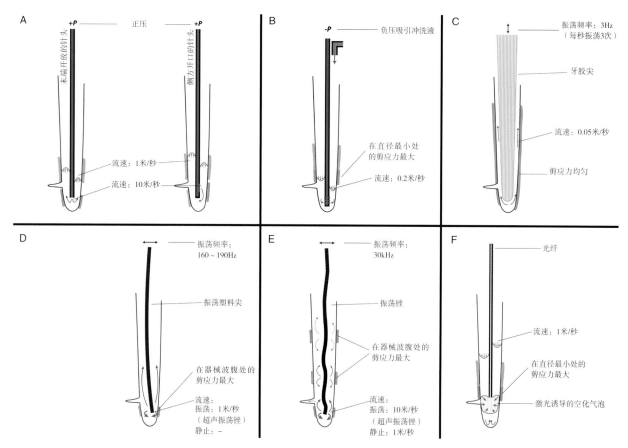

图9-1　不同冲洗系统诱导的液体流动示意图：（A）正压，（B）负压，（C）手动动态活化，（D）声波活化，（E）超声活化，（F）激光活化。图像未按比例绘制。

制造商声称其工作机制依赖于"宽频声波"（口头交流），但他们不愿意与我们分享其工作原理。因此，在本章中无法对该系统进行批判性分析。

遗憾的是，目前只有一项关于根管冲洗对根管治疗效果影响的随机对照试验（RCT）研究（Liang et al. 2013）。因此，我们必须依赖离体和体外研究，这些研究主要提供有关不同冲洗程序的某些预先确定的效果的信息，但一些研究除外，它们提供了有关冲洗液流动的数据。因为使用的研究方法往往不同，所以并不总是能够比较结果。此外，我们剔除了应用SEM进行的碎屑和玷污层研究以及浮游微生物或纸尖分析的研究，仅纳入生物膜研究。重要的是要认识到根管系统清理的成功取决于许多相互交织又相互作用的因素，并且每个因素的确切贡献尚不清楚。

2 冲洗系统

使用注射器和针头进行的常规冲洗仍然被广泛接受（Dutner et al. 2012；Savani et al. 2014；Willershausen et al. 2015）。然而，提高冲洗效率和安全性的动机促进了其他系统的开发（Gu et al. 2009）。能量转换的机制决定了冲洗系统的特定流动特性，从而决定了它们的功效。非器械根管治疗技术（NIT）仍然是理想的方法，它可以避免根管预备的相关缺点，比如玷污层和牙本质碎屑的产生、医源性错误、牙根结构的削弱、根尖裂纹的形成（Şen et al. 1995；Gorni and Gagliani 2004；Wu et al. 2004；Shemesh et al. 2010）。Lussi等已经提出了这样的技术系统，然而，建立一个交替的负压和正压系统，以实现有效的冲洗操作并在根管尖部未放入任何器械或装置的情况下防止冲洗液超出根尖孔，似乎是目前的主要限制（Lussi et al. 1993）。将冲洗液注入根管的注

射器冲洗与各种活化/激发冲洗液的方法相结合，形成了丰富多样的冲洗技术（表9-1，表9-2）。

3 冲洗液流动（表9-2）

3.1 注射器冲洗时的冲洗液流动（正压）

在注射器冲洗过程中，冲洗液通常由针头输送，针头最好尽可能靠近工作长度。对于非常低的流速，大约0.01mL/s与30G针头相结合，会形成稳定的层流（Boutsioukis et al. 2009；Verhaagen et al. 2012b）。对于高达0.26mL/s的更高流速，接近临床极限，流动会变得不稳定，但仍然是层流（Boutsioukis et al. 2009，2010a；Verhaagen et al. 2012b），这与以前的研究相反（Kahn et al. 1995）。不稳定的流动会随时间变化，但不一定是湍流。湍流是高度不稳定、随机、不可预测且混乱的（Pope 2000）。流动模式主要取决于所用针头的类型，而针头插入深度、根尖区的根管大小和锥度影响有限（Boutsioukis et al. 2009，2010a，b，c，d，e；Verhaagen et al. 2012b）（图9-2）。根据针头开口和由此产生的流量，针头可分为两大类，即末端开口针头和末端封闭针头。所有针头在其开口处产生射流，可定义为从小直径开口或喷嘴中挤出的高速流体流（Tilton 1999；White 1999）；开口的形状决定了射流的方向，并在一定程度上决定了射流的速度和稳定性（Boutsioukis et al. 2010b；Verhaagen et al. 2012b）。

当使用末端开口针头（扁平、斜切、凹口）时，射流的速度相对较高，并且液流沿着根管纵轴延伸到根尖。在一定距离内（取决于根管的几何形状和针头的插入深度），射流似乎会逐渐消失。对于末端封闭针头（单侧开口、双侧开口），冲洗液射流形成于在开口（双侧开

表9-1　不同的冲洗系统

技术			机器辅助	同时进行机械预备	冲洗方法	参考文献
输送方法	活化方法					
注射器[P]	无		无	无	连续冲洗	Boutsioukis et al.（2007）
	无	刷针	无	无	连续冲洗	Al-Hadlaq et al.（2006）
	牙胶		无	无	间断冲洗	Huang et al.（2008），Jiang et al.（2012）
	刷子		无	无	间断冲洗	Keir et al.（1990）
	旋转刷		是	无	间断冲洗	Weise et al.（2007）
	振荡尖	声波	是	无	间断冲洗	Jiang et al.（2010a，b）
		超声	是	无	间断冲洗	van der Sluis et al.（2006）
	激光		是	无	间断冲洗	Blanken and Verdaasdonk（2007），de Groot et al.（2009）
超声[P]	针头	振荡针头	是	无	连续冲洗	Castelo-Baz et al.（2012），Jiang et al.（2012）
	手机	振荡尖	是	无	连续冲洗	van der Sluis et al.（2006）
	锉		是	是	连续/间断冲洗	Guerisoli et al.（1998）
NIT[P,N]	无		是	是	连续冲洗	Lussi et al.（1993）
Quantec E[P]	无		是	是	连续冲洗	Walters et al.（2002）
SAFP	无		是	是	连续冲洗	Metzger et al.（2010）
RinsEndo[P]	无		是	无	连续冲洗	Hauser et al.（2007）
Safety irrigator[P]	无		是	无	连续冲洗	Jiang et al.（2012）
IAC针头[N]	无		是	无	连续冲洗	Fukumoto et al.（2006）
EndoVac[N]	无		是	无	连续冲洗	Nielsen and Baumgartner（2007）

P，正压；N，负压

表9-2　冲洗技术特点

技术	特点	流速	压力	剪切力
正压针头冲洗	通过针头产生流动 •输送压力：150kPa •流速：0.2mL/s（Boutsioukis et al. 2007） •针头尺寸：27～31G	针头内部：10m/s（Boutsioukis et al. 2010d） 针头外部：很大程度上取决于针头类型和在根管中的位置 液流不太可能进入侧方根管	根尖压力： 末端开口针头：26kPa 末端封闭针头：18kPa （Boutsioukis et al. 2010d） 根尖尺寸为45#/.06根管，距离工作长度3mm	高达500N/m² 局部最高剪应力，取决于针头类型 远离针头剪切力低得多 （Boutsioukis et al. 2010d）
负压针头冲洗	通过针头回吸流动 •流量：0.05mL/s（Brunson et al. 2010） •针头尺寸：30G	针头内部：平均0.6m/s，最大1.6m/s 针头外部：针头和根管壁之间为0.2m/s；根尖部具体未知 液流不太可能进入侧方根管	文献中未报道根尖压力值，但预计较小	高达100N/m² 最高值在微套管尖端附近
手动动态冲洗	通过牙胶尖上下移动 •频率：3Hz •振幅：2.5mm •牙胶尖尺寸：适合根管 （Jiang et al. 2012）	0.05m/s， 取决于牙胶尖与管的吻合程度	文献中未报道根尖压力	约1N/m² 均匀分布在所有根管壁上
声波冲洗	塑料尖振荡 •频率：160～190Hz •振幅：1mm •振荡尖直径：200μm（EndoActivator数据） （Jiang et al. 2010a） 振荡锉一个波节和一个波腹	稳定：— 振荡：1m/s 最大速度仅在出现在塑料尖的游离端	振荡锉旁边： 稳定：— 振荡：7Pa 根尖压力：未知，但预计会很小	稳定：— 振荡：8N/m²（如果它可以不受约束地振荡） 最高剪切力在尖端附近
被动超声冲洗	锉的振荡 •频率：30kHz •振幅：50μm •锉的直径：200μm 振荡锉有6个波节和6个波腹，间距约为5mm（Ahmad et al. 1993）	稳定：2.5m/s 振荡：10m/s 最大速度出现在每个波腹，并向波节逐渐降低 振荡方向的流动方向性高	振荡锉旁边： 稳定：3kPa 振荡：9kPa 根尖压力：未知，但预计会很小（Verhaagen et al. 2014b）	稳定：2N/m² 振荡：3000N/m² 在每个波腹处具有最高剪应力（Verhaagen et al. 2014b）
激光活化冲洗	将激光能量传输到冲洗液中 •激光类型：Er：YAG或Er，Cr：YSGG •激光能量：<250mJ/脉冲 •脉冲重复率：1～25Hz（de Groot et al. 2009）	1～10m/s （Blanken and Verdaasdonk 2007; de Groot et al. 2009）	文献中未报道根尖压力，但据报道有冲洗液超出尖孔（George and Walsh 2008）	1000N/m² （de Groot et al. 2009）

假设根管大小是#35/.06且充满液体

口针头靠近尖端的那个开口）的尖端附近，并沿着针尖周围的弯曲路径以大约30°的发散角向根尖流动（Boutsioukis et al. 2009，2010b）（图9-2）。延伸到根尖止点的一系列反向旋转涡流（流体旋转的流动结构）在针尖的根尖方形成。

它们的大小、位置和数量可能因进针深度、根管大小、锥度以及流速而异。每个旋涡内冲洗液的流速朝往根尖方向显著降低。当使用双侧开口针头时，93.5%的冲洗液从靠近针尖的开口流出（Boutsioukis et al. 2010b）。末端封闭针头

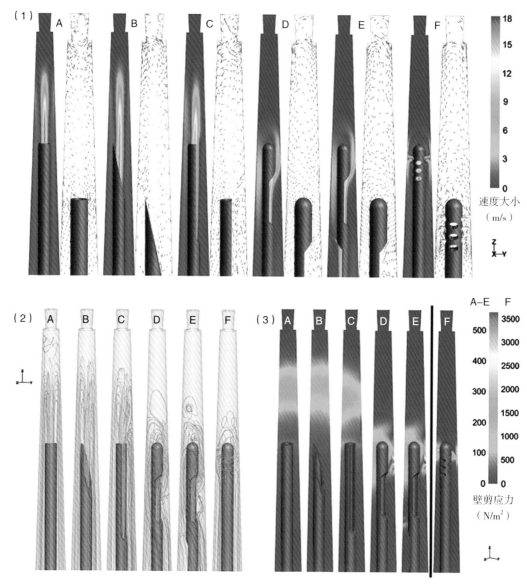

图9-2　（1）扁平（A）、斜切（B）和凹口（C）的末端开口针头，以及侧方开口（D）、双侧开口（E）与多孔开口（F）的末端封闭针头在根管尖部沿z-y平面的速度（左）和矢量（右）时间平均等值线。流向根管口的反向流动主要在根管壁附近。（2）流线表示从针头入口下游释放的无质量粒子的路线，并根据时间平均速度值着色。粒子轨迹提供了新鲜冲洗主流的三维可视化。流线的存在和密度对于指示冲洗液渗透程度很重要。（3）根管壁上的壁剪应力的时间平均分布图。只有一半根管壁可以同时评估针头的位置。针头用红色表示。经Elsevier许可转载自：Boutsioukis et al.（2010b）。

的根尖冲洗液更新/混合是有限的，且当流速高达0.26mL/s时也不会超过针尖1~1.5mm，即使在粗大根管中也是如此（Boutsioukis et al. 2009；Boutsioukis et al. 2010b，c，d，e；Verhaagen et al. 2012b），这与更早的研究报告相反（Kahn et al. 1995），可能取决于研究设计的局限性。在中度弯曲的根管中也发现了射流的形成以及末端开口和末端封闭针头之间的差异（Šnjarić et al. 2012）。

对于这两类针头，在根管壁附近都发生了向根管口的反向流动。无论是哪类针头，小直径的针头似乎更有效，即使进针深度相同（Chow 1983）。保持变量不变，使用更大的针头将直接导致针头和根管壁之间可用于反向流动的空间减少，从而增加末端开口针头的根尖压力，并减少末端封闭针头的根尖冲洗液的更新/混合（Boutsioukis et al. 2010d，e）。正如预期的那样，预备尺寸或锥度的增加会在根管尖部形成更有效的流动（Chow 1983；Falk and Sedgley 2005；Hsieh et al. 2007；Huang et al. 2008；Bronnec et al. 2010a；Boutsioukis et al. 2010d，e）。有效的冲洗液更新/混合从根尖尺寸30#、0.06锥度开始，允许末端开口针头尖方2mm和末端封闭针头尖端的尖方1mm的更新/混合（Boutsioukis et al. 2010e）。尺寸或锥度的增加导致末端开口针头的冲洗液更新/混合显著增加，而末端封闭针头则没有（Hockett et al. 2008；Boutsioukis et al. 2010d，e）。令人惊讶的是，在冲洗液更新/混合方面，大根尖尺寸小锥度的根管预备（60#，0.02锥度）可能比小尺寸大锥度的根管预备具有显著优势（Boutsioukis et al. 2010e）；然而，在决定最佳预备策略时，还应考虑医源性错误的可能性、牙根结构的削弱和充填技术要求等。更大剂量的冲洗液与提高根管清洁度（Baker et al. 1975）和冲洗液更新/混合有关（Sedgley et al. 2004，

2005；Bronnec et al. 2010b）。假设流速恒定，冲洗液体积的增加可以转化为冲洗持续时间的增加，这可以改善冲洗液的更新/混合和化学效果。只要针头放置在距工作长度（WL）1mm以内，根管弯曲似乎不会对冲洗液流动产生额外的阻碍（Nguy and Sedgley 2006）。现在可用的小尺寸（30G）柔性冲洗针头即使在严重弯曲的根管中也可以促进WL附近的冲洗液输送，前提是根管至少扩大到30#或35#。牙齿方向（下颌、上颌、水平）对冲洗液流动的影响很小（Boutsioukis et al. 2009，2010a；Boutsioukis 2010）。在单相系统中，例如完全充满冲洗液的根管，重力会通过静水压力影响液体流动。与冲洗液流动产生的动态压力相比，静水压力是非常小的。在考虑根管冲洗时，应强调根管在根尖处是封闭的（Hockett et al. 2008；Boutsioukis et al. 2009；Parente et al. 2010；Tay et al. 2010）。与两端开口的根管相比，封闭的根尖会导致更复杂的流动模式。

3.2 负压冲洗时的冲洗液流动

负压冲洗系统基于通过针头抽吸冲洗液产生的流动，针头放置在根管中部，或接近或位于工作长度。新鲜的冲洗液由一根较大的针头输送至髓室，因此在工作长度附近并没有液体的强制喷射，因而没有冲洗液超出根尖孔的风险（Mitchell et al. 2010，2011）。文献中已描述了不同的负压系统（Fukumoto et al. 2004，2006），但由于大部分内容都是关于EndoVac系统的，因此该系统被用来评价负压冲洗的流动特性。通过EndoVac微型套管（30G）的最大可能流速及其清理效率取决于系统的抽吸压力，这在牙科治疗台上很难评估；在理想条件下，当抽吸压力为25.4kPa时，最大流速为0.05mL/s（Brunson et al. 2010）。因此，体外研究的结果很难与临床实践联系起来。假设

根尖尺寸为40#，锥度为0.04（推荐用于临床条件下获得最佳流速，Brunson et al. 2010），可以计算出在根管内微型套管尖端附近的平均冲洗液流速为1.1m/s。因此，由于流速较低，负压系统预计会出现层流（Rothfus et al. 1950），这已在最近的一项研究中得到证实（Chen et al. 2014）。

3.3 手动动态活化冲洗时的冲洗液流动

在手动动态活化冲洗（MDA）中，将一根紧密贴合的牙胶尖（GP）在根管内上下移动，以活化冲洗液。随着牙胶尖向WL移动，牙胶尖和根管壁之间空间（即回流空间）的变化（Bronnec et al. 2010b），迫使液体向冠部和根尖移动。锥形牙胶尖与根管壁越贴合，冲洗液流速则越快。MDA过程中平均流速的估算可通过考虑冲洗液所占体积的变化来获得。假设牙胶尖上下移动的频率为每10秒30次（3Hz）（Jiang et al. 2012），且移动局限在根管尖部5mm内（Huang et al. 2008；Jiang et al. 2012），15mm长的根管被预备到35#，0.06锥度，并且使用匹配的牙胶尖，则距离工作长度5mm处的最大流速约为0.05米/秒。实际上，根管的几何形状是不规则的，不仅有不光滑的根管壁，还有侧副根管、卵圆形延伸以及峡区，液体可被推入其中。这可以强力清除根管不规则区域的碎屑，但也增加了有效面积并降低了主根管中的流速。

3.4 声波和超声波活化冲洗时的冲洗液流动（UAI，SAI）

"被动超声冲洗"（PUI）一词过去曾用于描述冲洗液的超声波活化（Jensen et al. 1999；van der Sluis et al. 2007）；然而，最近的研究表明，该术语可能不准确且令人困惑（Boutsioukis et al. 2013b）。

在声波和超声波活化冲洗过程中，根管锉（切割或非切割尖端）、塑料尖、镍钛尖及针头等器械在一端被以特定频率驱动（声波设备的频率低于20kHz，超声设备的频率高于20kHz）下发生振荡。对于相对较新的声波设备，如EndoActivator或Vibringe，其频率在160～900Hz的范围内（Jiang et al. 2010a）；对于SONICflex（KaVo）等系统，其频率高达6000Hz；对于大多数超声设备，其频率约为30kHz。声波和超声波驱动器械的振荡模式非常不同（Lumley et al. 1991），声波驱动器械只有一个波节和一个波腹（Lumley et al. 1991；Jiang et al. 2010a），而超声器械大约有6个波节，间距约为5mm（图9-1）（Ahmad et al. 1993；Verhaagen et al. 2012a）。在根管外测量的EndoActivator工作尖的振幅约为1mm（Jiang et al. 2010a），而超声活化器械的振幅则约为50μm（Ahmad et al. 1987；Lea et al. 2010；Verhaagen et al. 2012a）。振荡器械充当混合器，产生冲洗液的微（束）流，从而增强冲洗液在整个根管系统中的输送以及冲洗液的更新/混合。与声波驱动系统相反，超声振荡器械可以产生声流（Duck and Smith 1979；Lumley et al. 1991；Jiang et al. 2010a；Verhaagen et al. 2014b）。其诱导的液流由一个跟随器械振荡并支配其附近流动的振荡分量和一个始终远离器械移动的稳定分量组成；后者在远离器械的流动中占主导地位（图9-3）。每个流动分量的特性取决于器械的振荡特性以及影响稳定射流形成并增加振荡速度、相关压力和剪应力的（根管）壁或限制的存在（Verhaagen et al. 2014b）（图9-4）。与根尖或冠部分量相比，液流的侧向分量相对较强。这种反向流动的缺乏应在冲洗液活化后通过注射器冲洗或超声波活化的针头来补偿，以允许根管尖部存在连续液流，并使冲洗液

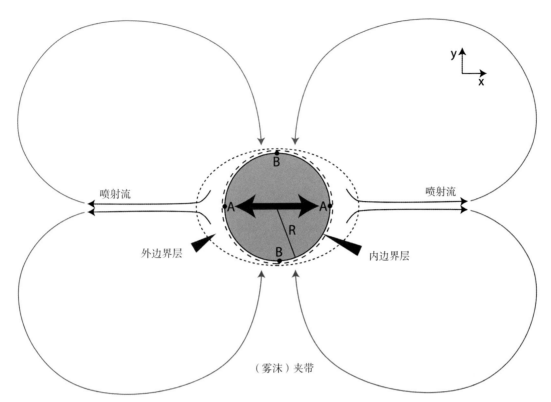

图9-3 理论预测的由振荡圆柱产生的双边界层和射流（带再循环）的草图。经Verhaagen等许可转载（2014b）。美国声学学会版权所有，2014。

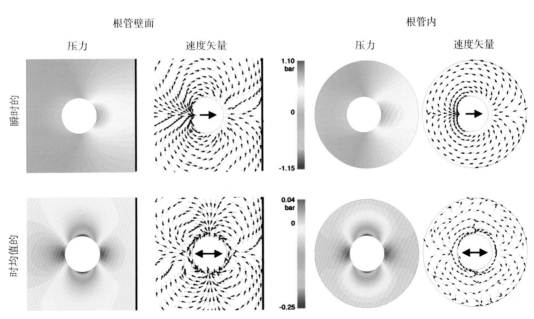

图9-4 超声振荡锉在根管壁面或根管内产生的速度矢量和压力大小二维视图（横截面）。锉的半径为100μm。结果使用计算流体动力学代码获得，并显示在瞬时（上排）和5个周期的时间平均值（下排）。经Verhaagen等许可转载（2014b）。美国声学学会版权所有，2014。

有效反向流动。持续流入髓室的液流不会使得根管尖部的冲洗液得到有效的更新/混合（van der Sluis et al. 2009）。侧向流动分量可以加强冲洗液流动以及侧副根管（De Gregorio et al. 2009；Al-Jadaa et al. 2009a）、峡区（Burleson et al. 2007），或卵圆形延伸部分（Jiang et al. 2010b）内的组织溶解。垂直于主振荡方向的振荡小于主振荡方向的25%（Lea et al. 2010；Verhaagen et al. 2012a）。对于冲洗液的超声活化，功率设置的增加会导致振幅的增加，这主要在器械的振荡方向上增强冲洗液的流动和清理效果（Lumley et al. 1993；Jiang et al. 2010b，c）。液流的冠根向部分延伸到器械尖端之外，在2mm后逐渐减少（Malki et al. 2012）。假设流体动力学不受曲率的影响，因为典型的液流长度尺度小于曲率（Malki et al. 2012）。然而，据报道，在弯曲根管中，声波或超声器械的清理效率受曲率的影响（Amato et al. 2011）。通过将超声活化的器械放置在工作长度上来抑制振荡运动（Boutsioukis et al. 2013b）可能是造成这种影响的原因。预弯器械可以使其更接近WL、减少接触和可能的根管偏移（Al-Jadaa et al. 2009a）；然而，弯曲会显著改变振荡模式（Ahmad et al. 1992；Lumley and Walmsley 1992；Verhaagen et al. 2012a）。在冲洗液的超声活化过程中，可能会诱发空化效应（Ahmad et al. 1988；Jiang et al. 2010c），即在施加变化/振荡/交替的压力下气泡的形成、行动和破裂。这些气泡在靠近根管壁的地方破裂会产生朝向根管壁的高速射流（该过程称为瞬态空化）（Brennen 1995），从而增强其清理能力（Ohl and Wolfum 2003）。如果存在，软物质（如生物膜）可能会被从根管壁拉向气泡（Brujan et al. 2001）。充满气体的气泡可能会在较长时间内保持稳定，并随振荡器械生成的振荡压力场一起振荡。这种稳定的空化效应可能会通过气泡形状的不稳定振荡增强流动，从

而促进局部清理（Brennen 1995）。在许多研究中都观察到了瞬态空化和稳态空化；瞬态空化发生的位置似乎与器械上的振荡波腹重合（Ahmad et al. 1988；Lumley et al. 1988；Felver et al. 2009；Jiang et al. 2010c；Macedo et al. 2014a）。尽管在整个根管中都可以看到稳态空化，但在靠近器械的地方发生了瞬态空化（Macedo et al. 2014a）。以往的研究已经排除了空化效应对根管清理的重要贡献（Ahmad et al. 1988；Lumley et al. 1988），但近期的一项研究表明，它并不是那么明确；它的贡献取决于不同的因素（Macedo et al. 2014b）。非锥形器械将沿着器械的所有波腹处产生空化效应，而锥形器械只在尖端产生空化效应；此外，较细小的环境（根管）会导致空化增加（Macedo et al. 2014a）。空化效应在清理过程中的作用尚待更深入的研究。

3.5 激光活化冲洗时的冲洗液流动

激光活化冲洗（LAI）采用激光能量来活化冲洗液，主要依靠其空化效应。通常，Er：YAG（铒激光）或Er，Cr：YSGG（水激光）激光器的波长在红外范围（2796～2940nm），可被水很好地吸收（Robertson and Williams 1971）。已经使用高速成像技术研究了LAI的动力学（Blanken and Verdaasdonk 2007；de Groot et al. 2009；Matsumoto et al. 2011）。LAI的工作机制被认为与激光诱导的空化气泡的生成和破裂有关；它的破裂会导致冲击波在冠向、侧向和主要在根尖方向的速度达每秒几米的液流（de Groot et al. 2009），从而产生很高的清理效率（de Groot et al. 2009；de Moor et al. 2010）。由于其较小的尺寸，气泡内爆的影响似乎直接作用于根管尖部。激光诱导气泡的大小以及随后的破裂速度取决于能量输出、脉冲持续时间和频率，以及它被冲洗

液的吸收；在一定程度上，更多的能量意味着更大的气泡。然而，不同的参数对液流清理效果的影响尚未明确。近年来，使用特制的工作尖（PIPS）在根管口正上方的髓室内应用激光能量已取得了良好的效果（Peters et al. 2011；Lloyd et al. 2014；Ordinola-Zapata et al. 2014）。据报道，冲击波可以诱导整个根管中的冲洗液流动。其机制尚未明确。

3.6 根尖冲洗

据报道，负压冲洗、超声活化冲洗、通畅锉或激光活化冲洗可以比注射器冲洗更有效地将冲洗液输送到根尖1/3（de Gregorio et al. 2009，2010；Vera et al. 2011，2012；Munoz and Camacho-Cuadra 2012；Castelo-Baz et al. 2012；Peeters et al. 2014；Peeters and Gutknecht 2014）。这与离体（de Gregorio et al. 2009；Tay et al. 2010）和体内（Vera et al. 2011，2012）注射器冲洗时根管尖部的气泡滞留有关，也被称为"根尖气锁效应"。这种气泡可能会阻碍冲洗液在根管系统（特别是根尖部）中的有效输送。然而，它的形成与范围取决于冲洗液的流速、针头类型、插入深度和根管的根尖尺寸；体外研究表明，可以通过将末端封闭针头放置在距WL 1mm以内或使用0.2mL/s左右的高冲洗流速来去除或预防它（Boutsioukis et al. 2014a）。上述研究均采用低流速和/或将针头放置在距WL超过1mm的位置。一个相关的论点是在根管内针尖根尖方向的所谓"死水"或"停滞"区，即便没有根尖气锁效应，也不会发生冲洗液的更新/混合（Gao et al. 2009；Shen et al. 2010）。但是，高速成像实验和计算机模拟表明，在这些区域，冲洗液的流动非常缓慢（Boutsioukis et al. 2010a，b，c，d，e；Verhaagen et al. 2012b）。

3.7 侧支根管、卵圆形延伸区和峡区的冲洗液流动

对于产生平行于根管壁的液流的冲洗系统以及对于冲洗液的声波活化而言，流入侧支根管（Al-Jadaa et al. 2009a；de Gregorio et al. 2010）、峡区（Burleson et al. 2007），或卵圆形延伸区的冲洗液是有限的。主根管内的液流会驱动侧支根管内的液流，而冲洗液的渗透仅限于（侧支）根管入口直径的几倍（Shankar and Deshpande 2000）。已经证实，注射器冲洗对峡区和卵圆形延伸区的清理效果不佳（Burleson et al. 2007；Ricucci and Siqueira，2010），而超声或激光活化冲洗则恰恰相反，它能产生侧向流动，从而提高冲洗液在侧支根管（Al-Jadaa et al. 2009b；de Gregorio et al. 2009，2010；Castelo-Baz et al. 2012）、峡区（Burleson et al. 2007）或卵圆形延伸区（de Groot et al. 2009；de Moor et al. 2010；Jiang et al. 2010c）中的渗透和组织溶解。最近，一种改良的根尖负压技术被用于清理下颌磨牙近中根管之间的峡区。通过注射器和针头在其中一个根管的WL附近输送冲洗液，而同时将抽吸针头放置于第二个根管的WL附近，迫使冲洗液通过峡区。与注射器冲洗、传统的根尖负压系统和超声活化相比，这项新技术可以更好地清除峡区的牙本质碎屑（Thomas et al. 2014）。

3.8 牙本质小管内的冲洗液流动

牙本质小管的几何形状（标准直径0.5～3.2μm，长度1～2mm）对冲洗液的渗透造成严重困难（Haapasalo and Orstavik 1987；Orstavik and Haapasalo 1990）。冲洗液通过根管腔内牙本质小管开口的扩散很慢，而如果小管内充满液体，对流也仅限于小管入口数微米（Verhaagen et al. 2014a）。可能需要专门针对牙本质小管的先进治疗策略来加强小管的清理（Shrestha et al. 2009）。

3.9 冲洗液超出

在根管冲洗过程中，部分冲洗液可能会被"挤出"到根尖周组织（Boutsioukis et al. 2013a）。如果根管预备局限在根管内，则在活髓病例中似乎不会发生冲洗液超出（Salzgeber and Brilliant 1977）；根尖牙髓残端和健康的牙周韧带的存在似乎能为防止冲洗液超出提供足够的屏障。然而，在牙髓坏死的病例中，冲洗液超出似乎更有可能发生（Salzgeber and Brilliant 1977），这可能是由于没有这种屏障。几项研究调查了根管冲洗过程中在根尖孔附近产生的冲洗压力，以比较不同技术的安全性（Boutsioukis et al. 2010b，c，d，e；Shen et al. 2010；Conard 2012；Verhaagen et al. 2012b；Park et al. 2013）。还有研究试图确定冲洗液超出的阈值，如毛细管压力（Park et al. 2013）。然而，有学者认为，根尖冲洗压力并不是决定冲洗液超出的唯一因素（Psimma et al. 2013a）；因此，不能简单地通过将冲洗液压力与固定阈值进行比较来预测是否会超出。相反，根尖周组织的状况可能对压力平衡有显著影响。完全被皮质骨包围的根尖周病变可以提供有效的屏障，从而将冲洗液的超出降到最低。相反，在长期根尖周病变的病例中，皮质骨的完整性遭到破坏，并且已经建立了从根尖孔向软组织、口腔或上颌窦的直接通路（例如，以窦道或根尖开窗的形式），病变的阻力（背压）可能会降低。一系列离体研究支持了这一假设（Psimma et al. 2013a，b；Boutsioukis et al. 2013b）。注射器冲洗时的冲洗液超出取决于各种与技术相关的参数。在相同的条件下，末

端开口针头比末端封闭针头能超出更多的冲洗液。在这两种情况下，随着针头远离WL或根尖尺寸的增加，冲洗液超出会减少（Psimma et al. 2013a，b）。针头楔入根管会导致冲洗液超出明显增加，尤其是使用末端开口针头时（Psimma et al. 2013b）。较高的冲洗液流速也与其超出增加有关（Boutsioukis et al. 2013b）；然而，与普遍看法相反，在没有证据的情况下，不应将流速视为冲洗液超出的主要原因（Boutsioukis et al. 2013a）。其影响似乎与上面讨论的其他技术相关参数的影响相当，并且远远低于根尖周组织状况的影响（Psimma et al. 2013a，b；Boutsioukis et al. 2013b）。解剖相关因素，如根尖狭窄的直径（范围0.15～0.35mm）和根管弯曲度（范围0°～30°）似乎不会影响注射器冲洗时的冲洗液超出（Psimma et al. 2013a，b；Boutsioukis et al. 2013b）。负压系统不会在WL附近强制喷射液体，因此冲洗液超出根尖孔的风险非常低（Mitchell et al. 2010，2011），这些方法通常被认为比正压注射器冲洗更安全。同样，声波及超声荡洗似乎不会导致任何可测量的超出，无论功率设置和锉/尖的插入深度如何。相反，与声波和超声荡洗相比，MDA已被证实能挤出更多的冲洗液（Boutsioukis et al. 2014b）。LAI似乎也可以在体外研究中超出大量的冲洗液（George and Walsh 2008）；但是，该研究所使用的方法有很大的缺陷，所以很难将其结果外推到临床情况。一项体内研究表明，当激光工作尖放置在根管口正上方的髓室中时，没有冲洗液会超出（功率设置为1W和35Hz）（Peeters and Mooduto 2013）。此外，使用PIPS，冲洗液的超出似乎与功率设置有关（Arslan et al. 2014）。

必须强调说明，任何剂量的冲洗液超出并不一定会导致有明显临床症状的超出意外事件。可能导致此类事件的最低超出量也尚未明确

（Boutsioukis et al. 2013a）。例如，即使在静置阶段，微量冲洗液的被动超出也可能会非常缓慢地持续发生（Chu 2010；Psimma et al. 2013a），但这尚未与意外事件关联。

4　流体与根管壁相互作用（壁剪应力）

4.1　剪应力

在冲洗液流动过程中，冲洗液内部以及流动冲洗液与静止的固体（例如根管壁）之间或者移动的固体（超声振荡锉）与静止的冲洗液之间会产生摩擦力（Mott 1999；Tilton 1999；White 1999）。冲洗液和根管壁之间的这种摩擦力的大小被称为壁剪应力，并且与靠近管壁的相邻冲洗液"层"之间的速度差成正比。黏度较高的冲洗液产生较高的壁剪应力；然而，它们也会抵抗流动，并需要更多的能量来输送或活化。管壁剪应力对根管冲洗特别重要，因为它决定了对附着在根管壁上的生物膜、残留组织、牙本质碎屑或玷污层的机械效应。

4.1.1　注射器冲洗产生的壁剪应力

类似于冲洗液流动，可以区分末端开口针头和末端封闭针头的两种基本壁剪应力模式。对于末端开口针头，在针尖的根尖方形成了一个剪应力增加的区域（~ 200N/m²），其周向分布大致均匀，在该区域，由于射流破裂而导致的不稳定性最强（图2）。另外，末端封闭针头会导致更高的最大剪应力（~ 500N/m²）；然而，这些区域局限于针尖附近，面对针头开口（双侧开口针头的近根尖端出口）的根管壁上（Boutsioukis et al. 2010b；Chen et al. 2014）。因此，正如Huang

等（2008）所报告的那样，预期在针尖附近产生最佳清理效果，并且在注射器冲洗过程中，有必要持续移动针头，以增加受高管壁剪应力影响的区域。

进针深度、根管尺寸和锥度似乎不会影响壁剪应力的整体分布（图9-2）。最大剪应力随着针头远离工作长度或根管尺寸或锥度的增加而降低，因为冲洗液的反流空间更大。这会降低冲洗速度梯度，但受高剪应力影响的区域会变大（Boutsioukis et al. 2010c，d，e）。目前，没有关于流速的数据，但只要流动特性不变，更高的流速将导致更高的剪应力。

4.1.2　负压系统产生的壁剪应力

使用负压系统冲洗时，被吸向根尖的液流会在根管壁上产生剪应力。沿主根管壁的剪应力似乎具有大致相等的周向分布，最高值（50 ~ 100N/m²）出现在根尖附近，并向冠部逐渐减小（Chen et al. 2014），因为流速及剪应力与微型套管和根管壁之间的横截面积增加有关。由于正压冲洗（如注射器冲洗）期间产生的冲洗速度在某些区域较高（Boutsioukis et al. 2010a；Verhaagen et al. 2012b），负压系统在根管壁上产生的剪应力似乎不如注射器冲洗（表9-2）。这已于近期通过计算机模拟得到验证（Chen et al. 2014）。

4.1.3　手动动态活化产生的壁剪应力

在根管内上下移动的牙胶尖会引起液流，从而在根管壁上产生剪应力，其大小取决于可用的回流空间（Bronnec et al. 2010b；Jiang et al. 2012）。借助基于两个同心牙胶尖的简单模型，可以估算剪应力，并且似乎在1N/m²的数量级，这比其他系统要低得多。

4.1.4　速波和超声波活化冲洗产生的壁剪应力

由声波和超声波装置引起的振荡流在根管壁上产生不均匀的剪应力，并且在振幅最大的地方（即在振荡锉的波腹附近）剪应力最高。计算机模拟估算的超声活化过程中的剪应力约为500N/m²（Chen et al. 2014），但该模型缺乏实验验证。液流的振荡分量对压力和剪应力的影响比稳态分量高2~3个数量级，据计算，振荡分量的剪应力为3000N/m²，而稳态分量为2N/m²。已知稳定的射流能在根管壁上施加恒定的剪应力，在振荡方向稍微偏离轴线的位置剪应力最高（Deshpande and Vaishnav 1982；Phares et al. 2000）（图9-4）。振荡剪应力和压力导致根管壁上生物膜的循环载荷。作为一种黏性物质，生物膜会在循环载荷中失去能量（Guelon et al. 2011年）；因此，振荡会导致生物膜疲劳，进而导致生物膜失效。声波冲洗的频率远低于超声波冲洗；因此，声波冲洗不太可能导致生物膜疲劳。

4.1.5　激光活化冲洗产生的壁剪应力

在激光活化冲洗期间，剪应力预计是由激光诱导的气泡形成和破裂而产生液流引起的。观察到的液流类似于负压系统，只是对于LAI来说，剪应力的大小要高一个数量级（1000N/m²）。

4.2　壁剪应力对生物膜的破坏

壁剪应力可以机械地破坏生物膜。生物膜由胞外聚合物（EPS）基质构成，EPS可达到生物膜的90%。该基质为生物膜提供黏弹性，促进营养吸引，并保护其免受根管清理和消毒所施加的机械化学作用（Stewart and Franklin，2008）。因此，黏弹性可被视为一种毒力因子（He et al. 2013）。在小应力作用下，生物膜可以弹性变形，而在大应力下，它可以黏性流动（Körstgens et al. 2001；Flemming and Wingerder 2010）。冲洗液流对生物膜的作用力导致能量被吸收到生物膜中，从而导致体积膨胀（Busscher et al. 2003）。超过屈服点的变形可能会破坏生物膜的外层或其EPS基质（内聚破坏），或者可能完全去除生物膜（黏合破坏）。如果变形在塑性范围内但低于屈服点，则生物膜会膨胀，但不会被清除（Busscher et al. 2003）。然而，外层或EPS基质的破坏或生物膜膨胀会促进冲洗液在生物膜中的渗透，并可能增强冲洗液的化学作用（He et al. 2013）。此外，生物膜基质的破坏可能会在剩余的生物膜中留下"足迹"，促进微生物的黏附，从而影响生物膜的重组（Busscher et al. 2003）。然而，文献中关于流体流动对生物膜影响的信息并不多，主要是因为生物膜成分和相关的物理特性种类繁多。此外，机械性能的测量应在短时间内（几分钟内）进行，因为生物膜是一个活的有机体，会适应其环境（Flemming et al. 2011）。此外，应考虑冲洗活化系统的时间尺度，因为生物膜在30kHz的超声振荡或激光脉冲下的行为可能与缓慢变形时不同。

近期有学者总结了通过各种不同技术破坏生物膜所需的临界负载（Böl et al. 2012）。研究发现，生物膜对某些负载模式（如正应力或剪应力）的敏感性差异很大。此外，黏附强度的报告值在很大程度上取决于测试技术，其范围从粗略的宏观测量到纳米尺度上操作的原子力显微镜（AFM）（Böl et al. 2012）。文献中的典型值给出的弹性模量为$10~10^2Pa$，内聚剪切强度为$10~10^3Pa$（Flemming et al. 2011；Böl et al. 2012）。不同冲洗技术产生的压力和剪应力表明某些技术应该能够清除生物膜。不幸的是，根管生物膜的机械性能尚不清楚，因此，目前还无法预测流体应力对根管内生物膜清除的影响。一项关于液体流动对生物膜影响的三维数值研究表明，当EPS基质稳定性较高时，只有生物膜表面的暴露结构会脱落。EPS基质稳定性低可能导致大部分结构从生物膜外层脱落。据观察在这两种情况下，在外层生物膜脱落后光滑的基底生物膜表面结构仍然存在（Böl et al. 2009）。另一项研究使用流体动态测量（FDG）技术证实了这一点，在生物膜收到高剪应力作用后，光滑的基底生物膜依然存在（Möhle et al. 2007）。这些观察结果可以用生物膜的分层来解释，它在生物膜的底部留下了更老、更坚固的层，通常会牢固地黏附在基底上（Möhle et al. 2007；Derlon et al. 2008）。因此，从根管壁上完全清除生物膜可能是一项艰巨的任务，对生物膜联合施加机械和化学应力仍然至关重要。

4.2.1　生物膜与声波、超声波或激光活化产生的液流的相互作用

弱力（低压力和剪应力）或高EPS基质稳定性只会导致生物膜的弹性变形，一旦应力消失，这种变形就会逆转。周期性应力对生物膜结构的重复性加载，如声波、超声波和激光活化，可能会导致生物膜的内聚破坏或者疲劳（Flemming et al. 2011）；然而，疲劳损伤的阈值（力和加载循环次数）是未知的。当力增加（或EPS基质稳定性降低）时，生物膜可能发生黏性变形。为了分散与最小化剪应力，生物膜发生变形和移位（Klapper et al. 2002）。当施加稳定的力时，例如在稳定流动的情况下，生物膜将达到稳定状态，不会发生进一步的变形或被清除。因此，产生非稳态液流可能是有利的，例如通过超声锉的非稳态振荡或用超声波或激光产生脉冲。当应力超过生物膜的内聚或黏合强度时，部分生物膜可能会从大块生物膜或基底上脱落。

4.2.2　生物膜与超声波或激光活化产生的空化气泡的相互作用

与施加应力的时间尺度和长度尺度的梯度对黏弹性材料的行为很重要。空化气泡，例如用激光装置快速蒸发冲洗液产生的空化气泡，通常在小时间尺度上表现出大的速度和加速度，使其在生物膜的塑性变形中有效。对于瞬态空化，100μm/s的速度在微米尺度上是可行的（Brujan et al. 2001）。为了清理更大的区域，如整个根管系统，可能需要多次循环（激光脉冲）。

目前尚无能够有效筛选冲洗系统效能的生物膜模型；因此，很难确定冲洗过程对生物膜的真正影响。明胶和透明质酸的标准化水凝胶被用来评估冲洗液流对生物膜黏弹性能的影响。当使用密度为（1.07 ± 0.07）× 10³kg/m³、杨氏模量和粘接强度为0.1Pa的水凝胶时，由超声振荡锉产生的液流在距离水凝胶100μm处总是能清除水凝胶，除非在最低功率设置下。可视化研究证实了声流由稳定和振荡分量组成，前者在水凝胶的黏性变形中占主导地位，后者能引起弹性变形（Macedo et al. 2014b）。需要更多的研究来揭示在典型的根管环境中液体流动与生物膜的相互作用。

5　化学作用

5.1　导言

冲洗液的化学作用将受到其浓度、基底和冲洗液之间的接触面、接触时间、反应物类型、pH、温度、与其他化学物质的相互作用和体积的显著影响。冲洗液更新是确保充分的化学作用的关键要求，因为冲洗液接触到组织残留物、牙本质、微生物/生物膜（Moorer and Wesselink 1982；

Druttman and Stock 1989；Haapasalo et al. 2005）或冲洗液本身（Rossi-Fedele et al. 2012）时会（迅速）失活。液流在更新消耗的冲洗液中的效果可以用第二达姆科勒数来表征，它被定义为典型冲洗液输送时间与反应时间之比。反应时间直接受反应速率（RR）或反应速度的影响，即单位时间内给定化学反应的反应物浓度变化或产物浓度的变化。输送时间可以通过局部流速U和涡量Ω（流体循环的量度）以典型长度L为比例来确定。对于低速区域，扩散（系数D）也可能起作用。

第二达姆科勒数（Da）由以下公式得出：

$$Da = \frac{\dfrac{L}{U_{\text{flow}} + \Omega_{\text{flow}}L + \dfrac{D}{L^2}}}{\tau_{\text{reaction}}}$$

当$Da \leqslant 1$时，冲洗液混合是最佳的，意味着消耗的冲洗液及时被新鲜的冲洗液有效替代。然而，当$Da > 1$时，由于缺少新鲜的冲洗液，反应会减慢。冲洗液的流速U和涡量Ω都可以通过实验得到；扩散系数D取决于所用的冲洗液。长度尺度L是反应发生的典型长度；在根管中，L对应为工作长度。因此，为了预测冲洗流程的有效性，需要明确冲洗液的反应速率（RR）。时间是一个重要的因素，与反应速率（RR）直接相关。然而，由于根管生物膜的特性未知，因此不可能估计反应速率（RR）以及冲洗所需的时间。冲洗液的化学作用受对流或扩散的调节。在静止阶段，扩散似乎是分子输送的主要机制。扩散的程度与速度取决于根管内的浓度梯度以及冲洗液和基底（如生物膜、牙髓、牙本质）之间的接触面。然而，在人类根管中，基底与冲洗液之间的接触面非常有限，例如，尺寸为30#、锥度为0.06、长度为15mm的根管的体积（V）/表面积（S）的比值为0.2mm（V=7.4mm³，S=35.4mm²）。此外，根管系统的典型结构包含许多难以触及的区域，

限制了冲洗液的对流和扩散。这将严重阻碍冲洗液的化学作用（Rosenfeld et al. 1978；Moorer and Wesselink 1982）。在输送和活化阶段，对流将是主根管内的主要输送机制，而在根管系统的狭窄区域，扩散可能仍然很重要。

根据Zehnder（2006），理想的冲洗液应该：
- 广谱抗菌，对生物膜中的厌氧和兼性微生物具有高效抗菌性；
- 溶解牙髓组织残留物；
- 灭活内毒素；
- 防止预备过程的玷污层形成，或在玷污层形成后将其溶解；
- 有生物相容性。

只有当冲洗液具有扩散通过或分解生物膜的EPS基质时，才可能高效作用于生物膜；没有这种能力，冲洗液就无法发挥其抗菌作用。不论是在生物膜仍然完好无损时，还是生物膜外层已被机械预备或化学冲洗去除时，这一点都很重要，因为剩余基底层的生物膜结构具有高黏附力和内聚力的特点。在本节中，我们将重点介绍根管治疗中最常用的冲洗液，即次氯酸钠（NaClO）、乙二胺四乙酸（EDTA）和氯己定（CHX）（Dutner et al. 2012；Willershausen et al. 2015）。

次氯酸钠被广泛用作主要的根管冲洗液（Dutner et al. 2012；Savani et al. 2014；Willershausen et al. 2015），因为它对微生物（McDonnell and Russell 1999）和生物膜（Bryce et al. 2009；Chávez de Paz et al. 2010；Stojicic et al. 2013）具有无与伦比的作用，并具有溶解牙髓组织（Naenni et al. 2004；Sirtes et al. 2005）和玷污层有机成分（Baumgartner and Mader1987）的独特能力。尽管次氯酸钠的临床毒性很低（Zehnder 2006），但在体外与有机组织接触时（Pashley et al. 1985），即使浓度低于0.1%，也有极强的腐蚀性（Chang et al. 2001；Heling et al. 2001；Barnhart et al. 2005）。次氯酸钠浓度的选择通常被认为是在清理效率和不慎超出根尖孔时的组织损伤之间权衡（Spencer et al. 2007）。临床上，建议使用0.5%～6%的浓度；然而，最佳临床浓度仍然是一个有争议的话题（Zehnder 2006）。最近的一项系统评价报告指出，较高的浓度似乎可以提高根管治疗效果，但证据不足（Fedorowicz et al. 2012）。

一旦进入根管内，次氯酸钠会与其有机成分［如牙髓组织、生物膜或牙本质（根管壁、玷污层或碎屑）］发生反应，导致游离有效氯耗尽（Baker 1947），并引起蛋白质降解、温度上升（Baker 1947）和pH的变化（Jungbluth et al. 2011；Macedo et al. 2014d）。尽管该反应在第1分钟内发生得更快，但它会随着时间的推移而发展，受到冲洗液中游离有效氯的量和/或可与冲洗液反应的有机物质的量的限制。即使在100分钟后，静置（非搅拌）的次氯酸钠溶液也可在离体的根管内保留相当数量的有效氯（≥0.1%）（Ragnarsson et al. 2015），但在基底附近可能实际上无法获得足量的氯。牙髓病学文献中介绍了一种最新的光学方法，用于在离体的人牙根管内测量次氯酸钠浓度（Rechenberg et al. 2014）。据该文献作者报道，临床相关初始浓度（≥1%）的次氯酸钠能保持化学活性（高于0.1%）超过10分钟（Ragnarsson et al. 2015）。尽管如此，这种方法对量化高于0.1%的浓度的准确度有所降低；因此，此类信息的临床价值有限。氯和底物之间的反应速度将因冲洗液的初始浓度升高、超声或激光活化（Macedo et al. 2010）、频繁的冲洗液更新（Macedo et al. 2014c）和温度（Sirtes et al. 2005）升高而增加。应该注意的是，温度升高只会持续到冲洗液输送时（Macedo et al. 2014e）。次氯酸钠溶液的pH决定了次氯酸根离子（OCl⁻）和次氯酸（HOCl）之间的平衡（Baker 1947）。

次氯酸钠的生物效应（即其组织溶解能力和抗菌作用）会受到这种平衡的影响。在碱性溶液中（pH>7.5），OCl⁻占优势，它具有强大的氧化作用，因此比HOCl具有更强的组织溶解能力（Baker 1947）。另外，次氯酸在酸性或中性溶液中占优势（3 < pH < 7.5）；它有强大的杀菌作用，可能是因为它是一种较小且不带电荷的分子，可以相对容易地穿透细菌膜。pH的差异会影响游离有效氯的形式（HOCl/OCl⁻），但并不影响2%次氯酸钠与牙本质的反应速度（Macedo et al. 2010）。因此，组织溶解能力（Jungbluth et al. 2011）和/或抗菌效果（Bremer et al. 2002）的报告差异可以更好地解释为pH=5（HOCl）与pH=12（OCl⁻）时主要氯形式的化学差异，而不是参与反应的分子数量多。另外，次氯酸钠与根管内的有机成分的反应缓冲了其pH（Baker 1947；Jungbluth et al. 2011；Macedo et al. 2014c）；尽管如此，观察到的牙本质缓冲作用太有限，无法改变pH=12和pH=5时次氯酸钠溶液中可用游离氯的形式（HOCl/ OCl⁻）（Macedo et al. 2014d）。因此，在终末冲洗时，冲洗液的生物效应（抗菌/组织溶解能力）预计不会在根管内发生变化。

活化效应可能是由于声化学效应和/或搅拌/混合（Joyce Tiong and Price 2012；Macedo et al. 2014a、c）。在随后的静置阶段也观察到了活化的影响（Macedo et al. 2010）。然而，频繁地冲洗液更新似乎并不能弥补较低的浓度（Macedo et al. 2014c）。

5.1.1 EDTA

螯合作用是指化学物质与某些金属离子形成可溶性复合物的过程，结合这些离子，使其不能与其他分子或离子反应。在根管治疗过程中，钙螯合剂［例如17% EDTA（580mM）或30%柠檬酸］被用来溶解玷污层中次氯酸钠无法溶解的无机成分（Şen et al. 1995）。

5.1.2 氯己定

氯己定具有广谱抗菌作用，广泛用于牙科中的化学牙菌斑控制，主要浓度为0.2%（Mohammadi and Abbott 2009）。它是一种带正电荷的疏水分子，与细胞膜中的带负电荷分子（Rölla et al. 1970）和/或硬组织的有机成分（Carrilho et al. 2010）具有高亲和力。氯己定能穿透微生物的外细胞壁层并攻击细胞质膜（Shaker et al. 1988；Russell and Day 1993）。它具有凝固微生物细胞内细胞器的能力（McDonnell and Russell 1999）。氯己定不具备溶解有机组织的能力（Naenni et al. 2004），这限制了其成为根管治疗中的主要冲洗液（Zehnder 2006）。作为根管冲洗液时，主要采用高浓度（2%）。氯己定具有剂量依赖性的细胞毒性作用（Lee et al. 2010）。它能抑制成骨细胞的生长、增殖和胶原蛋白的合成；因此，也应避免其超出根尖孔进入根尖周组织。

5.2 冲洗液的物理性质

冲洗液的流动受其物理性质的影响，即密度、黏度和表面张力（White 1999）。对常用的根管冲洗液的这些特性的研究发现，它们与蒸馏水的特性非常相似（Guerisoli et al. 1998；Taşman et al. 2000；Estrela et al. 2005；Zehnder et al. 2005；Giardino et al. 2006；van der Sluis et al. 2010），这是因为冲洗液主要是稀水溶液。根管冲洗液的表面张力受到了特别关注，因为它可能对冲洗液在牙本质小管与副根管的渗透（Abou-Rass and Patonai 1982；Taşman et al. 2000）和对牙髓组织的溶解有显著影响（Stojicic et al. 2010）。也有学者建议在常用的冲洗液中添加润湿剂（表面活性剂），以降低其表面张力（Abou-Rass and Patonai 1982；Taşman et al. 2000），尽管它们在溶液中的确切浓度很少被报道，而且将次氯酸钠与其他化学物质（如乙醇）混合来降低表面张力会降低其效果（Cunningham et al. 1982）。虽然密度和黏度在所有情况下都会影响流动，但表面张力的影响仅在存在两种不混溶的流体（例如冲洗液和空气）的情况下才重要（White 1999；Kundu and Cohen 2004）。然而，牙本质是亲水性的，牙本质小管可能含有具有与水相似的流动特性的牙本质液（Berggren and Brännström 1965），它可能会润湿根管壁，从而限制表面活性剂的作用，因为这两种液体是可混溶的。近期的研究还表明，表面活性剂不会增强次氯酸钠溶解牙髓组织的能力（Jungbluth et al. 2012；Clarkson et al. 2012；De-Deus et al. 2013）以及普通螯合剂从牙本质中去除钙的能力（Zehnder et al. 2005）或清除玷污层的能力（Lui et al. 2007；De-Deus et al. 2008）。相反，在体外使用表面张力降低的冲洗液似乎会导致玷污层更深地渗入牙本质小管中（Aktener et al. 1989）。近期的体外（Tay et al. 2010；de Gregorio et al. 2009；Vera et al. 2012）和体内（Vera et al. 2011，2012）研究部分证实了在根管尖部有气泡的存在。在这种情况下，表面张力效应可能对冲洗液流动很重要。然而，在根管治疗过程中，在根管尖部或侧支根管中常规气泡滞留仍然是一种猜测（另见本章第3.6节）。

5.3 和生物膜的反应

由于根管内微生物以生物膜状态发挥作用，因此它们受到基质结构（EPS）的保护。化学试剂应在影响微生物之前扩散或突破EPS基质。该基质的破坏或穿孔将增强抗菌效果。因此，对EPS的渗透、破坏和杀死微生物的潜力都有内在的相关性。在冲洗过程中，生物膜上的剪应力引起其外层或EPS基质破坏或者生物膜的膨胀，都有利于冲洗液渗透到生物膜中，从而增强冲洗液的化学作用（He et al. 2013）。此外，化学制剂可以改变EPS的机械性能，可以通过这些试剂对EPS网络形成的影响来解释（Körstgens 2003）。这种改变可以直接影响生物膜的清除（Brindle et al. 2011）。生物膜内的传质通过对流和（主要是）扩散过程进行（de Beer et al. 1994a，b）。据称，表面平均相对有效扩散系数（Drs）从生物膜的顶部向底部递减。不同年龄的生物膜的Drs值不同，通常会随着时间的推移而减小；此外，测试的不同的生物膜显示，靠近生物膜顶部的Drs值相似，但靠近生物膜底部的Drs值不同（Renslow et al. 2010）。这个底层也决定了与牙本质表面的附着，而且通常是最难去除的（Derlon et al. 2008）。目前还没有关于根管冲洗液通过生物膜扩散的数据。

5.3.1　次氯酸钠

EPS主要由多糖和不同的蛋白质组成（Flemming and Wingerder 2010）。次氯酸钠会和蛋白质发生强烈反应（Baker 1947）。因此，与多糖相比，次氯酸钠与EPS中蛋白质的反应可能更强，这似乎在Agarwal及其同事的研究中得到证实（Agarwal et al. 2012）。如果是这样，EPS中蛋白质和多糖的分布以及多糖键合结构将决定基质的渗透或破坏，从而决定其抗菌能力。次氯酸钠与蛋白质发生反应，以气泡的形式产生氯胺，这些氯胺可以被禁锢在多糖基质中（未发表的数据）。此外，次氯酸钠的强反应性可能会阻碍其在生物膜中扩散。De Beer等（1994a，b）研究了氯在铜绿假单胞菌/克雷伯氏菌生物膜中的渗透并得出结论，氯扩散到生物膜中是缓慢的，其扩散速度取决于浓度；氯在基质中减少，存在扩散-

反应机制，并且由于局部差异（高抗性位点）而存在较大变异。这些高抗性位点呈现出更高细胞密度的亚群，其中每个细胞的还原能力更高。此外，这些位点还具有更高密度的EPS，具有更高的还原潜力。再加上杀菌剂处理后的快速再生的现象，这些高抗性位点对我们的抗菌治疗构成了严重威胁。具有较低pH的次氯酸钠溶液含有更多的HOCl，它对浮游细菌的抗菌作用更强（Bremer et al. 2002）。目前尚不完全清楚生物膜是否也是如此（Bremer et al. 2002）。但是，研究表明牙本质的缓冲能力使得低pH的次氯酸钠溶液可能不会产生更强的抗菌作用（Macedo et al. 2014d）。使用生物膜模型的最新研究表明，当次氯酸钠溶液的浓度增加时，其抗生物膜效应也会增强（Arias Moliz et al. 2009；Retamozo et al. 2010；Jiang et al. 2011；del Carpio-Perochena et al. 2011）。对于较低浓度次氯酸钠对生物膜的影响，我们发现了相互矛盾的结果。一些专家声称，1%次氯酸钠溶液可以部分破坏和降低生物膜的活力（Chávez de Paz et al. 2010；Carpio-Perochena et al. 2011），而Ordinola-Zapata和合作者（2012）发现，5分钟的1%次氯酸钠应用不会破坏或降低生物膜的活力。另外它仍然比水更有效。Retamozo和合作者认为，1.3%次氯酸钠溶液根本没有任何抗生物膜作用（Retamozo et al. 2010）。据报道，2.5%和5.25%的次氯酸钠溶液都有抗生物膜作用（破坏和降低活力）（Retamozo et al. 2010；del Carpio-Perochena et al. 2011）。抗生物膜作用似乎呈时间依赖性；与15分钟相比，40分钟后5.25%的溶液明显更有效。此外，1%和2.5%次氯酸钠溶液在30分钟后几乎与5.25%次氯酸钠溶液5分钟后一样有效（Retamozo et al. 2010；del Carpio-Perochena et al. 2011）。在del Carpio-Perochena的研究中，在15分钟和30分钟组中每5分钟都更换一次冲洗液。使用了两种不同体积的次氯酸钠，500μL和1mL，但结果没有差异，表明在这些情况下，500μL对于该典型浓度已经产生了最大的化学效应。当处于饥饿阶段时，生物膜对次氯酸钠的抵抗力更强（Liu et al. 2010）。从这些结果中，我们可以得出结论，假如存在过量的有效氯，次氯酸钠的化学抗生物膜效应随着其浓度和作用时间的增加而增加。较低浓度（如1%和2%）效果显著降低，反应速度也较低，这可能对于瓦解根尖生物膜是一个问题，只有当根管尖部有足够的空间让冲洗液渗透时，根尖部才有新鲜的冲洗液可用。此外，我们必须认识到，在所有这些研究中，生物膜与过量的次氯酸钠直接接触。如前所述，由于根管系统形态的原因，在根管中直接接触和过量的次氯酸钠将是困难的。

5.3.2 EDTA

EPS通常带负电的阴离子属性促进其与带正电的多价离子的相互作用，例如Ca^{2+}或Mg^{2+}（van der Waal and van der Sluis 2012）。这些钙键加强了EPS的结构。钙存在于包括根管在内的口腔环境中，因而可以掺入EPS中。因此，螯合剂可以通过破坏阳离子键从而破坏EPS（van der Waal and van der Sluis 2012）。在生物膜文献中，有报道称EDTA可以减少生物膜的质量（Turakhia and Characklis 1989；Chen and Stewart 2000；Kite et al. 2004；Percival et al. 2005；Shanks et al. 2006；Devine et al. 2007）、黏附（Dunne and Burd 1992；Ramage et al. 2007）和形成（Rose and Turner 1998；Sherertz et al. 2006；Shanks et al. 2006）。此外，有报道称EDTA能降低生物膜的黏度（Chen and Stewart 2002）。在用EDTA处理24小时后，观察到体内形成的生物膜被完全清除（Kite et al. 2004）。应用时间越长，螯合效果越好，尽管它从第一次接触就开始了。浓度越高，螯合效果越好，当EDTA浓度增加时，

生物膜的形成减少（Ramage et al. 2007；Ang et al. 2006）。Ang及其同事的研究评估了EDTA的pH、温度和流速对生物膜清除的影响。更高的pH和温度与更好的清理效果相关（pH4.9和11，20℃和40℃）；更高的流速（体积、更新）没有影响。大多数研究是在没有更新EDTA的情况下进行的。重要的是要认识到上述研究中的接触时间为1~24小时，浓度为10~100mM，这两者都与其他牙髓病学文献不同。应用时间更短，浓度更高（580mM）。牙髓病学文献显示螯合剂对生物膜的破坏或抗菌作用的结果略有不同，大致上从无作用到有作用不等，但都不如次氯酸钠有效（Ordinola-Zapata et al. 2012；Chávez de Paz et al. 2010；Arias-Moliz et al. 2009）。这可能与作用时间短有关。据报道，EDTA与抗生素等抗菌剂有协同作用（Sherertz et al. 2006；Banin et al. 2006）。削弱生物膜结构会促进抗菌剂扩散到生物膜中（Gordon et al. 1991）。因此，可以设想EDTA与次氯酸钠的协同效应，牙髓病学文献中也已有相关报道（Soares et al. 2010；Ozdemir et al. 2010）。但是，还需要更多的研究来得出临床应用的结论。

5.3.3 氯己定（CHX）

虽然氯己定在杀灭浮游微生物方面非常有效，但它似乎不是破坏生物膜的有效药物（Bryce et al. 2009）。在Ordinola-Zapata等（2012）的研究中，既没有发现生物膜的破坏，也没有检测到生物膜活力的下降。通常情况下，在氯己定能够穿透生物膜但没有生物膜破坏迹象的情况下，可以观察到其抗菌效果（Shen et al. 2010；Chávez de Paz et al. 2010）。应该考虑到，氯己定在口腔生物膜控制中的使用和作用与其在根管中的使用和可能的作用完全不同。在前者中，杀灭浮游微生物可能比在根管中更重要，因为在根管中次

氯酸钠已经是一种强效的抗菌剂。最近，据报道，使用0.2%的CHX后，表皮链球菌生物膜变硬（Brindle et al. 2011）。

5.4 与牙本质反应

5.4.1 次氯酸钠

牙本质是一种具有复杂有机和无机结构的底物。Ⅰ型胶原蛋白在有机基质中占主导地位（约30%体积），而羟基磷灰石则在无机部分中占主导地位。次氯酸钠主要作用于有机基质，因为它是一种非特异性蛋白水解剂。它通过最终蛋白质组氯化作用来裂解长肽链（Davies et al. 1993）。因此，这将影响牙本质的机械性能（Saleh and Ettman 1999）。据推测，尽管无机成分可以在很大程度上保护有机胶原基质（Kronick and Cooke 1996），但由于次氯酸（MW=52.5）或次氯酸盐阴离子（MW=51.5）的分子量较低，次氯酸钠可以渗透磷灰石包裹的胶原基质并与之反应到一定深度（Zhang et al. 2010a，b）。几项研究报告称，5.25%的次氯酸钠溶液会降低牙本质的物理性质：抗弯曲性、拉伸强度、弹性模量和显微硬度（Saleh and Ettman 1999；Sim et al. 2001；Marending et al. 2007；Grigoratos et al. 2001）。但是，这些特性都与牙齿的抗折性能没有直接关系（Kishen 2006）。Hu及其同事（2010）强调，次氯酸钠的浓度是牙本质脱蛋白的主要因素。根据次氯酸钠的浓度，作用时间将对效果产生积极影响（Hu et al. 2010；Zhang et al. 2010a，b）。浓度、活化和时间对次氯酸钠与牙本质的反应速率有正向影响（Macedo et al. 2010）。

5.4.2 EDTA与次氯酸钠

一般来说，我们可以认为次氯酸钠主要去除牙本质中的有机成分，螯合剂去除无机成分。

因此，与EDTA接触后，无机成分将被从管间牙本质中去除至15μm的深度，并从管周牙本质中去除至20μm（Lottanti et al. 2009），留下有机基质被次氯酸钠溶解。在次氯酸钠之前使用EDTA时，侵蚀效果比其他方式更强（Moreira et al. 2009；Qian et al. 2011）。

Sobhani等（2010）使用一种更加贴近临床的设计，模拟根管冲洗过程，并得出结论，与单独使用次氯酸钠相比，交替使用次氯酸钠和EDTA对体外治疗牙齿表面强度的影响较小（EDTA被次氯酸钠取代）。Zhang等（2010a，b）声称，5.25%次氯酸钠溶液与牙本质接触1小时后，由于牙本质的胶原蛋白减少，其弯曲强度显著下降。弯曲强度的下降可能归因于结构完整的胶原基质不支持的脆性磷灰石微晶层的产生。这个过程取决于时间和浓度。这种效应是次氯酸钠引起的，而不是2分钟内应用EDTA引起的。一般来说，除了Sobhani等（2010），这里引用的研究都使用了牙本质粉末或牙本质片。因此，冲洗液-牙本质接触不同于临床场景下的冲洗液-牙本质表面接触。冲洗液对牙本质的影响不仅取决于接触面，还取决于牙本质表面的状况。此外，Sobhani等（2010）的研究为在体外条件下使用离体牙，所以牙本质小管内可能没有充满牙本质液。因此，其表面状况与临床场景不同。

5.4.3 氯己定（CHX）

尽管氯己定能与牙本质结合（Kim et al. 2010），但除了形成一层碎屑外，其对牙本质的矿物或有机成分的典型影响并没有得到很好的阐述（Perdigao et al. 1994）。当氯己定与次氯酸钠混合时，会在牙本质上形成含有对氯苯胺（PCA）的棕色沉淀物（Rossi-Fedele et al. 2012），从而导致其变色。PCA被认为是一种有毒和致癌的物质；因此，应避免其在根管内或根尖周组织积聚。

5.5　与牙髓组织反应

5.5.1　次氯酸钠

几项研究报告了次氯酸钠浓度与其有机组织溶解能力成正比（Hand et al. 1978；Thé 1979；Cunningham and Balekjian 1980；Koskinen et al. 1980；Abou-Rass and Oglesby 1981；Moorer and Wesselink 1982；Sirtes et al. 2005；Christensen et al. 2008）。对于室温下浓度低于1%的次氯酸钠，其对牙髓组织溶解能力的整体效果与水（Thé 1979）、盐水和3%的H_2O_2（Hand et al. 1978）相当。根据Sirtes等（2005）的研究，对于已预热的1%次氯酸钠溶液和未加热的5.25%次氯酸钠溶液，升高溶液温度会减少它们之间的溶解效果的差异，且低浓度的溶液效果更好。此外，加热的次氯酸溶液比未加热的溶液能更有效地去除牙本质碎屑中的有机成分（Sirtes et al. 2005）。研究表明，pH从12降到6会显著降低组织溶解能力（Christensen et al. 2008）。相反，在pH（13.5）较高时，稳定的次氯酸钠溶液可以改善组织溶解能力和对牙本质性质的影响（Jungbluth et al. 2011）。

5.5.2　EDTA和氯己定（CHX）

没有可用数据支持EDTA或氯己定溶解牙髓组织。

6　冲洗对根管治疗结果的影响

在本章讨论的冲洗液活化系统中，超声和激光活化对冲洗过程的机械和化学方面都有积极作用。然而，尚不清楚这将在多大程度上有助于体内消毒程序，以及最终是否会改善疗效。这两种系统都有可能破坏或清除生物膜，但尚不清楚它们能在多大程度上从根管壁和更偏远的区域（如卵圆形延伸区、侧支根管和牙本质小管）清除生物膜。目前，尚无可靠的根管生物膜模型可用于研究。根尖周炎是一种多因素的疾病，因此它的愈合取决于一系列方面，而不仅仅是根管治疗期间的冲洗。临床研究表明，根管充填的长度和质量是危险因素。然而，冲洗步骤、复杂的根管解剖（根尖三角和牙本质小管）、生物膜的结构以及根尖外生物膜对根管治疗结果的影响尚不清楚。近期一项随机对照试验表明，与单一的注射器冲洗相比，超声辅助冲洗方案并未显著改善根管治疗结果（Liang et al. 2013），尽管通过超声改善冲洗程序的机械和化学方面已在体外研究中得到了令人信服的证明。这可能表明，我们需要对冲洗流程的机械和化学方面进行更显著的改进，或者其他影响因素在决定根管治疗结果方面更为重要。

7　结语

尽管最近可以获得更多关于不同冲洗系统流动特性的信息，但仍然难以建立基于证据的冲洗方案。这主要是由于根管生物膜的特性尚不清楚。此外，我们对根管治疗中使用的冲洗液的反应速率的了解并不完整。另一个重要方面是我们对决定根管治疗结果的影响因素知之甚少。因此，为了改进或建立我们的冲洗方案，获得更多的关于根管生物膜知识是至关重要的，更多的随机对照试验对于更多地了解临床根管治疗是必不可少的。

第10章
常规根管治疗中氢氧化钙的约诊间封药
Inter-appointment Medication with Calcium Hydroxide in Routine Cases of Root Canal Therapy

Gunnar Bergenholtz, Calvin Torneck, Anil Kishen

摘要 本章从历史和循证角度讨论了氢氧化钙在根尖周炎患牙的根管治疗中的应用。尽管其临床应用历史悠久，并且发表了大量相关的体外、体内和临床疗效的研究，但仍然没有强有力的科学证据支持其在这方面的应用。当今的"最佳科学证据"主要是基于少数以当今的标准来看并不"强有力"的研究。然而，鉴于根管充填之前清除根管内的细菌似乎可以提高疗效，因此约诊间以氢氧化钙进行根管封药可能是一种简单且合适的促进疗效的方法。然而，任何感知到的使用它的优势都必须与由于其腐蚀性作用而改变根部牙本质物理性质的风险相平衡，特别是当它用于根管内长期封药时。虽然临床上仍无法证实经氢氧化钙诊间封药后的发育完全的牙齿发生根折的风险增加，但当以这种方式将氢氧化钙用于未完全发育的年轻恒牙时应谨慎行事。

1 导言

100多年来，约诊间抗菌敷料封药一直被认为是根管感染控制的重要辅助手段。在这段时间里，许多药物和化合物被用于这一目的，至于哪一种被认为是最好的，共识也是几经变换。近几十年来，氢氧化钙糊剂一直被用于约诊间封药，被认为是控制感染进而改善疗效的重要辅助手段。凭借其组织溶解特性，氢氧化钙还被用于使牙髓摘除术后残留在根管壁上的牙髓组织坏死，这些残余物可以在随后的治疗过程中更容易地被次氯酸钠冲洗清除。此外，氢氧化钙被长期用于牙髓坏死且有大的根尖周病变的患牙、有症状的根尖周炎、严重的牙根吸收和牙根穿孔的病例中（相关综述请参阅：Fava and Saunders 1999；Mohammad and Dummer 2011）。

G. Bergenholtz (✉)

Department of Endodontics, The Sahlgrenska Academy, University of Gothenburg, Gothenburg, Sweden

e-mail: gunnar.bergenholtz@odontologi.gu.se

C. Torneck • A. Kishen

Department of Endodontics, University of Toronto, Toronto, ON, Canada

© Springer-Verlag Berlin Heidelberg 2015

L.E. Chávez de Paz et al. (eds.), *The Root Canal Biofilm*, Springer Series on Biofilms 9, DOI 10.1007/978-3-662-47415-0_10

由于缺乏令人信服的科学证据支持氢氧化钙治疗，加上近年来引入的先进的根管冲洗技术，氢氧化钙的使用和常规诊间封药的理念受到了挑战。目前，根管旋转器械与超柔韧镍钛锉的结合使用允许临床医生在相对较短的时间内完成大多数牙齿的根管预备。因此，对于许多牙髓病专科医生来说，在这种情况下，延长治疗时间似乎是不切实际的，除非有令人信服的证据。此外，如果可以达到相同的结果，患者通常会喜欢单次就诊的治疗，因为这样他们可以尽可能少地坐在牙椅上。然而，临床医生和牙科研究人员都提出了这样的担忧，即是否有可能在一次治疗中有效地抑制感染根管内细菌聚集体和生物膜的持续存在，从而最大限度地减少持续性或复发性根尖周病（Trop and Bergenholtz 2002；Bergenholtz and Spångberg 2004）。这一理念在许多临床和体外观察研究中也得到了体现，在这些研究中，无论是手动还是机动旋转器械预备，都无法完全地从根管系统中清除感染组织（Walton 1976；Wu and Wesselink 1995）。很多时候，组织残留物、碎屑和细菌会留在根管中，特别是在椭圆形根管、C形根管和多根牙的管间狭区。这为在初次治疗中存活的细菌提供了底物和环境，以形成可能导致治疗失败的毒力特征。这一概念得到了临床研究和病例报告的支持，他们发现即使在认真完成治疗后，根管内生物膜仍然完好无损（Nair et al. 2005；Carr et al. 2009；Vera et al. 2012）。

本章将讨论约诊间封药在感染根管治疗中的价值，并主要关注氢氧化钙和基于氢氧化钙的药物的使用。它们现在的使用将得到历史观点和对研究的叙述性回顾的支持，这些研究为我们提供了所谓的"科学证据"。很明显，尽管发表了大量临床和实验室研究报告，但仍没有强有力的科学证据支持使用氢氧化钙进行诊间封药，而且目前制订临床方案的"最佳科学证据"仅基于少数相对薄弱的临床研究。

2 历史观点

一个多世纪以来，根管治疗中是否需要约诊间封药一直存在争议。19世纪末，C. Edmund Kells Jr.医生和J. Smith Dodge Jr.医生进行了一场关于即刻根管充填适当性的辩论，发表在《Dental Cosmos》（1887）杂志上。J. Smith Dodge Jr医生（Dodge 1887）认为即刻根管充填只适用于活髓牙，而C. Edmund Kells Jr.医生则表示（Kells 1887）："我相信全国各地的牙医都在进行一次性根充，包括死髓牙根、不同炎症阶段的牙根、牙髓全部或部分存活的牙根；不仅进行了根充，而且还获得了成功。任何根管都可以一次性清理，就像多次清理一样干净。"值得注意的是，这场辩论发生在人们对微生物在牙髓炎和根尖周炎病因中的作用知之甚少的时候。Willoughby D. Miller的标志性教科书《人体口腔微生物》《Microorganisms of the Human Mouth》（1890）介绍了微生物与口腔疾病之间存在因果关系的可能性。这一信息对口腔行业产生了巨大影响，并支持了这样一种观点，即有效清除感染根管中的细菌是其治疗的必要组成部分，除了机械清创和根管充填外，还需要使用化学杀菌剂。Onderdonk（1901）（由Coolidge于1960年引用）更进一步提出了根管的常规细菌学培养来评估抗菌治疗的效果。这一步骤不仅支持并强制要求根管治疗的多次预约就诊的理念。于是为了寻找一种有效的根管治疗抗菌剂，随后开始了一场虚拟搜寻。在这种情况下，在随后的几年里，以患者为受试者，在或多或少的试错型研究中对许多药物和化合物进行了临床测试。

在20世纪初，强力杀菌剂被用于根管消毒，但对其局部和全身的潜在危害却很少关注。杂酚油（又称烟油）和苯酚是常用的根管消毒药物，较早前被用于控制口腔异味（Grossman 1976）。还提倡使用以多聚甲醛为基质的化合物，包括福尔马林、三甲酚福尔马林和甲醛甲酚。多聚甲醛，早先与砷剂一起用于失活因龋病而暴露的牙髓（所谓的"失活疗法"），成了一种流行的消毒剂，以避免在尚未使用深度局部麻醉剂的情况下在牙髓摘除过程中出现疼痛。由于这些药物具有高毒性，业内几位意见领袖表达了担忧，例如G.V. Black（Grossman 1971）和Carl Grove（1913），认为这些药物放入根管内时可能严重损伤根尖周组织。尽管如此，甲醛和甲醛化合物还是得到了广泛的普及，并且今天仍然普遍用作根管消毒剂。它们也是一些根管充填材料的活性成分，例如N2、内米松（Endomethasone）和SPAD糊剂。值得一提的是，Strindberg在他关于疗效的经典论文（1956）中使用三甲酚福尔马林作为35%的牙齿的根管消毒剂的研究中。类似地，在奥斯陆大学牙科专业本科生进行的另一项经常被引用的疗效分析研究（Kerekes and Tronstad 1979）中，3.7%甲醛溶液被用来对牙髓坏死的患牙根管进行消毒。

在20世纪初，氢氧化钙出现在业界寻找有效的根管消毒剂的过程中。那时，那些相信局灶性感染理论的人谴责根管治疗对健康构成威胁。多年来，他们表达了对根管治疗的反对，阻碍了牙髓病学的科学进步（Grossman 1976）。尽管具有强腐蚀性，但氢氧化钙被用作当时治疗中常用的更具组织毒性和潜在过敏性药物的替代品。Hermann（1920）被公认为是将氢氧化钙引入牙髓病学的人。然而，根据Staehle（1990）的说法，氢氧化钙早在此之前就已用于根管治疗。尽管如此，Hermann在他的论文和随后的专著中，无疑是第一个强调氢氧化钙在根管内的抗菌作用和组织相容性的人（Staehle 1990）。他报告说，

将氢氧化钙糊剂封入根管内一段时间后，可以形成无菌根管，并诱导产生硬组织（牙骨质或牙本质样组织）实现根尖闭合（Hermann 1930）。然而，这种情况的发生率低于将其作为活髓牙露髓治疗时的盖髓剂（Hermann 1930）。上述研究结果为随后几年里使用氢氧化钙与含氢氧化钙的材料用于龋齿和外伤露髓时的常规盖髓剂奠定了基础（相关综述请参阅：Staehle 1990；Bergenholtz 2005）。

在Hermann的观察之后，氢氧化钙的许多其他临床应用也得到了确认（相关综述请参阅：Mohammadi and Dummer 2011）。然而，直到20世纪下半叶，氢氧化钙才被普遍接受作为诊间封药或根管充填材料。然而，氢氧化钙用于暴露活髓的盖髓治疗（Rohner 1940）和牙髓坏死年轻恒牙的根管治疗（Granath 1959；Frank 1966；Heithersay 1970）中的基础仍然成立。1960年，Matsumiya和Kitamura（1960）证明了氢氧化钙糊剂可以减少或清除实验感染的狗牙根管中存在的微生物种群。Engström和Spångberg（1967）描述了使用氢氧化钙治疗部分牙髓切除术的益处。他们在研究中观察到，当年轻健康的人类前磨牙的部分牙髓被去除，并将氢氧化钙放入根管内时，硬组织可沉积在氢氧化钙和残髓的交界处以及主根管的侧支根管开口处。这些研究成果并没有立即应用于临床治疗的可能的原因是当时的临床医生坚信，液体抗菌剂优于氢氧化钙用于根管治疗。这种理念在北美地区和斯堪的纳维亚半岛一度都很盛行。

虽然较早提出，但直到20世纪30年代末才将培养试验的常规使用纳入临床牙髓实践，当时发表了强调使用细菌学控制来提高疗效的后续研究（Coolidge 1960）。随后，培养检测和约诊间使用液体药物进行封药成为根管实践的标准组成部分和当时教科书中的推荐方案（Sommer et al. 1966）。然而，该方案有一些不足，一个局限性就是大多数液体抗菌药物的挥发性，导致其抗菌效果在根管内迅速耗尽（Messer and Chen 1984）。这意味着使用这些药物进行约诊间封药的根管实际上几乎没有封药，这使得在根管充填之前根管内残留的微生物再次填充根管。这后来在Byström（1983）和Sundqvist（1985）的研究报告中得到证实。另一个是遵循此治疗方案需要至少进行三次就诊治疗（Molander 2000）。初次治疗时对根管进行机械和化学预备，并在根管内放入液体消毒药物数天。复诊时需要在根管内进行细菌采样，并放入另一种抗菌药物。如果患牙无症状且细菌培养结果为阴性，第三次就诊时则进行根管充填。但如果细菌培养结果为阳性，第三次治疗时需再次重复消毒过程，因此需要更多的就诊次数。毋庸置疑，这种方法对医生和患者都不方便。

在随后的临床随访研究中缺乏对该方案的科学验证，以及一些研究人员对细菌培养试验可靠性的怀疑，最终导致许多牙学院取消了牙髓病治疗中的细菌学控制。Seltzer和Bender在一篇经典的辩论文章（1965）中指出了细菌培养测试中假阳性和假阴性结果的内在风险，并指出："获得假阴性培养的可能性是如此之多，以至于阴性培养结果的可信度不断受到质疑。我们所希望的只是减少微生物的数量。"这些研究人员的论文不仅有助于在临床操作中放弃培养概念，而且有助于淡化微生物在原发性根尖周病发展中的独特作用。这些研究人员的理念很快在北美地区被接受，并促使牙髓病学的研究方向从感染控制转为根管治疗技术。Schilder（1974）编写的一本教科书中被广泛阅读的一章支持了这一技术观点，并指出只有技术上的卓越性，即正确的根管预备和根管空间的各个维度的填充，才是预测良好治疗结果的决定性因素。

世界其他地区，特别是斯堪的纳维亚半岛的临床医生仍然坚信，在根管充填前清除根管内的细菌对于获得良好的疗效至关重要。那里的研究人员对机械预备充分清除根管内细菌的能力以及现代根管充填材料有效封闭以防止它们从根管进出的能力缺乏信心。当时似乎没有可用的药物来确保安全有效地控制感染，直到人们意识到氢氧化钙可能是解决这个问题的方法。这一突破发生在以下情况，即人们注意到在化脓性根尖周病变的患牙根管内封入氢氧化钙可以缓解其化脓状况。产生这种疗效的一个重要因素是氢氧化钙能够有效地封闭根尖孔。通过清除从根尖周组织渗入到根管内的炎性渗出物，从而清除了引起感染的蛋白水解微生物的营养来源。随着细菌活动减少，根尖周炎症缓解，临床症状也随之减轻。有理由认为，如果这是抑制根管感染活跃迹象的有效方法，为什么不将氢氧化钙放入所有机械预备后的患牙根管内作为"空间保持器"，而不管出现什么临床症状。也有人推测，该材料的高pH（>12）可能会抑制机械预备后残留在根管内的细菌的生长。因此，一些临床医生采用了两次法根管治疗。在Byström和Sundqvist于1981年、1983年、1985年和Byström等（1985）发表的系列病例报告后，使用氢氧化钙作为两次就诊间根管内封药的概念得到了更广泛的认可，该报告证明了机械预备、使用不同浓度的次氯酸钠进行冲洗，或用对氯苯酚或樟脑酚作为诊间封药均无法从感染根管内清除可培养的细菌。他们声称只能通过一段时间的氢氧化钙根管内封药来实现。

3 科学证据

3.1 实验观察

多年来，人们进行了大量体外研究以评估

氢氧化钙对细菌及其代谢产物的影响。各种粪肠球菌菌株经常被用作测试菌种，因为它们能够在许多抗菌药物存在下以及机械预备后营养匮乏的根管环境中存活。Stevens同Grossman（1983）通过一系列体内和体外实验得出结论，氢氧化钙的水基糊剂杀灭这种微生物的能力有限。他们指出，通过琼脂扩散试验，氢氧化钙周围只有很小的抑菌圈，这表明糊剂需要与微生物紧密接触才能发挥杀灭作用。Haapasalo和Ørstavik（1987）使用感染粪肠球菌的牙本质模型证实了这一观察结果。氢氧化钙不能在24小时内清除牙本质小管中的微生物，而樟脑对氯苯酚则可以。随后的一项使用相同模型的研究显示，使用氢氧化钙封药10天可以显著减少牙本质小管内的粪肠球菌数量（Ørstavik and Haapasalo 1990）。Parmar等（2011）使用了类似的体外模型，但通过荧光图像分析来识别牙本质小管中的活/死菌；结果发现，与未封药的对照组相比，氢氧化钙明显减少了活菌的数量。另一项研究（Barnard 1996）证明氢氧化钙对衣氏放线菌有效。另外，Estrela等（1999a，b）指出，氢氧化钙在施用2天、3天和7天后对粪肠球菌、金黄色葡萄球菌、枯草芽孢杆菌和铜绿假单胞菌没有明显的抗菌活性。

Gomes等（2002）提出厌氧革兰阴性菌比兼性厌氧革兰阳性菌更容易受氢氧化钙糊剂的影响。Wei等（2003）表明氢氧化钙与2%氯己定而不是水混合时可以增强其抗菌作用。然而，研究发现氢氧化钙的抗菌效果会被牙本质粉、羟基磷灰石和血清灭活（Portenier et al. 2001；相关综述参阅Haapasalo et al. 2007），并且它不能在体外破坏生物膜基质（Upadya et al. 2011）。

粪肠球菌对氢氧化钙的耐药性引出了关于其耐药机制的几个问题。为了回答至少部分上述问题，Evans等（2002）研究了粪肠球菌在氢氧化钙导致的高pH环境中的存活机制；据观察，粪肠球菌对pH为11.1的氢氧化钙有耐药性，但对pH为11.5的氢氧化钙则无耐药性。同时注意到，在应激诱导过程中蛋白质合成受阻时，粪肠球菌的存活率没有差异。有趣的是，向培养基中添加质子泵抑制剂会导致粪肠球菌重新暴露于氢氧化钙时的存活率显著降低。因此推断，粪肠球菌在氢氧化钙中的存活与质子泵的功能有关，当pH上升到最大容量时，质子泵被激活。维持细胞内环境的酸碱平衡，达到最大耐药性。Distel等（2002）在体外研究了粪肠球菌在氢氧化钙封药处理过的牙本质上形成生物膜的能力，得并出结论，即使牙本质之前被药物处理过，粪肠球菌也有可能在其表面形成生物膜。将粪肠球菌暴露于胶原蛋白和EDTA中也可增加其对氢氧化钙消毒的耐药性（Kayaoglu et al. 2009；George and Kishen 2008）。Chávez de Paz等（2007）研究证明粪肠球菌、副干酪乳杆菌、龈乳杆菌、咽峡炎链球菌、戈登链球菌、口腔链球菌或具核梭杆菌生物膜比其浮游生长状态更能耐受碱性胁迫。

氢氧化钙处理对革兰阴性菌、革兰阳性菌细胞壁上的细菌内毒素/脂多糖（LPS）和脂磷壁酸（LTA）成分的影响已被研究，因为它们在根尖周炎症中发挥作用（Hong et al. 2004；Costa Junior et al. 2003）。Safavi和Nichols于1993年首次报道了氢氧化钙对来自革兰阴性菌鼠伤寒沙门氏菌的脂多糖的灭活作用。1994年，使用源自根管内的中间普氏菌的LPS重复了该研究。在这两项研究中，氢氧化钙消除LPS生物活性的能力归因于其水解酯键并导致脂多糖分子释放脂肪酸的能力（Safavi and Nichols 1993，1994）。与Safavi和Nichols一样，Buck等（2001）使用鼠伤寒沙门氏菌的脂多糖来测试氢氧化钙的功效，并将其与根管治疗中其他常用药物的功效进行比较。虽然氯己定（0.12%）、次氯酸钠（2.62%）、EDTA（15%）和乙醇（95%）单独使用时均被证明对脂多糖无效，但如果联合使用，它们在30分钟内具有与氢氧化钙使用1天相同的效果。然而，这种趋势是短暂的，在研究的第2天和第5天，氢氧化钙被证明是最有效的。几年后，Baik等（2011）报道，虽然氢氧化钙对粪肠球菌的作用有限，但它能够通过其脂质部分的脱酰化使粪肠球菌LTA失活。这些研究都使用了体外模型。动物体内研究也显示了氢氧化钙对LPS的功效。Tanomaru等（2003）研究表明，与5%次氯酸钠和2%葡萄糖酸氯己定相比，只有氢氧化钙能有效抑制LPS的促炎活性。de Oliveira 等（2007）的体外研究后来也证实了这些发现。Guo等（2014）近期发表的一篇论文进一步支持了氢氧化钙灭活LPS的能力，该论文报告了氢氧化钙可以抑制牙髓卟啉单胞菌LPS在小鼠颅骨模型中诱导破骨细胞生成。

关于氢氧化钙对革兰阳性菌和革兰阴性菌的抗菌作用，体外研究得出了不同的结果。许多研究以粪肠球菌作为研究对象，并报告了氢氧化钙糊剂有效杀灭该细菌的能力有限，特别是当它存在于牙本质小管或生物膜中时。应当记住，虽然粪肠球菌通常从根管治疗后的患牙根管内分离获得，但其在原发性根管感染中的检出率较低。此外，比较有/无根尖周病变的牙齿中粪肠球菌的检出率的研究表明，粪肠球菌虽然存在，但其在治疗后根管感染中并不起重要作用（Kaufma et al. 2005；Zoletti et al. 2006）。

3.2 临床观察

系统评价研究了支持和反对在活髓牙与死髓牙中使用氢氧化钙糊剂的科学证据强度（Sathorn et al. 2005，2007；Figini et al. 2008；SBU 2010）。主要使用两个临床结果参数来评估：细菌培养阴性的样本（Sathorn 2007）与

术后不同时间随访时无根尖周病临床症状和/或影像学体征（Sathorn et al. 2005；Figini et al. 2008；SBU 2010）。

Sathorn等（2007）进行的一项Meta分析（包括以下八项研究 Ørstavik et al. 1991；Sjögren et al. 1991；Yared and Dagher 1994；Shuping et al. 2000；Peters et al. 2002；Kvist et al. 2004；McGurkin-Smith et al. 2005；Waltimo et al. 2005）得出结论：氢氧化钙糊剂清除人类牙齿根管中可培养细菌的能力有限。该研究未能证实数年前由Byström等（1985）发表的"经典"研究结果（即根管预备和冲洗后如不进行诊间封药，根管内细菌数量会显著增加）。尽管未报告显著影响，但与对照组相比，除了Peters等（2002）和Waltimo等（2002）的研究外，本系统评价中包括的所有研究均显示使用氢氧化钙糊剂后培养阳性样本数量有所减少。然而，氢氧化钙组培养阳性样本的发生率为0（Sjögren et al. 1991）～71%（Peters et al. 2002），并表现出广泛的不一致性，值得进一步研究。

这些研究中报告的培养试验结果的不一致有几个原因。在Sjögren等（1991）的研究同Byström和Sundqvist（1981—1985）发表的系列病例报告中，细菌培养阴性结果的高发生率仅发生在具有完整髓室的单根牙中，即只有少量修复或没有修复的牙齿。报告使用氢氧化钙后细菌培养阳性结果发生率较高的研究（Reit and Dahlén 1988；Peters et al. 2002；Kvist et al. 2004）包括多根牙（具有更复杂根管解剖结构的牙齿），以及与Byström和Sundqvist（1981—1985）报告中相比，对牙齿术前状态的限制较宽松的牙齿。因此，治疗组与对照组牙齿中存在的根管微生物群在类型、数量和药敏性方面可能存在显著差异。此外，具有更复杂根管结构的多根牙已被证明更难清理和消毒，特别是当生物膜存在于（器械

和药物）无法到达的区域时。氢氧化钙只有轻微的可溶性，因此在远离封药位置的部位具有有限的抗菌作用（Nerwich et al. 1993）。这不仅限制了其在牙本质小管内的抗菌作用，也限制了其对远离主根管的不规则区和根管空间的抗菌作用。另一个可能导致这些依赖细菌培养的研究中出现可变结果的原因是，取样时从根管带入培养基的氢氧化钙的量的不同。大量的残留氢氧化钙会阻碍细菌生长并导致假阴性的结果，该结果被纳入统计表格。细菌的非培养（分子）鉴定也表明，即使大量存在于感染根管中，许多细菌也是不可培养的（Siqueira and Rôças 2009；Ribeiro et al. 2011；Sakamoto et al. 2006，参见本书Siqueira等所著的"细菌生物膜和牙髓根尖周病：组织细菌学和分子生物学研究"一章）。当使用基于培养的鉴定方法时，这些不可培养的细菌没有被检出。虽然在根管中发现的许多不可培养细菌的作用尚未明确，但其他菌种［如协同菌门（Phylum synergistetes）和螺旋体门（Spirochaetes）］已经被归类推定的牙髓病原体（Foschi et al. 2006；Vianna et al. 2007；Montagner et al. 2010）。其他因素，如收集方法的差异、所用生长培养基的特异性以及样品处理的差异，也可能会改变结果，并导致错误的结论。

Sathorn等（2007）进行的系统评价也因其纳入的研究中只有一项是随机对照研究（Kvist et al. 2004）这一事实而被削弱。其他研究的设计不尽相同，且患者人数少。因此，可以说，即便进行Meta分析，这些研究也太薄弱，无法科学地支持或反驳根管内氢氧化钙封药在改变疗效方面的功效。由于只有使用细菌培养鉴定的研究才被纳入系统评价，这一事实也削弱了它的影响。从我们已经注意到的情况来看，这会高估阴性培养结果的发生率（Siqueira and Rôças 2005）。然而，有趣的是，在几项使用培养方法鉴定根管内细菌

的研究中，发现根尖周病损发生率和细菌培养阴性结果之间存在正相关（Sjögren et al. 1997；Waltimo et al. 2005；Fabricius et al. 2006）。在包括55颗牙髓坏死和根尖感染的单根牙的系列病例中，Sjögren等（1997）指出，在根管充填前细菌培养试验阴性的患牙在治疗5年后的X线片中显示完全愈合的概率为94%，而培养结果阳性的患牙的愈合率仅为68%。事实证明，根尖周病损的愈合率显著下降。在一项基于Kvist等（2004）研究的病例的随机对照研究中，Molander等（2007）发现使用氢氧化钙或5%碘化钾进行约诊间封药的治疗结果没有差异，但确实发现与阳性相比，根管充填前细菌培养阴性的患牙的愈合结果明显更好。

只有三项已发表的研究符合适当系统评价的要求（Sathorn et al. 2005），它们是Trope等（1999）、Weiger等（2000），以及Peters和Wesselink（2002）的研究。Cochrane研究所只将其中两项研究（Trope等和Weiger等）评为低偏倚风险，但均被归类为强有力的研究（Figini et al. 2008）。另一项关于牙髓切断术后氢氧化钙使用结果的研究也被评为低偏倚风险（Gesi et al. 2006），但该研究不涉及牙髓坏死和感染根管。综上所述，不可能对在牙髓坏死和根尖周疾病患牙的根管治疗中积极使用氢氧化钙糊剂采取科学辩证的立场。正如我们所看到的，按照Cochrane的标准，证据是有争议的和薄弱的，我们将不得不等到有更强有力的证据才能最终回答这个问题。

在瑞典卫生技术评估委员会（SBU，瑞典政府机构，负责对预防、诊断和治疗健康问题的方法进行严格评估）最近进行的一项调查中，据报道只有两项研究满足了中等水平证据的标准（Weiger et al. 2000；Molander et al. 2007）。这两项研究都报告了相似的根尖周愈合发生率，无论

是对患牙进行了氢氧化钙的约诊间封药，还是进行一次性根管治疗。SBU还得出结论，缺乏科学证据来证明使用氢氧化钙封药进行根管治疗对疗效有积极影响。

已经在动物模型中研究了根管充填前细菌培养试验阴性对根尖周病变愈合的重要性（Fabricius et al. 2006）。在该研究中，通过将特定细菌群接种入猴子根管内引起的根尖周病变的愈合情况与根管充填时根管内没有相同的细菌有关。在治疗完成后2~2.5年对先前诱导的根尖周病变的愈合情况进行评估。他们发现，当充填前可从根管内分离出细菌时，79%的根尖周病变未能愈合。相比之下，当根管内分离不出细菌时，则有28%的根尖周病变无法愈合。这是一个相反的方式，表明根管充填时根管内存在可培养的细菌对治疗结果有负面影响。该研究中一个有趣的发现是根管充填的技术质量与可分离细菌的存在之间的关系。当充填时根管内存在细菌，根管充填的质量似乎只是治疗结果的重要因素。当根管充填达到他们所说的"可接受的标准"时，这就不是一个影响因素。

迄今为止，临床疗效研究似乎是评价根管内残留细菌的临床影响的最佳和最实用方法。对经根管治疗的患牙进行影像学和临床评估可以确定随着时间的推移是否出现新的根尖周病变，以及现有病变是否持续存在、扩大、或完全或部分愈合。它们还可以确定根尖周病的症状是否已经出现、减轻或持续存在。虽然临床状态的评估相对简单，但口内X线片评估根尖周状态的准确性更具挑战性。Estrela等（2008）在一个包含888名连续患者的大型队列研究中，比较了口内X线片和锥形束计算机断层扫描（CBCT）在评价根尖周骨组织丧失方面的能力。他们发现，使用CBCT可以检测到更多的骨丧失区域。鉴于CBCT的敏感性更高，Wu等（2009）建议未来的根管治疗疗效研究应使用CBCT而不是过去使用的口内X线片。然而，有人指出，迄今为止，CBCT结果尚未根据适当的参考标准进行测量，并且由于能够更好地显示细微的骨组织变化，在进行愈合评估时可能会得出错误的结论（Petersson et al. 2012；Pope et al. 2014）。此外，拍摄CBCT时所增加的辐射剂量是不合理的，特别是在治疗年轻患者时，在大多数情况下，标准口内X线片可以提供相同的信息（欧洲牙髓病学会，2014）。

总之，目前还没有临床研究能够令人信服和明确地支持这样一个前提，即使用氢氧化钙进行约诊间封药对根管治疗的结果有重要影响。目前发表的研究报告通常是基于相对较少的患者，而且仅在少数情况下，他们遵循了严格的、控制良好的实验方案。同时，也缺乏令人信服的科学证据表明根管内使用氢氧化钙糊剂会影响术后症状的短期发生率和治疗期间（约诊间）急性发作。这意味着尽管发表了大量关于使用氢氧化钙治疗感染根管的研究，但临床医生支持治疗方案选择的证据相对较弱。确实存在一些证据表明，在根管充填时较少细菌的存在可能会获得更好的疗效。减少损伤部位细菌的存在符合伤口处理的一般理念，似乎也是根管治疗的合理途径。然而，我们必须等到更好的科学证据出现之后，才能对"封药还是不封药"这个问题给出有效的答案。

3.3 氢氧化钙对牙本质力学特性的影响

牙本质是一种复合结缔组织，由有机成分（30%）、无机成分（50%）和水（20%）（重量百分比）组成（Linde and Goldberg 1993）。牙本质的矿物成分主要是碳酸化的纳米级羟基磷灰石晶体，沉积在随机取向的 I 型胶原纤维网上（Butler and Ritchie 1995）。I 型胶原蛋白是一种异源三聚体，由两条α1（I）和一条α2

（I）链组成。紧密排列的三聚体之间的氢键可以稳定胶原蛋白的二级和三级结构（Brodsky et al. 2008）。其他对牙本质形成至关重要的非胶原蛋白和酶结合在矿化的牙本质基质中。其中包括磷蛋白、Gla蛋白、蛋白聚糖、酸性糖蛋白等，构成有机基质的约10%（Linde 1989）。牙本质的无机成分、有机成分和水在牙本质的力学性能中起着独特的作用。无机相有助于其弹性模量和抗压强度，而有机相有助于其韧性和拉伸强度。水相有助于其抗断裂性和黏弹性（Kishen et al. 2006）。在根管治疗期间，从牙本质中偏向去除或消耗任何相或相的组合，随着时间的推移，都会改变其物理和机械性能。有学者担心根管内封入的氢氧化钙药物会使其胶原蛋白变性，从而削弱牙根的机械强度（Whitbeck et al. 2011）。在存在其他因素的情况下，这可能会使得经氢氧化钙封药处理过的患牙易于发生根折。虽然在临床上尚没有证实牙根发育完全的根管治疗后患牙存在这种潜在风险，但在治疗牙根发育不全的年轻恒牙时应谨慎（Andreasen et al. 2006；Rosenberg et al. 2007）。Cvek（1992）在一项回顾性研究中报道了根折的可能性与牙齿发育阶段之间的关系，该研究对885颗牙根发育不全的脱位的牙髓坏死的切牙进行氢氧化钙根管内封药3~54个月，在3.5~5年的随访期间，19%的牙齿发生了颈部根折。

氢氧化钙，又称熟石灰，是通过向氧化钙中加水制成的。它的分子量为74.093g/moL，在室温（25℃）下溶解度约为0.185g/100cm³。与许多物质不同，氢氧化钙溶解时会产热，这意味着随着温度的升高，它的溶解度会降低。它的pH为12~12.5。体外实验表明，当氢氧化钙进入根管时，释放的羟基离子扩散至整个根部牙本质。Nerwich等（1993）在牙根尖部与颈部的小空腔中以及根管腔和牙根外表面埋入微电极，发现当

氢氧化钙被放入根管时，颈部牙本质的pH上升到10.8，根尖处牙本质pH上升到9.7。根面附近牙本质的pH从第1天至第7天迅速上升，并在2~3周后颈部pH下降到9.3，根尖处下降到9。他们指出，与氢氧化钙一起使用的载体介质和氢氧化钙的持续封药时间在发生的pH变化程度中起着重要作用。Hosoya等（2001）提出水是一个重要的载体介质，而Alaçam等（1998）则认为水与甘油结合可促进离子扩散，因此比单独使用水更好。在暴露于氢氧化钙的牙本质中，观察到的pH变化程度很可能足以改变其基质内有机物含量。此外，由于氢氧化钙还可使其他胞外基质蛋白变性和水解，它还可以破坏胶原纤维与羟基磷灰石晶体之间的相互作用。总的来说，这种影响会破坏牙本质的机械完整性（Andreasen et al. 2002；Grigoratos et al. 2001）。

Grigoratos等（2001）研究评估了次氯酸钠溶液（3%和5%）与饱和氢氧化钙溶液（单独和联合应用）对标准化牙本质样本的弯曲强度和弹性模量的影响。弯曲强度是指材料在断裂时所承受的最大应力，弹性模量是指材料的刚度。其刚度越高，弹性模量就越高。他们的研究表明，3%与5%的次氯酸钠可显著降低牙本质的弹性模量和弯曲强度。另外，氢氧化钙可显著降低牙本质的弯曲强度，但对其弹性模量没有影响。用次氯酸钠处理牙本质，然后用氢氧化钙处理，与单独用次氯酸钠处理的牙本质相比，弹性模量和弯曲强度显著不同。

鉴于将氢氧化钙放入根管时牙本质的机械强度会降低，因此当牙本质暴露于三氧化矿物凝聚体（MTA）时，牙本质会出现类似的效应也就不足为奇了（White et al. 2002）。暴露5周后，牙本质的机械强度降幅相似，氢氧化钙达到32%，MTA达到33%。次氯酸钠引起的机械强度下降最显著，达59%（White et al. 2002）。在后来的一

项研究中，Doyon等（2005）证明，与暴露于氢氧化钙30天的牙本质相比，暴露180天的人牙本质的断裂峰值负荷显著降低。他报告说，牙本质强度降低10%～20%足以显著增加结构受损的牙齿发生折裂的可能性。

Zarei（2013）等研究的课题是经氢氧化钙处理不同时间的人牙根牙本质的抗折强度的变化。在这项研究中，截冠的单根人类前磨牙根管被预备成标准尺寸。一半的牙根用氢氧化钙溶液浸泡，其余的不做处理，在测试前，两组均在体温下孵育1周、1个月、3个月或6个月。在1个月、3个月和6个月后，发现用氢氧化钙处理的牙根的抗折强度明显降低，因此他们得出结论，长期使用氢氧化钙糊剂进行根管内封药会显著的降低牙本质的物理和机械特性，因此应尽可能避免。

4　临床观点

目前的科学证据尚无法支持将单次或多次就诊作为根尖周炎患牙根管治疗的首选方法。此外，对照临床试验未证实使用氢氧化钙或任何其他根管内药物可提高疗效。然而，在回顾作为基础的许多研究的细节时，我们必须记住，这些研究（特别是那些提倡一次性根管治疗的研究），除了细菌相关的情况外，没有考虑到其他情况的存在，这可能会使得一次性根管治疗的方法行不通。这些情况的例子可能是：（a）需要更长的时间来充分发现和预备解剖结构复杂的根管；（b）临床医生无法在可用的时间内阻止根尖病变的化脓或出血。此外，由于控制的临床对照试验需要适当的病例选择，以避免试验组和对照组之间的偏差，因此那些呈现出异常挑战的牙齿很可能被排除在部分或全部的临床疗效研究之外。面对根管治疗临床的实际情况，关于完成治疗所需就诊次数的决定必须基于科学证据以外的

因素，即便这些科学证据更有力。因此，他们必须考虑到病例及其临床表现的所有特征。这意味着，如果要达到疗效良好的所有标准，有些情况可能需要一次性完成根管治疗，而另一些情况则需要多次就诊。

有哪些合理的临床考虑可以让一些牙齿在一次就诊中得到治疗，而另一些牙齿需要多次呢？牙髓的健康状况当然是一个重要的标准。牙髓发炎与感染且没有根尖周炎证据的患牙通常被视为一次性完成根管预备和充填的适应证。在牙髓感染的早期阶段，大部分牙髓仍然完好无损，并且存在的炎症可能仅由感染牙本质的细菌副产物和位于表面的浮游菌引起。在这些情况下，很可能所有细菌都能够被从根管中清除。即刻的根管充填和冠部入口封闭（牙体修复）将减少新的细菌进入根管的机会。当然，从临床角度来看，这种牙齿比感染晚期的患牙更容易处理，因为感染晚期的患牙整个牙髓组织都坏死了，根管内充满了致密的细菌生物膜。

另外，氢氧化钙药物长期以来被视为牙髓摘除术后有价值的辅助治疗手段。氢氧化钙的一个优点是它能够使根管预备后无意中留在根管壁上的牙髓组织残余物坏死（Hasselgren et al. 1988; Andersen et al. 1992）。这些坏死的组织残余物在第二次就诊时更容易通过次氯酸钠冲洗清除。在这种情况下使用氢氧化钙理论上可以使根管更清洁，从而优化在根管治疗最后阶段更完全地充填根管空间的潜力（Tûrkün and Cengiz 1997）。如果在机械预备和冲洗后细菌仍残留在根管内或在治疗完成后再次进入根管，它还可以去除潜在的营养来源。该方案的有效性在一项随机临床试验中没有得到证实，在该试验中，将一次性完成牙髓摘除、根管预备和充填与使用氢氧化钙作为诊间封药的两次就诊治疗进行了比较（Gesi et al. 2006）。在治疗完成后2～3年，两种治疗方

案在临床与影像学上都产生了相似和非常有利的结果。应该强调的是，在这项研究中，采取了严格的无菌治疗方法，因此，该文献作者也得出结论，如果在牙髓摘除期间有效地防止了根管系统被细菌污染，则可能会发生可预测的、平稳的病损愈合；如果正如Engström和Spångberg（1967）所证明的，用于根管充填的材料具有生物相容性。

牙髓坏死、没有明显的根管感染临床症状（即疼痛症状）且在影像学上显示出根尖周病变证据的患牙，也是一次性根管治疗的适应证。此类患牙包括因外伤导致缺血性牙髓坏死的患牙，以及之前做的根管充填存在技术缺陷而出于修复原因需要再治疗的牙齿。在这两种情况下，由于临床状态不佳，根管治疗本质上都可以被认为是预防性的，旨在预防感染，而不是治疗。尽管治疗取得成功的可能性很大，但此类患牙中的一部分牙齿可能会带来意外事故和特殊护理的高风险，并且可能需要额外的时间来将风险降至最低。先前进行过根管充填或桩修复的患牙存在根折的风险。再治疗过程中充填材料被挤入根尖周组织和根管壁侧穿是可能发生的一些失败的例子。这些例子可以建立细菌从口腔进入根管的途径，或为存在于根管系统中的休眠微生物提供营养，从而导致根尖周病的持续存在或开始。因根管充填技术缺陷而进行再治疗的患牙的临床随访研究表明，根管的过度预备会导致根管治疗后疾病发生的风险增加（Bergenholtz et al. 1979）。虽然一些临床医生建议在根管过度预备时使用氢氧化钙糊剂进行根管内封药，以便有时间临床评估并发症的影响，但目前尚无令人信服的科学证据。

对有坏死感染牙髓的患牙或有根尖周病变的经治患牙的处理方法可能会有所不同。当根尖病灶的炎性渗出物无法阻止地渗入根管时，试图一次性完成治疗是充满风险的。潮湿的根管意味着湿润的牙本质，这可能会削弱临床医生正确"封闭"根管系统的能力。如前所述，临床病例报告表明，在这些病例中，使用氢氧化钙或其他一系列药物进行诊间封药有助于抑制渗出物的产生，提高严密根充的可能性，降低疗效不佳的风险（Heithersay 1975；Calişkan 2004）。

对于非化脓性根尖周病的患牙，根管解剖结构的复杂性和实现治疗目标所需的时间往往决定了治疗策略。人们普遍认为，根管越难进入，根管解剖结构越复杂，完成其预备和消毒所需的时间就越长。对于患者和临床医生来说，安排多次就诊完成治疗可能更方便、更实用。事实上，将此类牙齿的治疗视为由两个关键而独立的步骤组成：（1）根管系统的预备和抗菌治疗，（2）根管充填，以尽一切努力减少根管内坏死组织和细菌的数量。对于没有解剖或技术并发症的患牙，并且根管预备在所有方面都没有问题，那么很可能在一次就诊内完成治疗，而不影响疗效（Weiger et al. 2000；Molander et al. 2007）。

如果临床医生选择将根管充填推迟到下一次就诊时，就会出现一个问题，即是否需要进行根管内封药？如果需要，选择哪一种？虽然随机临床试验不支持任何一种选择，但有令人信服的理论支持进行临时封药，而不是让根管在约诊间保持"空"的状态。在治疗的不同阶段使用细菌学控制的几项研究表明，几乎不可能从感染根管中清除所有可培养的细菌（Byström and Sundqvist 1983，1985；Byström et al. 1985；Sjögren et al. 1997；Dalton et al. 1998；Shuping et al. 2000；Sundqvist et al. 1998；Siqueira et al. 2007）。这意味着，如果在两次就诊之间预备后的根管空间内没有长效抗菌剂，细菌虽然在根管预备完成时数量大大减少，但仍会继续生长，并且可以达到与预备前相当的数量。一些幸存的菌株也可能以更具毒性和抗药性的菌株形式出现，从而使后续的根管清理变得更加困难（Chávez de Paz et al. 2003）。

氢氧化钙，特别是糊剂形式的氢氧化钙，具有几个重要的特性，使其特别适用于约诊间根管内封药。它的碱性能力不仅有助于消灭主根管内的细菌，而且还可以有效阻止细菌在机械预备无法触及的根管区域和邻近主根管的牙本质小管内生长。无论氢氧化钙被放置在何处，它都会对大多数浮游细菌产生接触杀灭作用，并且它的物理存在占据了根管空间，从而限制了可用于细菌再生的空间。如前所述，氢氧化钙封药还可以使存活的细菌与根管内残余组织分离，并限制根尖源性渗出液进入根管，从而切断其营养供应。因此，当预备后的整个根管空间都用氢氧化钙糊剂适当充填时，根尖周围的微生物-宿主相互作用会降到最低。虽然我们提倡谨慎对待长期使用氢氧化钙对牙本质的侵蚀作用，但在短期内使用并不太可能发生这种情况。

临床上使用氢氧化钙进行诊间封药的另一个原因是便于安排就诊时间，以评估感染控制对根尖周病体征和症状的影响。并不是所有的病例都是简单的，有时需要一段时间的观察来确定是否需要额外的和/或不同的治疗方法。例如，根尖周病变较大的牙齿、根尖-龈缘相通的牙齿、根管穿孔的牙齿、根尖开放或根尖严重过度预备的牙齿以及长期存在临床症状的患牙。疼痛症状和窦道的消失以及根尖周病变的缩小是感染控制成功的积极迹象，并且随着治疗的完成，也就是根管充填后，可以预期成功的结果，这是令人鼓舞的。当患者的治疗计划包括复杂且昂贵的修复体时，这种见解具有实用价值。在这种情况下，还必须考虑对牙本质的物理性质产生不利影响的风险增加。

Vera等（2012）近期发表的一项研究表明，氢氧化钙约诊间封药能抑制根管预备后根管内细菌的生长，值得一提。这些牙齿在1次或2次就诊中得到治疗。在完成对两次就诊的患牙的治疗之前，将与盐水混合的氢氧化钙糊剂封入预备后的根管内1周。这代表了两组牙齿治疗的唯一差异。治疗后，拔除患牙，制备组织学切片，进行H&E和改良的Brown-Brenn染色技术，以识别细菌的存在。显微镜检查显示，药物治疗组（2次就诊）牙齿根管中的细菌减少，尤其是在放置氢氧化钙的区域。两次就诊组中的2颗牙齿的根管中发现没有细菌；在该组其余5颗牙齿的根管中，主根管和相邻的牙本质小管中的细菌浓度明显降低。非药物治疗组（1次就诊）均在主根管、根尖分歧和峡区以及与其相邻的牙本质小管中存在细菌。由于Brown-Brenn染色技术对细菌的鉴定存在局限性，而且这只是一项短期研究，因此很难预测两组之间的差异是否会影响疾病未来的表现。然而，这是对氢氧化钙封药在根管治疗中价值的直观认可。这也符合伤口处理的一般原则，即尽可能清除病损部位的细菌。

5　结语

多年来，根管系统的彻底消毒始终是根管治疗中要实现的重要目标。消毒剂仍用于根管冲洗，并用作根管内短期和长期封药，以降低其微生物浓度。近年来，氢氧化钙已被许多临床医生接受为首选的约诊间封药材料。虽然具有局限性，但其抗菌功效已在实验和临床研究中得到证实。迄今为止，尚没有令人信服的科学证据表明氢氧化钙的使用可以提高最终的临床疗效。然而，实验和临床证据表明，在根管充填之前根管内没有可证明的细菌是治疗的战略目标，并且在约诊间进行根管内氢氧化钙封药是一个简单且合适的辅助手段。与临床医生做出的所有选择一样，必须权衡其优点和潜在风险，并且与所有明智的选择一样，它应该始终是确定"什么对患者最好"的决定因素。

第11章
根管消毒的先进治疗方案
Advanced Therapeutic Options to Disinfect Root Canals

Anil Kishen

摘要 根管内细菌生物膜是传统抗菌冲洗液和药物面临的挑战性目标。在根管治疗期间，先进的根管消毒策略被用来提高抗生物膜的有效性。各种不同的先进治疗方案的主要目标是清除根管系统复杂解剖结构和未被预备的区域内的生物膜，而不对宿主组织产生有害影响。本章描述了细菌生物膜作为治疗靶点所带来的各种挑战，并讨论了当前在根管消毒中的抗细菌生物膜方案。

1 细菌生物膜作为根管消毒的治疗靶点

感染根管内含有多种需氧菌、厌氧菌、革兰阳性菌、革兰阴性菌、螺旋菌和丝状菌，它们通常以结构化的群落形式存在，称为生物膜（Nair et al.1990；Nair 1987，2006；Sundqist and Figdor 2003；Baumgartner et al. 2008）。革兰阳性菌和革兰阴性菌的细胞壁结构存在显著差异（Denyer and Mailard 2002）。细菌对抗菌剂的敏感性取决于它们的细胞壁及其周围的（仅存在于

某些细菌的表面的）荚膜的性质。与浮游（自由漂浮的）细菌相比，生物膜细菌对抗菌剂的耐药性要高得多（Costerton et al. 1994）。生物膜细菌耐药性的增加通常可归因于：（1）胞外聚合物（EPS）的存在，这是一种围绕、嵌入细菌的多糖和蛋白质基质，（2）生长速率和营养可用性的增加，（3）抗性基因的水平转移导致抗性表型的进化。一般来说，生物膜细菌不依赖单一的耐药机制，而是利用协同作用的不同机制来逃避破坏（Dunne et al. 1993；Gilbert et al. 2002）（图11-1）。

在根管中，成熟的生物膜由嵌入EPS中的多层细菌组成，EPS通常占生物膜含量的50%以上。EPS有可能通过充当扩散屏障和反应中和剂来减轻常驻细菌对抗菌剂的反应。这是因为其高电荷和交织的结构（Anderl et al. 2000；Vrany et al. 1997；Prince 2002）。生物膜基质中的化学成分进一步增强了其屏障作用，因为基质中的某些成分具有发生化学反应并随后中和某些抗菌剂（如碘、碘-聚乙烯吡咯烷酮复合物、氯和过氧

A. Kishen (✉)

Department of Endodontics, University of Toronto, Toronto, ON, Canada

e-mail: Anil.Kishen@dentistry.utoronto.ca

© Springer-Verlag Berlin Heidelberg 2015

L.E. Chávez de Paz et al. (eds.), *The Root Canal Biofilm*, Springer Series on Biofilms 9, DOI 10.1007/978-3-662-47415-0_11

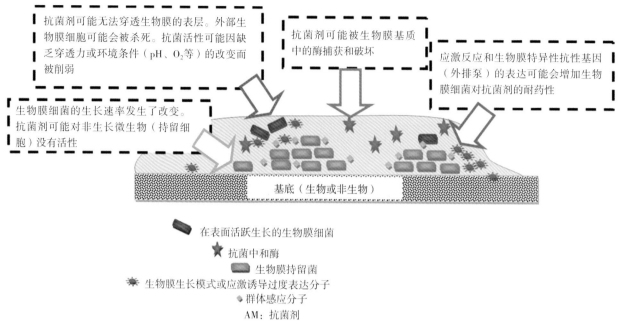

抗菌剂可能无法穿透生物膜的表层。外部生物膜细胞可能会被杀死。抗菌活性可能因缺乏穿透力或环境条件（pH、O_2等）的改变而被削弱

抗菌剂可能被生物膜基质中的酶捕获和破坏

应激反应和生物膜特异性抗性基因（外排泵）的表达可能会增加生物膜细菌对抗菌剂的耐药性

生物膜细菌的生长速率发生了改变。抗菌剂可能对非生长微生物（持留细胞）没有活性

基底（生物或非生物）

◆ 在表面活跃生长的生物膜细菌
★ 抗菌中和酶
■ 生物膜持留菌
✦ 生物膜生长模式或应激诱导过度表达分子
◆ 群体感应分子
AM：抗菌剂

图11-1 生物膜中细菌获得抗微生物药物耐药性的不同方法示意图（Kishen，2010）。

化物）的潜力（Nichols et al.1989；del Pozo and Patel 2007）。与生物膜细菌相关的抗菌剂耐药性也与生物膜中存在的细菌缓慢生长和饥饿有关。生物膜内细菌种类的空间排列使得那些生长在较深层的细菌比靠近表面的细菌获得的营养更少，氧化还原电位更低。这使得依靠渗透作用的抗菌剂的效果较差。由于营养、气体梯度随着生物膜的厚度和成熟度的增加而增加，因此在成熟或老化的生物膜中，深层细菌的抵抗力变得更加显著（del Pozo and Patel 2007；Al Cunningham et al. 2011）。

某些细菌暴露于环境压力或低水平抗菌剂时会发展成被称为持留菌的幸存细胞（Lewis 2005）。这些持留菌是其一般细胞群的非生长表型变体。在去除环境和化学压力后，如果有足够的营养供应，持留细胞可以快速生长。因此，富含持留菌的生物膜群体具有更大的潜力，可以在抗菌治疗中存活，并在抗菌治疗终止后恢复生物膜的稳健性（Al Cunningham et al. 2011）。此

外，生物膜细菌可以上调应激反应基因、休克蛋白和多药泵（外排泵）的表达，并发展成更耐药的表型（Al Cunningham er al. 2011）。一般来说，生物膜结构的性质和常驻细菌的生理特性使细菌群落对多种类型的抗菌剂具有高度耐药性（Costerton 1999；Rosan et al. 1999）。

牙髓疾病（根尖周炎）近来被归类为生物膜介导的感染（Ricucci and Siqueira 2010）。根管内细菌群落的排列模式与最初用于将牙周炎归类为生物膜介导的疾病的标准是一致的。大量研究表明，根尖周炎患牙的根管内和牙根表面细菌生物膜的发生率较高（Ricucci and Siqueira 2010）。在根管治疗期间显著减少生物膜并防止治疗后生物膜的重建是根管治疗的基本要素。临床研究表明，即使在对根管进行了细致的化学机械预备和充填后，在根管系统的解剖复杂区域和未被器械预备的主根管壁上也经常存在大量的生物膜（Ricucci and Siqueira 2010；Nair et al. 2005）。虽然使用这些方法可使73%～90%的牙

齿获得良好的疗效，但在过去50年中，这一成功率几乎没有变化（Friedman 2002）。如果要提高治疗成功率，似乎必须将新的抗生物膜策略引入临床实践。这些新策略应该不仅能够破坏生物膜，而且能够在整个根管系统中安全地破坏生物膜。目前，已经开发了几种新策略，并正在牙髓病治疗中进行测试。这些新策略，以及当前使用的策略，将在以下部分中讨论。

2 根管生物膜管理的治疗策略

通常，清除细菌生物膜的策略旨在：（1）灭活生物膜结构内的常驻细菌；（2）破坏生物膜结构，同时杀死常驻细菌（图11-2）。这些目标可以通过采用各种抗菌剂和/或治疗策略来实现。抗菌剂应具备以下功能：（1）缓慢破坏生物膜结构；（2）破坏持留细胞；（3）破坏维持生物膜所必需的群体感应信号；（4）扩散到生物膜结构中以启动杀灭常驻细菌或与其他增强扩散然后开始杀灭的策略结合使用；（5）破坏生物膜基质和常驻细菌（Prince 2002）。生物膜管理的另一种策略是防止细菌细胞黏附，这是生物膜形成的第一步。这种特殊的策略涉及使用化学或超微结构改性的生物材料来抵抗细菌黏附

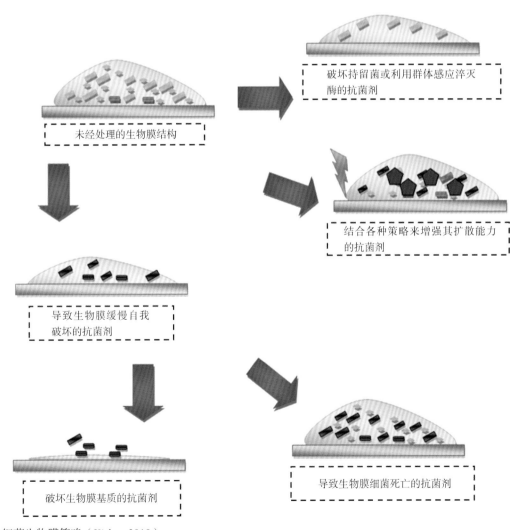

图11-2 不同的抗细菌生物膜策略（Kishen 2010）。

（Kishen et al. 2008a；An et al.1996）。

适用于根管治疗的新的抗菌策略应针对破坏生物膜结构，并破坏高度不规则环境（例如根管系统）中的常驻细菌和持留菌。它们必须以不会对根部牙本质和牙周组织造成有害的物理、机械和/或化学损伤的方式进行。在下一节中，我们将回顾和讨论旨在处理根管生物膜的几种新的先进治疗方案。

2.1　抗菌纳米粒子

纳米粒子是指在一个或多个维度上直径在1～100nm范围内的微观粒子。它们具有独特的理化性质，与它们的块状或粉末对应物截然不同。例如，抗菌纳米粒子具有广谱抗菌作用，并且与传统抗生素相比，其诱导微生物耐药性的可能性要低得多。氧化镁与氧化钙糊剂已被证明对革兰阳性菌和革兰阴性菌都有杀菌作用（Sawai 2003）。氧化锌糊剂已被证明具有抑菌作用，但对革兰阳性菌的抑制作用比对革兰阴性菌的作用更大（Yamamoto 2001）。这些金属氧化物的抗菌特性源于它们产生活性氧（ROS）的能力，活性氧是一种对细菌具有细胞毒性的氧自由基形式。如果它们具有高表面积、高电荷密度和高细菌相互作用潜力，则其抗菌潜力会进一步增加（Sawai et al. 1998）。带正电荷的纳米粒子和带负电荷的细菌细胞之间的静电相互作用，使大量纳米粒子在相互作用时聚集在细菌细胞膜上。这导致膜的通透性增加和膜功能快速丧失，最终导致细菌细胞死亡。重金属离子可以多种方式破坏细菌细胞功能（Stohs and Bagchi 1995；Yoon et al. 2007；Reddy et al. 2007）。例如，铜离子可诱导氧化应激（Cioffi et al. 2005）并破坏氧化还原循环，从而导致细菌细胞膜和核糖体DNA受损。另外，浓度高于基本阈值水平的锌离子会抑制包括

脱氢酶在内的细菌酶，这会阻碍细胞新陈代谢并导致其死亡（Beard et al. 1995）。银离子使蛋白质失活并抑制DNA复制（Feng et al. 2000）。因而，纳米粒子可以由银、氧化铜和氧化锌的粉末合成，广泛用于抗菌（Kim et al. 2007）。

生物膜管理中的逆向策略正在抑制其发展。如前所述，微生物与基底的黏附是生物膜形成的第一步。在口腔中，对牙齿结构的黏附使细菌能够抵抗唾液的正常冲刷作用，并在相当恶劣的生长条件下存活（Jefferson 2004；Busscher and van der Mei 1997；Busscher et al. 1995；An and Friedman 1998）。细菌黏附实验表明，不同的根管冲洗液可以减少粪肠球菌对根部牙本质的黏附。这种情况发生的程度取决于冲洗液及其浓度。例如，在使用次氯酸钠（5.2%）后使用EDTA（17%，pH为7.3）冲洗可使细菌对根部牙本质的黏附增加33%（Kishen et al. 2008b）。这很可能是因为EDTA作为一种螯合剂，在使用5分钟后，可以使牙本质脱矿至20～30μm的深度（Marshall et al. 1995；Habelitz et al. 2002），并使牙本质基质中的胶原成分暴露在牙本质表面。胶原蛋白是黏附许多细菌（包括粪肠球菌）的极好基底。如果在EDTA后使用次氯酸钠，则会去除暴露的胶原蛋白，从而消除细菌黏附的机会（Kishen et al. 2008b；Basrani et al. 2007）。如果允许阳离子纳米粒子沉积在带负电荷的牙本质表面上，那么它们对牙本质的黏附也可能会被水悬浮液中的阳离子纳米粒子改变（Kishen et al. 2008b）。这些例子说明了牙本质理化性质的变化如何改变其作为生物膜形成基底的潜力。

壳聚糖是一种由几丁质脱乙酰基衍生的天然生物活性聚合物。它与带负电荷的表面结合，具有良好的抗细菌和抗真菌特性。壳聚糖及其衍生物作用于细菌的确切机制尚不完全清楚。人们认为，带正电荷的壳聚糖纳米粒子与带负电荷的

细菌细胞膜之间的静电相互作用改变了细胞膜的通透性，从而导致细胞功能失调（Rabea et al. 2003）。近期的一项研究检测了氧化锌（ZnO）和含有壳聚糖及ZnO纳米粒子的树脂基根管封闭剂的抗菌性能。研究表明，将这些纳米粒子添加到根管封闭剂中可以提高它们的直接（基于直接抗菌试验）和扩散（基于膜限制性抗菌试验）抗菌作用（Kishen et al. 2008c），而不会改变其流动特性。另一项研究检测了壳聚糖纳米粒子和ZnO纳米粒子在正常和实验老化条件下（由组织液调节的纳米粒子）清除细菌生物膜的能力。研究发现，细菌杀灭率取决于纳米粒子的浓度和它们暴露于生物膜的持续时间。有趣的是，据报道，壳聚糖纳米粒子和ZnO纳米粒子在老化90天后仍保持其抗菌潜力（Shrestha et al. ）。

生物活性玻璃作为根管消毒的载体受到了一些关注。生物活性玻璃具有抗菌作用，由不同浓度的SiO_2、Na_2O、CaO_2和P_2O_5组成。它的抗菌特性归因于几个因素，最显著的是它的高pH、渗透作用（相对于胞质溶胶压力）和沉淀Ca/P的能力（Stoor et al. 1998）。已在体外测试生物活性玻璃作为根管消毒剂的可行性（Zehnder et al. 2004，2006；Gubler et al. 2008），结果表明其抗菌作用明显低于氢氧化钙（Zehnder et al. 2006）；它也不能有效地防止先前清理过的根管被再次污染（Gubler et al. 2008）。理论上认为，由于其较高且可持续性的pH，45S5纳米生物活性玻璃将成为有效的根管抗菌剂（Waltimo et al. 2009）。虽然结果显示生物活性玻璃的纳米糊剂比其微米糊剂的表面积高12倍，但后者表现出相当高的碱度和抗菌效果。这与同一作者之前报告的一项研究形成了对比，该研究声称当材料从微米尺寸变为纳米尺寸时具有更高的抗菌效果（Waltimo et al. 2007）。在另一项研究中，生物活性玻璃被用于促进根管内的矿物质沉积。据认为，这样做就不

需要使用根管封闭剂。为达到此目的，采用了聚异戊二烯或聚己内酯与45S5纳米生物活性玻璃的组合。将生物活性玻璃填料加入聚异戊二烯和聚己内酯中，产生了一种具有矿化特性的生物活性复合材料（Mohn et al. 2010）。尽管该文献作者得出结论，聚异戊二烯、聚己内酯和生物活性玻璃的复合材料显示出作为"单一"根管填充材料的能力，但在将这种方法用于常规临床应用之前，还需要进行更严格的研究。

综上所述，大多数经过测试的纳米粒子都显示出比其粉末对应物更高的抗菌潜力。纳米粒子更高的反应性和抗老化能力也被证明是一种临床优势。大多数阳离子抗菌粒子与生物材料、细菌和生物膜表现出良好的相互作用。在根管治疗中，纳米粒子可以作为糊剂或与根管封闭剂结合导入根管。尽管纳米粒子有能力扩散到牙本质深处，但需要进一步的研究来评估它们在根管系统复杂解剖结构中灭活生物膜的能力。纳米粒子与宿主组织/免疫细胞的相互作用也需要进一步研究。纳米粒子是否被常规临床应用取决于其抗菌效果和将其输送至根管中的简单实用的方法。

2.2 抗菌光动力疗法

光动力疗法（PDT）的概念是，一种被称为光敏剂（PS）的无毒染料可以优先定位于组织中，随后被适当波长的光活化，以产生具有细胞毒性的单态氧和其他活性氧，从而产生理想的治疗效果。PDT的成功取决于光、光敏剂和氧这3种元素之间的最佳相互作用。光活化消毒（LAD）有多种名称，如光动力抗菌化学疗法（PACT）、光活化消毒（PAD）、光活化疗法（LAT）和抗菌光动力疗法（APDT）。

发射的光应该具有特定的波长，对应于光敏剂的最大波长吸收特性。处于基态的光敏剂分子

位于光谱单线态（S_0）。在吸收光子（光）后，光敏剂从基态进入其第一个激发态（S_1）。在这种状态下，光敏剂可以再次回到基态，也可以通过系间窜越进入三重激发态（T_1）。三重态的光敏剂具有极强的反应性，可通过以下一种或两种途径相互作用来破坏细菌细胞：（1）Ⅰ型反应：光敏剂三重态可以通过氢与氧以外的目标反应或电子转移，形成可与氧反应的自由基离子，产生细胞毒性物质，如过氧化氢、超氧阴离子和/或脂质衍生自由基；（2）Ⅱ型反应：光敏剂三重态可转移激发能到基态分子氧转化为激发态单态氧（$^1O_2$）（Dai et al. 2009）。

单态氧是一种强氧化剂。它们在小于0.02μm的作用半径内具有高度反应性，在生物环境中的寿命小于0.04μs（Moan and Berg 1991）。单态氧与细胞靶点的反应导致细胞死亡。已经提出了两种基本机制来解释暴露于APDT的细菌所遭受的致命伤害，即DNA损伤和细胞质膜损伤（Bertoloni et al. 2000；Menezes et al. 1990）。在致死性光敏化过程中，单态氧可与一个蛋白质分子中的光氧化氨基酸残基（如组氨酸、半胱氨酸、色氨酸和酪氨酸）相互作用，产生反应性物质，进而与另一种蛋白质中的残基或游离氨基相互作用，以形成交联（Shen et al. 1996）。吩噻嗪类光敏剂对细菌造成的光氧化作用破坏了多个细菌靶点，如DNA（Menezes et al. 1990）、细胞膜（Wakayama et al. 1980）、蛋白酶活性和脂多糖（LPS）（Komerik et al. 2000）。也有报道称，在亚甲蓝介导的针对粪肠球菌的APDT后，细菌细胞壁的功能受损、染色体DNA广泛损伤和膜蛋白降解（George and Kishen 2008a）。

APDT具有破坏哺乳动物细胞和微生物细胞的潜力。然而，几项研究表明，对微生物细胞（而非宿主细胞）的选择性杀伤（特别是在光敏期）和光通量是抗菌作用所必需的。Soukos等比较了使用甲苯胺蓝O（TBO）与红光组合的APDT对血链球菌、人牙龈角质形成细胞和成纤维细胞的影响。结果显示该APDT可有效地杀灭细菌，而不会损伤人类细胞活性（Soukos et al. 1996）。Soncin等报道，在相对较低的光照通量下，当暴露于APDT与阳离子酞菁时，金黄色葡萄球菌被选择性杀灭，而人类成纤维细胞和角质形成细胞则未受影响（4~6倍）（Soncin et al. 2002）。George和Kishen证明，APDT和亚甲蓝对粪肠球菌的杀灭率为97.7%，对人成纤维细胞的功能障碍率为30%（George and Kishen 2007a）。当应用高浓度或高剂量的光敏剂来试图提高疗效时，组织毒性成为一个严重的问题。当原本无毒性的光敏剂与靶组织相互作用，并产生有毒的副产物时，则也会发生组织毒性。这种间接形式的组织毒性尚未得到充分研究，特别是在人类应用该技术的框架内。尽管存在所有这些潜在的副作用，但目前仍有几种用于APDT的光敏剂正处于FDA批准的不同测试阶段。

基于吩噻嗪类发色团的化合物正在成为有望用作APDT光敏剂的候选物（George and Kishen 2008a）。亚甲蓝和TBO作为吩噻嗪类光敏剂的成员，已经获得临床应用的认可（Wainwright and Crossley 2002）。吩噻嗪类化合物通常是阳离子分子，其核心结构由平面三环芳香环系统组成，该系统起着发色团的作用（Wainwright and Giddens 2003）。除了吩噻嗪类，阳离子卟啉（Merchat et al. 1996）、酞菁（Minnock et al. 1996）与二氢卟吩（Hamblin et al. 2002）也被接受为光敏剂，因为它们能够灭活革兰阳性菌和革兰阴性菌。目前，正在研究以相同方式使用亚甲蓝、TBO、孟加拉红、赤藓红、二氢卟吩（e6）和血卟啉。

Soukos及其同事提出，通过将合适的光敏剂共价结合到多聚L-赖氨酸链上，可以构建一种细菌靶向的光敏剂递送载体，该载体可有效杀死革兰阳性微生物和革兰阴性微生物（Soukos et al. 1997）。他们通过制备二氢卟吩（e6）和多聚L-赖氨酸链（20个赖氨酸残基）的结合物并在用红光孵育1分钟后对其进行照射，针对这些微生物的选定菌种验证了他们的假设。这对革兰阳性黏液放线菌和革兰阴性牙龈卟啉单胞菌的杀灭率大于99%（Soukos et al. 1997）。后来，Polo等使用聚-L-赖氨酸和卟啉的结合物，报道了对革兰阴性微生物的显著杀灭作用（Polo et al.

2000）；Hamblin等使用具有赖氨酸长链的聚L-赖氨酸-ce6结合物来杀灭选定的革兰阳性微生物和革兰阴性微生物（Hamblin et al. 2002）。纳米粒子是APDT中光敏剂分子的理想载体。纳米粒子和光敏剂分子的结合推动了一个新的且不断扩展的跨学科研究领域。纳米材料，如二氧化钛、氧化锌，以及富勒烯及其衍生物，可以产生杀灭细菌所需的单态氧。纳米粒子还与光敏剂分子结合以增强其作用。该技术所使用的不同策略如图11-3所示。基本上是：（1）添加纳米

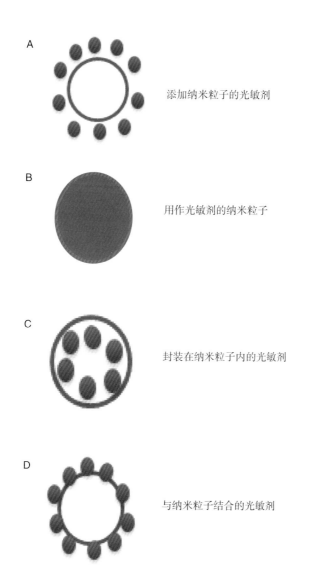

A　添加纳米粒子的光敏剂

B　用作光敏剂的纳米粒子

C　封装在纳米粒子内的光敏剂

D　与纳米粒子结合的光敏剂

图11-3　纳米粒子与光敏剂结合的不同方式的示意图（Kishen 2010）。

粒子的光敏剂；（2）封装在纳米粒子内的光敏剂；（3）与纳米粒子结合的光敏剂；（4）用作光敏剂的纳米粒子。APDT对粪肠球菌生物膜和人类牙菌斑细菌的有效性已经在体外使用红光（665nm）活化的载有亚甲蓝的聚乳酸-羟基乙酸共聚物（PLGA）纳米粒子进行了研究，这些负载阳离子亚甲蓝的纳米粒子对浮游态和生物膜态细菌具有光毒性。研究发现，纳米粒子在所有测试时间点都集中在细菌细胞壁上。结论是，负载亚甲蓝的PLGA纳米粒子显示出用于根管APDT消毒的潜力（Klepac-Ceraj et al. 2011；Pagonis et al. 2010）。

APDT中使用的光源可以是相干光源（激光）或非相干光源（灯）。光源的选择取决于场景的性质、所需的光剂量和光敏剂的选择。激光器提供单色、相干和准直光，以及广泛的输出功率。激光可以很容易地耦合到光缆中，该光缆可以作为一个输送系统（探针）来照射复杂的解剖结构，比如根管内的解剖结构。Nd：YAG、KTP、氦氖激光（HeNe）、GaAlAs以及二极管激光器、发光二极管（LED）和氙弧灯均已用于APDT。迄今为止，没有哪种光源表现出优于其他光源的优势（Prasad 2003）。

在文献中报道了许多关于APDT用于根管消毒的体外研究。Meire等（2009）及George和Kishen等（2007b，2007b，2008b）发现，使用亚甲蓝和TBO作为光敏剂，红光作为活化剂，APDT可以有效地杀死粪肠球菌。Soukos等使用亚甲蓝作为光敏剂对多种根管病原体进行APDT测试，并指出其可有效地清除除粪肠球菌（部分存活）之外的所有测试微生物（Soukos et al. 2006）。在另一项研究中，Williams等使用TBO和红光，并报告了中间链球菌、微小链球菌、中间普雷沃菌和具核梭杆菌悬浮液的细菌负载量显著降低（George and Kishen 2007b）。该技术在临床牙髓

病学中的应用仍需克服几个障碍。

APDT在根管消毒中的有效应用受到几种组织特异性因素的限制。这些因素是：（1）激活光能渗透到感染组织中；（2）最佳光敏剂浓度渗透到感染组织中；（3）感染组织中环境氧气的有限可用性；（4）过量光敏剂引起牙本质变色。光在组织中的传播受到反射、吸收、散射和透射过程的影响。一般来说，4%～6%的光会因反射而消失。光也会被组织吸收，这主要是因为组织中存在游离水分子、蛋白质、色素和其他大分子成分。不同的组织具有不同的吸收系数，这是其单位长度透明度的反映。这就形成了一个梯度，即表面的光强度大于组织较深区域的光强度。由于不同波长的光具有不同的组织穿透能力，"透明度"在很大程度上也受到入射光/激光照射的波长的影响。光在组织中也会散射。散射对光的强度和方向性有显著影响。散射和折射导致光束变宽、方向性改变以及注量率（单位面积的功率）成比例损失（Prasad 2003）。当使用APDT时，牙本质等组织中的光能损失会削弱抗菌作用。为了克服这一问题，George和Kishen将亚甲蓝溶解在不同的溶液中——水、70%甘油、70%聚乙二醇（PEG）以及甘油、乙醇和水的混合物（MIX，比例为30∶20∶50），并分析了它们在牙本质基底中的光物理、光化学和光生物学特性（George and Kishen 2007b）。他们发现，与其他溶液相比，亚甲蓝分子在水中的聚集明显更高。基于MIX的亚甲蓝配方表现出对牙本质小管的有效渗透，增强了单态氧的产生，进而提高了整体杀菌作用。它还被证明在引起细菌细胞壁损伤和染色体DNA损伤方面明显优于亚甲蓝（George and Kishen 2008a）。在光敏剂配方中加入了氧化剂和氧载体以形成乳剂，可显著提高光氧化能力，并促进成熟的根管生物膜结构的全面破坏（George and Kishen 2008b）。

原核细胞和真核细胞都有一个叫作外排泵的膜蛋白家族。外排泵可将两亲性分子从细胞质中清除。由于许多药物（如氯丙嗪、阿奇霉素和丁卡因）在本质上是两亲性的，外排泵可以有效地将它们从该位置清除。外排是细菌将潜在有毒化合物从胞质溶胶转运到细胞外的过程（Ryan et al. 2001）。许多外排系统具有广泛的底物分布，允许结构多样的药物、化学品和化合物被挤出到细胞表面，使其表达成为一种毒力特征。与浮游状态相比，生物膜细菌的外排泵的表达增强。这使得生物膜细菌可能对某些类型的抗菌药物治疗更具耐药性。据推测，使用外排泵抑制剂（EPI）可以克服这种耐药性。Tegos和Hamblin

研究表明，结构上表征为两亲性阳离子的吩噻嗪类染料，也是多药外排泵（MEP）的底物。他们发现，当细菌MEP抑制剂与吩噻嗪类染料联合使用时，APDT的抗菌作用可能会增强（Tegos and Hamblin 2006；Tegos et al. 2008）。由于外排泵通常在生物膜中具有高度活性，因此它们是抗生物膜治疗的战略靶点（目标）（Kvist et al. 2008；Zhang and Mah 2008）。Kishen等的研究证明了这一点，他们将EPI与吩噻嗪类光敏剂结合使用，以协助破坏和瓦解生物膜（Kishen et al. 2010）。

APDT在根管消毒中的潜力已经在不同的体外试验中得到了研究。这些研究的结果总结在表11-1中（Bonsor et al. 2006a，b；Garcez et al.

表11-1 使用抗菌光动力疗法进行的相关体内研究总结

序号	作者/日期	目标和材料	方法	结论
1	Bonsor等（2006a）	目的是评价PDT与常规根管治疗相结合的根管消毒抗菌效果 临床研究：来自14名患者的32个根管	使用20%枸橼酸和2.25%次氯酸钠进行冲洗，使用TBO和二极管激光进行PDT（12.7mg/L，100mW，120s） 通过扩锉根管收集的样本	清理和成形使得86.7%的样本中细菌被完全杀灭，清理和成形＋PDT的组合使得96.7%的样本中细菌完全被杀灭
2	Bonsor等（2006b）	目的是比较20%枸橼酸＋PDT的组合与使用20%枸橼酸＋2.25%次氯酸钠对预备后的根管内细菌负荷的影响 临床研究：64名患者	步骤类似于以前的研究	20%枸橼酸＋PDT的组合使得91%的样品中细菌被完全杀灭；20%枸橼酸＋2.25%次氯酸钠使得82%的样品中细菌被完全杀灭
3	Garcez等（2008）	目的是分析PDT与根管治疗相关的抗菌作用 临床研究：20名患者，初次就诊时，进行根管清理/成形＋PDT；在初次就诊结束时，进行根管内氢氧化钙封药。1周后复诊，再次进行PDT	用2.5%次氯酸钠、3%过氧化氢和17%EDTA进行根管冲洗；使用聚乙烯亚胺（PEI）、二氢卟吩［e6（ce6）］的偶联物的PDT（2分钟，9.6J，240秒）纸尖采样	初诊时的治疗操作减少了98.5%的细菌（减少了1.83对数值） 复诊时的治疗操作减少了99.9%的菌数（减少了1.14对数值） 复诊时PDT比初诊时更有效
4	Garcez等（2010）	研究PDT联合根管治疗对感染耐药菌群的牙髓坏死患者的抗菌作用 临床研究：来自21名根尖周病患者的已经接受常规根管治疗和抗菌治疗的30颗牙齿	采用聚乙烯亚胺-二氢卟吩（e6）作为光敏剂和二极管激光的PDT（40mW，4分钟，9.6J）	单独的根管治疗显著减少了微生物的数量（只有3颗牙齿完全没有细菌） 根管治疗与PDT相结合清除了所有耐药菌种，所有牙齿根管内都没有细菌

2008，2010）。总之，如果能将APDT优化以利于在根管环境中使用，当与标准的根管机械化学预备相结合时，APDT可能会显著降低微生物负荷。目前，APDT不被认为是根管消毒的可选方案，只是对其的补充。为了最大限度地发挥其抗生物膜的潜力，还需要进一步的研究。这将涉及在存在组织抑制剂的情况下提高其性能，优化对根管的光传输，引入用于根管的新型光敏剂（和配方），以及确定产生一致结果的临床方法。目前正在研究实现这一目标的方法，包括将光动力疗法与生物活性微粒（Pagonis et al. 2010）和纳米粒子（Shrestha and Kishen，2011）结合使用。

2.3　激光辅助根管消毒

激光（受激辐射光放大）是一种通过光放大过程发射光的装置。激光束中的光子以相干、单向、单色光束的形式发射，可以被准直成高度聚焦的能量射线。激光与组织相互作用的性质受激光特性（例如，波长、能量密度和脉冲持续时间）和组织的光学特性（例如，吸收、反射、透射和散射）的影响。不同类型的激光对同一种组织可以产生不同的效果，同一种激光对不同的组织也会产生不同的效果。如前所述，组织对光的吸收以及光通过组织传输的性质取决于波长。应该注意的是，当光穿过一定体积的组织时，光强度不会保持恒定；因此，其生物效应随其穿透深度而变化。组织对激光能量的反应是复杂的，并且受目标组织的热特性以及激光类型的影响。这些热特性包括热扩散率、热膨胀系数、热容量、相变温度和相变潜热。临床医生选择的激光类型通常要能够控制以下方面：（1）施加的功率（功率密度）；（2）施加在给定组织区域的总能量（能量密度）；（3）激光照射的频率和持续时间（脉冲重复）；（4）能量输

送模式（连续/脉冲能量；直接/间接组织接触）（Miserendino and Robert 1995）。

激光主要用于传统的生物机械预备后的根管消毒，以提高对根管系统内微生物的清除能力，因为用于消毒的激光参数不会对牙本质产生烧蚀作用（Miserendino and Robert 1995；Moshonov et al. 1995）。红外激光器（如CO_2、Nd：YAG、二极管和铒激光器）已成为消毒的首选激光器。激光的杀菌效果取决于所使用激光的波长和能量水平，以及它的热效应。激光诱导的热效应会改变细菌细胞壁，从而改变其渗透梯度，导致肿胀和细胞死亡。有趣的是，革兰阴性菌比革兰阳性菌对激光照射的破坏具有更高的抵抗力，这可能是由于细胞壁结构的差异造成的（Miserendino and Robert 1995）。

当用于根管时，激光穿透牙本质的深度将取决于其他参数，如波长和功率密度。如前所述，穿透深度通常随着组织吸收程度的增加而降低。激光能量在整个根管系统中的传输和牙本质对激光能量的吸收是激光根管消毒的重要考虑因素，因为它们不仅影响生物膜被破坏的程度，而且影响牙本质在结构和物理上改变的程度。

Rooney等在一项体外研究中针对激光对生物膜细菌的杀灭作用进行了研究。在该研究中，能量吸收剂（黑色印度墨水或38%银铵溶液）被放入感染根管中，然后用脉冲Nd：YAG激光（1064nm）照射感染根管。他们发现，主根管内的细菌杀灭率为80%～90%（Rooney et al 1994）。Schoop等在另一项体外研究中比较了Nd：YAG激光和二极管激光（810nm）的抗菌能力，他们发现Nd：YAG激光将细菌负荷降低了85%，作用深度达牙本质内1mm；而二极管激光（810nm）仅将细菌负荷降低了63%，且作用深度仅为750μm。激光穿透和细菌杀灭的差异归因于两种激光发射波长的吸收程度不同（Schoop et al. 2004）。Bergmans等在体外研究了Nd：YAG激光照射对几种根管病原体的影响。他们发现含有这些病原体的生物膜很难根除，即使直接暴露在激光下也是如此。这使他们得出结论，Nd：YAG激光照射应该是现有根管消毒方案的补充，而不是替代方案（Bergmans et al. 2006）。Stabholz等研究了铒激光在根管模型中的杀菌能力，发现其不如Nd：YAG激光。铒激光产生的热能对水分子有很高的亲和力；因此，它的大部分能量被表面吸收，使其下方的活性降低（Wang et al. 2007）。

高功率激光能量在根管内的应用存在一些限制。从光纤或激光引导器的尖端发射的激光能量被引导向下进入到根管，而不是侧向朝向存在生物膜的根管壁。因此，几乎不可能在整个根管中获得均匀的杀灭效果，更不用说解剖结构的复杂性了（Goodis et al. 2002；Stabholz et al. 2003）。安全性是另一个限制，特别是对牙本质和根尖周组织造成热损伤的可能性方面。这种效应在靠近重要结构（如颏孔或下颌神经）的牙齿中可能是危险的（Stabholz et al. 2003）。已针对Er：YAG激光器对改进的光束传输系统进行了测试，以将激光能量从激光尖端或光纤直接传输到根尖。该系统由一个中空管组成，该管允许横向发射Er：YAG激光辐射（侧向发射），而不是以前使用的通过其末端的单个开口进行直线发射（Stabholz et al. 2003）。这种新的根管侧向发射螺旋尖端的设计符合旋转镍钛器械制备的根管的形状和体积。激光光纤尖端的远端也是密封的，以防止辐射传输到和通过根尖孔（George and Walsh 2011）。引入这种设计是为了增强激光穿透并破坏根管侧壁及牙本质小管中微生物的能力，其临床疗效尚待报道。

Noiri等研究了Er：YAG激光对在羟基磷灰石片上生长21天（有氧培养7天，厌氧培养14天）

的内氏放线菌、粪肠球菌、干酪乳杆菌、痤疮丙酸杆菌、具核乳杆菌、牙龈卟啉单胞菌和变黑普雷沃菌的体外单菌种生物膜的抗生物膜效应。该研究显示，尽管在大多数测试的生物膜中活细胞数量显著减少，但在任何测试的Er：YAG激光辐照能量密度下都没有完全清除生物膜结构/细菌。有趣的是，在生长过程中，干酪乳杆菌将羟基磷灰石片脱钙到约200μm的深度，然后侵入多孔脱钙层，在多孔脱钙层里它们仍然受到激光照射的保护（Noiri et al. 2008）。人们注意到，Er：YAG激光的抗生物膜潜力受含水量、胞外基质成分、细胞密度和牙本质吸收系数的影响。辐照期间的温度升高范围为20mJ时的7.3℃到80mJ时的40.2℃。Yavari检测了高功率设置的Er，Cr：YSGG激光照射（2W和3W输出功率，持续16秒）在体外清除粪肠球菌（48小时）单菌种生物膜的能力。他得出结论，尽管2W和3W的Er，Cr：YSGG激光可以杀灭根管模型中的粪肠球菌，但其效果不如次氯酸钠显著（Yavari et al. 2010）。重要的是要认识到，表面降解、微生物渗入牙本质以及在难以触及的空间存在生物膜是根管感染的常见情况，如果该技术要具有临床应用价值，它必须在这些情况下是安全有效的。

早期的研究已经分析了根管牙本质超微结构的潜在变化，作为使用不同激光进行根管消毒的伴随/不利影响。值得注意的是，当激光用于干燥根管时，近红外和中红外激光都会对牙本质产生特有的热损伤。人牙本质在近红外范围内的吸收系数较低；尽管如此，Nd：YAG激光照射仍然能够熔化牙本质表面（Fried et al. 1995）。Moriyama等研究表明，Nd：YAG激光照射可在根管预备后的牙本质上产生形态变化。这些变化与热相关，表现为牙本质的裂纹、玷污层的部分去除以及由于牙本质熔化导致的许多牙本质小管的封闭。更长的激光脉冲导致更严重和更广泛的熔化。虽然通过增加脉冲数量最终形成一个更规则的封闭小管表面的想法似乎是可取的，但人们担心实现这种效果所需的大量热循环可能会导致更深的牙本质裂纹（Moriyama et al. 2004）。在光热相互作用过程中，组织分子吸收光子并产生热量，热量通过组织消散。由于组织需要时间来传播热量，较长的激光脉冲会导致在组织的更深区域产生更高的温度。使用相同平均能量的脉冲越短，表面温度越高（Armon and Laufer 1995）。组织热损伤是一个温度/时间依赖性过程。由此产生的热应力限制取决于激光脉冲持续时间和组织吸收系数（μa）。使用更长的脉冲会导致更长的相互作用时间并导致更多的热效应证据（van Leeuwen et al. 1995）。在单独的研究中，Marchesan等和Gurbuz等分别指出，根管中存在的水或冲洗液限制了来自二极管激光器（2.5W，15Hz）和Nd：YAG激光器（1.5W，100mJ，15Hz）的激光束与根管壁牙本质的热相互作用（Marchesan et al. 2008；Gurbuz et al. 2008）。研究还表明，当使用铒激光时，根管空间内存在的水可以防止牙本质损伤（Yamazaki et al. 2001）。表11-2总结了几项检验高功率激光在根管治疗中抗菌效果的相关临床研究（Koba et al. 1999；Dostálová et al. 2002；Leonardo et al. 2005）。目前尚无强有力的证据支持在根管消毒中使用高功率激光。

液体与激光相互作用基本原理的应用开创了一个新的研究领域。该原理是激光活化冲洗（LAI）与光子引发的光声流（PIPS）作为根管冲洗和消毒方法的基础（Kimura et al. 2011；Blanken et al. 2009；De Moor et al. 2009）。Er，Cr：YSGG激光与根管内冲洗液的相互作用归因

表11-2　使用激光辅助消毒进行的相关体内研究总结

编号	作者/日期	目标和材料	方法	结论
1	Koba等（1999）	评价Nd：YAG脉冲激光根管治疗术后的症状及愈合情况来自38名患者的44颗牙齿在术后3个月和6个月对根尖周病变的愈合情况进行放射学评估	Nd：YAG激光（1W，15脉冲数/秒）；5%次氯酸钠和3%过氧化氢用于消毒（对照）	两组间在根尖周围愈合方面未发现显著差异
2	Dostálová等（2002）	研究了带有可移动波导的Er：YAG激光辐射的根管消毒能力。采用逐步后退技术对44颗前磨牙和磨牙的根管进行预备，然后对10颗牙齿进行氢氧化钙根管内封药，22颗牙齿进行波导照射	5.25%次氯酸钠用于消毒（对照）；Er：YAG（100mJ，30个脉冲，重复频率4Hz）；处理前后，进行菌落计数，以确定21种不同的微生物	常规治疗对60%的根管有效；采用氢氧化钙封药对80%的根管有效；采用带有可移动波导的Er：YAG激光辐射对100%的根管有效
3	Leonardo等（2005）	评价Er：YAG激光对患有根尖周病变的犬牙清理和成形后根管的抗菌效果；患有根尖周病变的犬类前磨牙的40个根管	第一组-仅清理和成形第二组-清理和成形以及Er：YAG激光的应用（63mJ输出/15Hz）冠方封闭后，将根管空置7天，然后进行微生物学分析	Er：YAG激光在根管清理和成形后应用并没有减少根管系统中的微生物

于水对中红外波长光的有效吸收。这会导致冲洗液蒸发并形成气泡，气泡会随着二次空化效应膨胀和内爆，从而导致高速流体进出根管。这种相互作用的热成分强度适中。在水和次氯酸钠溶液中气泡的产生是相似的。如果液体不吸收辐射，则不存在气泡、空化效应、压力积聚或流体运动。在激光脉冲开始时，激光能量被吸收至2mm厚的液体层中，液体在高压下立即过热到沸点并转化为蒸汽。这种蒸汽在高压下高速膨胀，并在传输激光的光纤前面提供一个开口。随着激光继续发射能量，光线穿过气泡并蒸发气泡前面的水面，在液体中形成一个通道，直到脉冲结束（Kimura et al. 2011；Blanken et al. 2009）。

用于PIPS/LAI的激光系统配备了一个直径为400mm的新型径向剥离式尖端。当光能在液体中脉冲时，亚烧蚀参数（平均功率0.3W，20mJ，15Hz）用于产生光机械效应。当在有限体积的流体中激活时，Er：YAG波长在水中的高吸收，加上使用的短脉冲持续时间（50μs）产生的高峰值功率，导致光机械现象（De Moor et al. 2009）。以往的研究表明，使用锥形改性纤维传输的中红外激光能量会影响冲击波的结构，从而改善根管内的光机械效应（George and Walsh 2011）。Peters等研究了激光活化和超声活化根管冲洗与常规冲洗的消毒效果，特别是其清除根管壁上体外形成的3周龄细菌生物膜的能力。该研究表明，激光活化消毒并不能完全去除根尖1/3或感染牙本质小管中的细菌生物膜。然而，与超声活化相比，激光活化产生的无菌样本更多，在根管尖部留下的细菌/生物膜更少，这一事实值得进一步研究（Peters et al. 2011）。

因此，可以得出结论：目前的证据不足以推荐激光疗法作为感染根管化学机械消毒的辅助手段。这并不意味着激光不应该用作常规化学机械预备的辅助手段，而是强调在它成为"一线"方案之前，需要在该领域进行未来的高质量研究。

2.4　臭氧

臭氧（O_3）是一种充满活力且不稳定的气体，它很容易分解成氧气（O_2），释放出一种被称为单态氧（O_1）的活性氧。单态氧具有高反应性，并且能够氧化细胞。臭氧被认为是一种不引起耐药性的破坏微生物的方法（Restaino et al. 1995；Paraskeva and Graham 2002）。臭氧气体（HealOzone，KaVo，Biberach，Germany）目前在临床上用于在根管治疗中破坏微生物。然而，关于其在破坏根管病原体方面的功效，研究结果并不一致，这种不一致是由于缺乏关于臭氧使用的最佳持续时间和浓度的信息（Nagayoshi et al. 2004；Arita et al. 2005；Hems et al. 2005）。目前在根管治疗中使用浓度为4g/m³的臭氧气体进行根管消毒。在该浓度下，它对根尖周组织和口腔黏膜的毒性略低于次氯酸钠（2.5%）。体外研究表明，臭氧水溶液（高达20μg/mL）对口腔细胞基本上无毒（Estrela et al. 2007；Ebensberger et al. 2002；Noguchi et al. 2009）。

Hems等评估了臭氧对浮游态和生物膜态（在硝酸纤维素膜过滤器上生长的48小时生物膜）粪肠球菌的抗菌潜力。在这两种情况下，作用时间为30~240秒。得出的结论是，臭氧对浮游态和悬浮在液体中的粪肠球菌具有抗菌作用，但对粪肠球菌生物膜作用不大。在该研究的测试条件下，其整体抗菌效果低于次氯酸钠（Hems et al. 2005；Estrela et al. 2007）。Huth等评估了溶液态（1.25~20μg/mL）与气态臭氧（1~53g/m³）作为杀菌剂对悬浮态和生物膜态根管病原体的抗菌效果。粪肠球菌、白色念珠菌、微型消化链球菌和铜绿假单胞菌在浮游液中培养3周，并在离体牙根管中培养形成单菌种生物膜，然后暴露于两种形式的臭氧中。结果显示，高浓度的气态与溶液态臭氧在破坏悬浮态和生物膜态微生物方面具有剂量、应变和时间依赖性效应（Huth et al. 2006）。另一项研究评估了臭氧溶液对浮游态和生物膜态荧光假单胞菌的抗菌效果。据观察，即使在低浓度下，臭氧［（0.1±0.3）ppm］在15分钟或30分钟后也可以完全杀死浮游形式的测试细菌。与浮游模型相比，其在生物膜模型中的杀灭效果较差，仅导致大约两个数量级的减少。随着接触时间的增加，没有观察到抗生物膜作用的显著增加（Viera et al. 1999）。Kustarci等评估了磷酸氧钛钾（KTP）激光和气态臭氧在体外实验感染根管中的抗菌潜力。他们指出，KTP激光和气态臭氧都表现出显著的抗菌作用。气态臭氧被证明比KTP激光更有效，但两者都没有2.5%次氯酸钠有效（Kustarci et al. 2009）。表11-3总结了使用臭氧进行的相关抗菌研究。

与浮游细菌相比，臭氧对附着细菌的效力降低似乎可归因于几个不同的因素（Viera et al. 1999）：（1）生物膜结构中的EPS可能形成一个物理/化学屏障，阻止臭氧水溶液深入渗透到生物膜中（Stoodley et al. 1994）。（2）生物膜具有被水通道包围的微生物菌落，液体流动由流经水通道的对流控制（Stoodley et al. 1994；Rasmussen and Lewandowski 1998）。臭氧的氧化产物堵塞这些水通道会阻碍臭氧渗透到生物膜的内层（Lawrence et al. 1994）。（3）存在表型改变的微生物群落，它们在生物膜的深层具有更强的耐药性。最近的一项研究还表明，溶解在油中的臭氧可用作根管治疗药物（Silveira et al. 2007）。然而，在提倡常规临床应用之前，必须回答关于臭氧化油的流动特性、化学稳定性及其与根管壁牙本质/充填材料相互作用的性质（如果有的话）的问题（Ng 2004；Guinesi et al. 2011）。Azarpazhooh和Limeback的一项系统评价强调了关于其抗菌功效的相互矛盾的证据，这使得臭氧的常规使用受到质疑（Azarpazhooh and Limeback 2008）。

2.5　草药和酶替代品

抗生物膜研究的最新趋势指向可能使用天然植物提取物治疗生物膜介导的感染。多酚天然存在于各种植物中（Bravo 1998；Duthie and Crozier 2000）。它们的特征是每个分子中含有一个以上的苯酚单元（Bravo 1998）。这些物质以其抗菌

表11-3　使用臭氧进行的相关抗菌药物研究的总结

序号	作者/日期	目标/方法	结论
1	Nagayoshi等（2004）	臭氧水溶液对粪肠球菌和变形链球菌感染的牛切牙牙本质的影响	臭氧水溶液应用可能有助于根管冲洗
2	Hems等（2005）	使用粪肠球菌评估臭氧作为抗菌剂的潜力。臭氧对浮游态和生物膜态粪肠球菌的抗菌效果均进行了测试。臭氧喷射30秒、60秒、120秒和240秒	次氯酸钠对浮游态和生物膜态粪肠球菌的杀灭作用均优于臭氧水溶液
3	Estrela等（2007）	确定臭氧水、气态臭氧、2.5%次氯酸钠和2%氯己定在粪肠球菌感染了60天的人体根管中的抗菌效果	用臭氧水、2.5%次氯酸钠和2%氯己定冲洗受感染的人体根管和使用气态臭氧20分钟不足以灭活粪肠球菌
4	Kuştarci等（2009）	评价磷酸氧钛钾（KTP）激光和气态臭氧在实验感染根管（粪肠球菌24小时）中的抗菌活性	2.5%次氯酸钠的抗菌能力优于KTP激光和气态臭氧

活性而闻名。例如，腰果壳液体提取物中发现的腰果酸已显示出对变异链球菌和金黄色葡萄球菌的抗菌活性（Kubo et al. 1992，2003）。其他多酚已用于保存食物免受微生物污染。许多因素，如细菌种类/菌株、多酚类型、多酚浓度、微生物细胞密度、温度以及与其他抗菌剂一起使用时的协同和抑制作用都会影响它们的抗菌潜力。

海巴戟（MCJ）是一种草本植物，具有广泛的抗菌、抗病毒、抗真菌、镇痛、抗炎和增强免疫作用（Li et al. 2003；Wang et al. 2002）。MCJ含有抗菌化合物车叶草苷和茜素。一项体外实验研究了2%氯己定凝胶、蜂胶、MCJ、2%聚维酮碘（POV-I）和氢氧化钙对粪肠球菌感染的根部牙本质的抗菌活性，结果表明葡萄糖酸氯己定产生了最佳抗菌效果（100%），其次是2%POV-I（87%）、蜂胶（71%）、MCJ（69%）和氢氧化钙（55%）（Kandaswamy et al. 2010）。另一项体外研究比较了MCJ与次氯酸钠和葡萄糖酸氯己定清除根管预备后患牙的根管壁上玷污层的效果，并报告其效果与次氯酸钠与EDTA联合使用的效果相当（Murray et al. 2008）。

姜黄（Curcuma longa）在东南亚被广泛用作食品防腐剂，并已在传统医学中用于治疗多种疾病。姜黄素（二阿魏酰甲烷）是姜黄的主要生物活性成分，已被证明具有广泛的生物作用，包括防腐、抗炎和抗氧化（Cowan 1999）。最近的一份报告表明，姜黄素水溶液对革兰阳性菌和革兰阴性菌具有光毒性作用（Rukkumani et al. 2003）。三果宝是另一种传统制剂，由3种药用植物的干果和粉末状果实组成：毗黎勒、诃子和余甘子，三者比例相同。据报道，三果宝可以在6分钟内杀死培养液中100%的粪肠球菌。在这种的配方中，不同的植物可以通过累加或协同效应来增强化合物的效力（Prabhakar et al. 2010）。绿茶多酚来源于茶树的嫩芽，它显示出对牙齿基底上存在的粪肠球菌生物膜具有显著的抗菌作用（Prabhakar et al. 2010）。除亚油酸乙酯和生育酚外，苯酚和天然酚类化合物在研究中使用的浓度水平上也显示出显著减少铜绿假单胞菌生物膜形成的能力，但不能根除它。然而，它实现这一点的确切机制尚未见报道（Jagani et al. 2009）。

使用草药产品的主要优点是它们容易获得、成本效益高、保质期长、毒性低并且不会引发微生物耐药性。天然多酚与纳米粒子和光动力疗法的结合可能会在细菌特异性杀伤（靶向细菌杀伤）方面开辟新的前景，而不会对健康组织和哺乳动物细胞产生过度影响。然而，目前这仍然是推测性的。表11-4总结了从植物中提取的主要抗菌化合物的类别（Cowan 1999）。

表11-4 来自植物的主要抗菌化合物概述

编号	种类	例子	机制
1	酚类	儿茶酚	（细菌细胞）膜破裂
		金丝桃素	与黏附素结合，与细胞壁复合，使酶失活
		华法林	与黏附素结合
			与真核生物DNA的相互作用（抗病毒活性）
2	萜类、精油	辣椒素	（细菌细胞）膜破裂
3	生物碱类	小檗碱	嵌入细胞壁和/或DNA
		胡椒碱	
4	凝集素和多肽	甘露糖特异性凝集素	阻断病毒融合或吸附

有学者建议使用酶去除无生命表面（如骨科植入物）的生物膜成分（特别是EPS）（Donelli et al. 2007）。已使用分散素B和蛋白酶K等酶以葡萄球菌生物膜的两个含碳水化合物部分（线性聚–b–（1–6）–N–乙酰D–葡糖胺（PNAG）和磷壁酸）为靶点进行生物膜清除研究（Donelli et al. 2007；Chaignon et al. 2007；Sadovskaya et al. 2006）。这些研究表明，用这些酶冲洗植入物表面可以防止葡萄球菌生物膜的形成。然而，由于其作用的特异性，将这些酶应用于多菌种致病性生物膜所在的体内环境中可能会带来一些挑战。需要进一步研究来评估这些酶是否与其他抗生物膜策略协同或相加。此外，在临床实施此类治疗策略之前，必须更好地了解这些酶对生物底物的影响及其作用机制。

3　结语

目前的认识强调，牙髓疾病是一种生物膜介导的感染，有必要清除根管系统和牙根外表面的细菌生物膜，以最大限度地提高该疾病的疗效。不幸的是，根管系统是实现这一目标的一个具有挑战性的环境。正是由于这个原因，从抗菌根管冲洗到结合激光、光活化消毒和纳米粒子的先进方法，各种不同的方案都被尝试过。虽然一些先进的抗菌方案在体外条件下对几种类型的微生物生物膜显示出显著的抑制作用，但需要更多的体内研究来评估它们在临床上是否实用和有效。这些研究还必须验证他们的安全性以及与牙齿及牙齿相关组织的生物相容性。这项研究最有希望的方向似乎是制订旨在破坏生物膜结构和预防生物膜形成的策略。在将这项新技术推向市场时，如果要获得广泛接受，将有效的抗生物膜策略与有效且易于使用的输送系统结合起来是很重要的。从事该领域研究的人相信，未来几年将出现一种处理根管生物膜的新的有效方法。